消化道静脉曲张
内镜规范化诊疗

主　编　令狐恩强　刘迎娣　刘德良

中国协和医科大学出版社

北　京

图书在版编目（CIP）数据

消化道静脉曲张内镜规范化诊疗 / 令狐恩强，刘迎娣，刘德良主编 . —北京：中国协和医科大学出版社，2022.10

ISBN 978-7-5679-2065-1

Ⅰ．①消… Ⅱ．①令… ②刘… ③刘… Ⅲ．①消化系统疾病－静脉曲张－内窥镜检 Ⅳ．① R570.4

中国版本图书馆 CIP 数据核字（2022）第 174003 号

消化道静脉曲张内镜规范化诊疗

主　　编：令狐恩强　刘迎娣　刘德良
责任编辑：沈冰冰
封面设计：许晓晨
责任校对：张　麓
责任印制：张　岱

出版发行：中国协和医科大学出版社
　　　　　（北京市东城区东单三条9号　邮编100730　电话010-65260431）
网　　址：www.pumcp.com
经　　销：新华书店总店北京发行所
印　　刷：北京联兴盛业印刷股份有限公司

开　　本：787mm×1092mm　　1/16
印　　张：21.25
字　　数：380千字
版　　次：2022年10月第1版
印　　次：2022年10月第1次印刷
定　　价：208.00元

ISBN 978-7-5679-2065-1

编者名单

主　编　令狐恩强　刘迎娣　刘德良

编　者　令狐恩强　刘迎娣　刘德良　刘　俊　黄留业

　　　　宋　瑛　马颖才　陈明锴　孙自勤　晏　维

　　　　薛迪强　李长政　张文辉　陈世耀　李弼民

　　　　张春清　沙卫红　杨小军　原丽莉　孔德润

　　　　陈洪潭　陈建勇　王维昊　陆雷鸣　郭学峰

　　　　钱爱华　朱　颖　马丽黎　覃林花　肖　梅

　　　　肖　勇　陈　颖　丁　辉　钟　华　江　华

　　　　王　娟　孙国辉　张　帅　张晓彬　何占娣

　　　　钟立森　高　飞　丁伟伟　白　璐　李陈婕

　　　　谭玉勇

　　我国是肝病大国，也是终末期肝病——肝硬化发病最多的国家。静脉曲张作为肝硬化最严重的并发症之一，直接影响着患者的生活质量和生存期，也是我国医务工作者亟需攻克的难点之一。静脉曲张的内镜下治疗作为一种较为成熟的技术，已有80多年的历程。在我国，静脉曲张的内镜下治疗开始于20世纪80年代。目前随着内镜诊疗的进一步普及与发展，全国二级以上医院均有条件开展此类治疗。为了实现内镜下规范化诊疗，中华医学会消化内镜学分会、消化病学分会、肝病学分会于2015年颁布《肝硬化门静脉高压食管胃静脉曲张出血防治指南》，中华医学会消化内镜学分会静脉曲张学组在该指南的指导下，自2016年以来在全国范围内推广全消化道静脉曲张的内镜下规范化治疗，旨在实现内镜下静脉曲张诊治流程的同质化、标准化，以便能够最大限度地达成使患者得到同质化救治的目的。目前，在全国范围内已建立了近百个规范化诊疗基地，培养了一大批能够实施规范化诊疗的青年医生。为了总结前期的工作成果，也为了能够为专科医生提供必要的理论依据及实战指导，特组织全国知名专家编写本书。

　　本书首先从消化道解剖结构到门静脉高压所致静脉曲张的病理解剖进行系统性介绍，并详细介绍2009年试行并于2015年正式颁布的我国静脉曲张的分型方法——LDRf分型。此分型方法能够使全消化道静脉曲张的规范化诊疗在同一分型前提下进行，并有利于后期RCT研究的开展。本书重点对治疗前期诊疗策略的制定，以及静脉曲张的套扎治疗、硬化治疗、组织胶注射治疗、急诊救治方法、治疗失败的策略等给予了详尽讲解。

此外，本书对近年广泛应用于临床的内镜下痔静脉曲张的治疗、少见静脉曲张诊治的最新方法做了介绍。同时，对于消化道静脉曲张诊疗的最新进展也做了简要介绍，对该领域的问题与发展提出了大胆预测。

本书内容凝聚了全国该领域众多专家多年的心血，相信本书的出版，将对我国静脉曲张的诊疗起到非常重要的指导作用。无论是涉及此领域的新手，还是经验较为丰富的医生，本书均将起到工具书的作用。希望本书的出版，对我国全消化道静脉曲张的规范化诊疗的深入开展起到很好的引领作用。

当然，静脉曲张的诊疗一直在不断发展，也就预示本书存在不可避免的局限性。我们相信随着更多同道的加入与创新技术的不断涌现，静脉曲张的诊疗将会有不断进展，本书也会随着技术的进步不断改进，以便更好地为患者服务。

2022年9月

目录

01 第一章
消化道的解剖

第一节 食管

一、食管的位置与毗邻

食管为一长管状器官，其上端于第6颈椎椎体下缘水平与咽部相连，经上纵隔和后纵隔沿脊柱前方下行，于第10胸椎高度穿过膈食管裂孔进入腹腔，其下端于第11胸椎下缘水平延续至贲门。正常成年人食管的长度一般约为25cm，男性长度较女性长度平均长1~2cm，儿童食管的长度与身高呈正相关。

根据食管所处位置，将食管分为3段：食管颈部、食管胸部及食管腹部（图1-1）。临床工作中，为方便定位食管病变及选择手术方式，将食管分为4段：食管颈段（自食管起始处至胸骨颈静脉切迹处）、食管上胸段（自胸骨颈静脉切迹至气管杈下缘）、食管中胸段（自气管杈下缘至食管下端的上1/2）、食管下胸段（自气管杈下缘至食管下端的下1/2）。

1. 食管颈部

（1）长度：长3~4cm。

（2）位置：前方自环状软骨下缘至颈静脉切迹，后方自第6颈椎椎体下缘至第1胸椎椎体上缘。

（3）毗邻：食管颈部前方为气管，二者之间为疏松结缔组织；后方为脊柱和颈长肌；后外侧为颈交感干，二者之间为颈深筋膜的椎前层；两侧为颈动脉鞘和甲状腺侧叶。

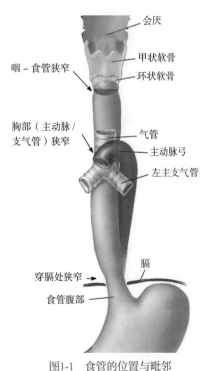

图1-1 食管的位置与毗邻
（引自文献［3］）

会厌

甲状软骨

咽－食管狭窄

环状软骨

胸部（主动脉/
支气管）狭窄

气管

主动脉弓

左主支气管

穿膈处狭窄

膈

食管腹部

2．食管胸部

（1）长度：长约18cm。

（2）位置：食管胸部在上纵隔内经主动脉弓后方至其右侧，在后纵隔内沿胸主动脉右侧下行，后经胸主动脉前方，在第10胸椎高度穿过，经膈肌进入腹腔。

（3）毗邻：食管胸部前方有气管、右肺动脉、左喉返神经、左主支气管、心包和膈，后方有脊柱、肋间后动脉、胸导管、奇静脉、半奇静脉、副半奇静脉和胸主动脉。

3．食管腹部

（1）长度：长1.0～2.5cm。

（2）位置：食管腹部在第10胸椎高度、正中线左侧2～3cm处穿膈食管裂孔进入腹腔。

（3）毗邻：食管腹部前方为肝左叶，后方为左膈脚，右侧为膈下血管和内脏大小神经。

二、食管的生理弯曲和狭窄

1．**食管生理弯曲** 食管几乎垂直下行。食管起始部位于正中线，开始偏左侧垂直下行，至第5胸椎水平回归至正中线，后被胸主动脉微微推向右侧，于第7胸椎水平再次偏左侧下行，直至第10胸椎水平穿过膈食管裂孔后转向左后方与胃相连。因此，从正面观察，食管上段偏左，中段偏右，下段偏左，形成两个轻度的生理弯曲。

2．**食管生理狭窄** 食管有3处生理狭窄：第一处为食管入口处（距门齿约15cm），约第6颈椎水平；第二处为跨越主动脉弓（距门齿约25cm）及左主支气管（距门齿约27cm）处，约胸骨角及第4、5胸椎水平；第三处为穿经膈食管裂孔处（距门齿约40cm），约第10胸椎水平。

三、食管的血液供应

1．**食管颈部** 食管颈部的血液由甲状腺下动脉供应，回流至甲状腺下静脉。甲状腺下动脉起自锁骨下动脉，于颈总动脉后方横行，分支到食管颈部。

2．**食管胸部** 食管胸部的血液由支气管动脉和胸主动脉食管支供应，主要回流至奇静脉，小部分回流至半奇静脉、肋间静脉和支气管静脉。支气管动脉多起自胸主动脉或主动脉弓；胸主动脉食管支有4～5条，起自胸主动脉前方，斜下行至食管形成血管网，向上与甲状腺下动脉的食管支吻合，向下与胃左动脉升支吻合。

3．**食管腹部** 食管腹部的血液由膈下动脉和胃左动脉的食管支供应，主要回流至胃左静脉（图1-2）。

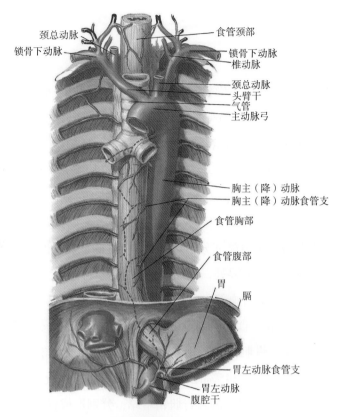

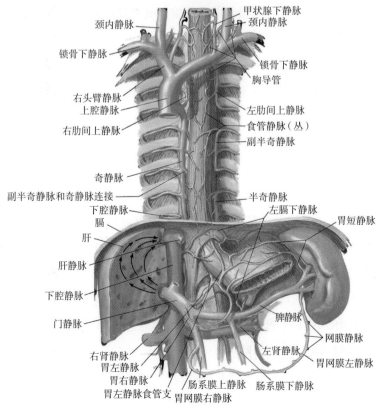

图1-2 食管的血液供应
（引自文献［3］）

四、食管的组织结构

食管管壁厚3～4mm，由内到外为黏膜、黏膜下层、肌层和外膜。

1. **黏膜** 食管黏膜由上皮层、固有层和黏膜肌层组成。上皮是非角质化的复层扁平上皮，其厚度为300～500μm，不受食管扩张的影响，此外，上皮内也存在朗格汉斯细胞，其通过呈递抗原而发挥免疫防卫作用。食管上皮表面附着黏液，具有保护作用，但如果食管上皮经常与酸或含蛋白酶的胃液接触或遭受机械性损伤，可使复层扁平上皮化生，成为胃黏膜的单层柱状上皮，是发生癌变的基础。固有层内含有散在淋巴组织，在咽食管连接处和食管胃连接处可见部分能够分泌黏液的黏液性腺。黏膜肌层为纵行平滑肌束，由上而下逐渐增厚，邻近食管胃交界处，纵行排列变为丛状排列。

2. **黏膜下层** 黏膜下层富含血管、神经和分泌黏液的食管腺，食管腺的腺体伸出导管，穿经黏膜开口于食管腔，食管腺周围可见密集的淋巴细胞、浆细胞。

3. **肌层** 为内环肌和外纵肌构成，厚度约300μm，两层之间有肌间神经丛。食管上段5%的肌层由骨骼肌组成，中段45%的肌层由骨骼肌和平滑肌交织而成，下段50%的肌层则由平滑肌组成。食管上下两端的环行肌稍增厚，分别形成食管上括约肌、食管下括约肌，具有抗反流的作用，其中食管下括约肌的收缩主要取决于肌层的内环肌层。

4. **外膜** 由结缔组织组成的纤维膜。

第二节 胃

一、胃的位置与毗邻

1. **胃的位置** 胃位于上腹部，自左上象限向右下走行，大部分位于左季肋区，小部分位于腹上区，胃充盈时，可扩大至脐区，成年人胃容积可达1000～1500ml。胃贲门在第11胸椎左侧，胃幽门在第1腰椎右侧。胃小弯连接贲门和幽门，形成胃的内侧缘，近幽门处有一明显的切迹称角切迹，小网膜连于胃小弯，内有胃左、右血管走行；胃大弯自食管外侧缘与胃底之间形成的贲门切迹开始，向上、向后外侧呈弓形转至左侧，形成胃的外侧缘，胃大弯起始部由腹膜覆盖，胃大弯的外侧通过胃脾韧带与大网膜相连。胃底的顶点，一般位于左侧第6肋骨前的水平。

2. **胃的毗邻** 胃前壁右侧部分及胃小弯紧邻肝左叶，左侧上半部分紧邻膈肌，左侧下半部分与腹前壁相邻，该部分因移动度大，称胃的游离区。胃大弯侧上部与脾的胃面相邻。胃后壁与左膈脚和膈肌下部、膈左下血管、左肾上腺、左肾上部、脾动脉、胰前面和横结肠系膜上层相邻，这些器官共同形成"胃床"。

二、胃的血液供应

1. 胃的动脉 胃的动脉血供主要来自腹腔干，腹腔干发出胃左动脉、肝固有动脉和脾动脉，而肝固有动脉发出肝总动脉、胃右动脉和胃十二指肠动脉，脾动脉发出胃短动脉和胃网膜左动脉，胃十二指肠动脉发出胃网膜右动脉。其中，胃左动脉和胃右动脉在小弯侧汇合，形成小弯侧的血管弓，保证小弯侧的血供；胃网膜左动脉和胃网膜右动脉在大弯侧汇合，形成大弯侧的血管弓，保证大弯侧的血供；小弯侧和大弯侧的血管弓发出许多小支交织成网分布于胃前后壁，保证胃前后壁的血供；胃短动脉分布于胃底，保证胃底的血供。此外，约72%的人群存在胃后动脉，由脾动脉或其上极支发出，分布于胃体后壁的上部。

2. 胃的静脉 胃的静脉与同名动脉伴行。胃左静脉又称胃冠状静脉，汇入门静脉或脾静脉，胃右静脉汇入门静脉；胃网膜左静脉汇入脾静脉，胃网膜右静脉汇入肠系膜上静脉；胃短静脉来自胃底，汇入脾静脉；此外，若存在胃后静脉，也汇入脾静脉。最终，脾静脉与肠系膜上静脉汇合形成门静脉，胃的血液均汇入门静脉系统（图1-3）。

三、胃的组织结构

胃壁同其他各段消化道一样，由内向外依次为黏膜、黏膜下层、肌层和浆膜。黏膜肌层由内环外纵的两层薄平滑肌组成。

1. 黏膜 胃壁内表面遍布小而不规则的直径约70μm的凹陷，称为胃小凹。每个胃小凹的底部都有数个长管状胃腺的开口，胃腺延伸入固有层，终止于黏膜肌层。

胃壁的上皮为单层柱状上皮，主要是分泌黏液的表面黏液细胞，还有少量的干细胞和内分泌细胞，表面黏液细胞每3～5天更新一次，来源于胃小凹底部的干细胞增殖。此上皮在食管胃连接处突然中断，转变为食管的复层鳞状上皮。

（1）固有层：内有紧密排列的大量管状腺，腺体之间形成结缔组织网，内含淋巴细胞、成纤维细胞、浆细胞、肥大细胞、嗜酸性粒细胞以及少量的平滑肌细胞，此外，还有复杂的脉管丛和神经丛。

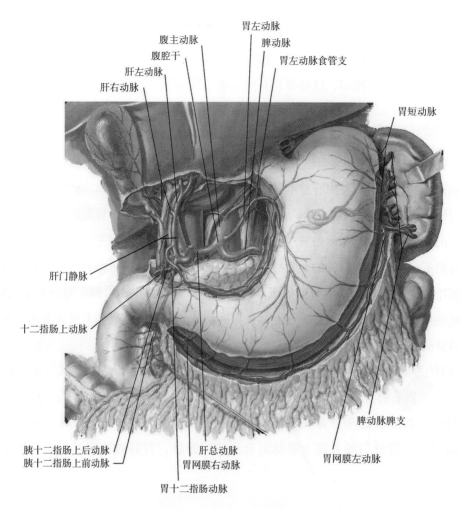

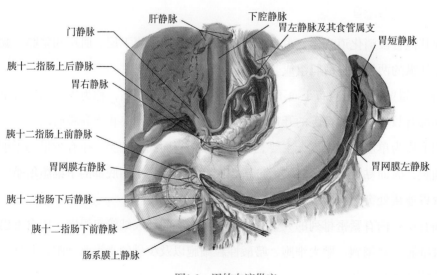

图1-3　胃的血液供应
（引自文献［3］）

（2）胃腺：胃腺因所在部位不同导致形态与结构上的差异，分为贲门腺、胃底腺和幽门腺3种。

1）贲门腺：分布于近贲门口1～3cm的区域，主要为黏液分泌细胞，可分泌黏液。

2）胃底腺：主胃腺，又称泌酸腺，分布于胃底和胃体，含有壁细胞、主细胞、颈黏液细胞、内分泌细胞和干细胞，靠近贲门部的胃底腺中主细胞较多，而靠近幽门部的胃底腺中壁细胞较多。主细胞位于腺体的底部，合成和分泌胃蛋白酶原和脂肪酶。壁细胞位于腺体的上半部，分泌盐酸和内因子：盐酸可激活胃蛋白酶原，使之转变为胃蛋白酶，并为其活性提供酸性环境，还能刺激肠道内分泌细胞分泌激素；此外，盐酸还有杀菌作用；内因子可与维生素B_{12}结合促进维生素B_{12}在回肠末段的吸收。颈黏液细胞位于腺体上部，分泌弱碱性的黏液。内分泌细胞主要为肠嗜铬样细胞和D细胞：肠嗜铬样细胞分泌组胺，可促进壁细胞分泌H^+，D细胞分泌生长抑素，可直接或间接抑制壁细胞的分泌。肝细胞位于腺体上部，可不断增殖分化，以满足细胞的更新。

3）幽门腺：分布于近幽门口4～5cm的区域，主要为黏液分泌细胞和G细胞，还有少量的壁细胞。G细胞分泌促胃液素，促进壁细胞分泌盐酸和胃肠黏膜细胞的增殖。

2．**黏膜下层**　为一层结缔组织，内含胶原纤维和弹力纤维，以及血管、淋巴管及神经丛。

3．**肌层**　肌层较厚，由内向外分别为斜行、环行和纵行3层平滑肌，其中环行肌在贲门和幽门处增厚，形成贲门括约肌和幽门括约肌。Cajal细胞是存在于肌层中的梭状细胞，它可以产生电信号，并通过缝隙连接传递给肌细胞，参与胃慢波的节律性收缩。

4．**浆膜**　是脏腹膜的延伸。

第三节　十二指肠

一、十二指肠的位置与毗邻

十二指肠位于上腹部，是小肠的起始段，也是小肠中管腔最宽、位置最为固定的一段，长约25cm。其上端起自胃的幽门，下端达十二指肠空肠曲与空肠相连。十二指肠呈"C"形包绕胰头和钩突，十二指肠主要位于腹膜后，仅有头、尾约2.5cm于腹膜内，仰卧位时介于第1和第3腰椎水平之间。十二指肠分为上部、降部、水平部、升部。

1．**上部**　长约5cm。平对第1腰椎，起自幽门，稍向上向后横行至十二指肠上曲。

近端2.5cm位于腹膜内，活动度较大，近幽门处小网膜右缘深侧为网膜孔，远端2.5cm在腹膜外，位置较固定。十二指肠上部前方被腹膜覆盖，前上方与肝方叶和胆囊相邻，后方有胆总管、胃十二指肠动脉、门静脉和下腔静脉，后下方为胰头和胰颈；十二指肠上曲前方为胆囊颈。

2．降部　长7～8cm。起自十二指肠上曲，沿脊柱右侧下行至第3腰椎水平，急转向左，形成十二指肠下曲。十二指肠降部为腹膜外位，其前上方为胆囊和肝右叶，前方有横结肠跨过，后方有右肾门、右肾血管、右输尿管、下腔静脉外侧缘和腰大肌；外侧为结肠肝曲；内侧为胰头和胆总管。距幽门8～10cm，在十二指肠降部的中下1/3交界处的后内侧壁上可见十二指肠主乳头，是肝胰壶腹的开口，其上方可见纵行皱襞；部分人群中在十二指肠主乳头上方约1cm处可见副乳头，是副胰管的开口。十二指肠是小肠中憩室最好发的部位，多见于十二指肠降部肝胰壶腹周围，常突入胰腺组织，因缺乏肌层而相对薄弱。

3．水平部　长约10cm。起自十二指肠下曲，向左横跨第3腰椎前方至其左侧，移行为升部。十二指肠水平部也为腹膜外位。上方紧邻胰头和钩突，后方有右输尿管、右腰大肌、右生殖腺血管、下腔静脉和腹主动脉相邻，右前方与小肠袢相邻，左前方有肠系膜根和其中的肠系膜上动、静脉跨过。十二指肠水平部的中间段在肠系膜上动脉和腹主动脉形成的夹角内，当此夹角过小或肠系膜上动脉的起点过低时，可压迫该部位引起肠系膜上动脉综合征。

4．升部　长2～3cm。在第3腰椎左侧向左上斜行，至第2腰椎左侧急转向前下，形成十二指肠空肠曲。十二指肠升部上方为胰体，后方有腹主动脉、左交感神经干、左腰大肌、左肾和左生殖腺血管，左后方为左肾和左输尿管，前方有小肠系膜根部的腹膜向下移行。十二指肠悬韧带（Treitz韧带）将十二指肠空肠曲连于右膈脚，有上提和固定十二指肠空肠曲的作用。

二、十二指肠的血液供应

1．动脉　十二指肠的血液供应主要来自胰十二指肠上动脉和胰十二指肠下动脉。胰十二指肠上动脉起自胃十二指肠动脉，分前、后两支，在胰头和十二指肠降部之间下行，供应十二指肠上部、降部和胰头的血液。胰十二指肠下动脉起自肠系膜上动脉或其第一个分支，也分前、后两支，分别上行与相应的胰十二指肠上动脉的前、后分支相吻合，形成血管弓，胰十二指肠下动脉供应胰头、钩突、十二指肠降部和十二指肠水平部的血液。此外，十二指肠上部和降部的小部分血液供应还来自胃右动脉、胃网膜右动脉、肝动脉和胃十二指肠动脉的一些小分支。

2．**静脉**　与同名静脉伴行，胰十二指肠上静脉直接汇入门静脉，胰十二指肠下静脉汇入肠系膜上静脉后再汇入门静脉。

第四节　小肠（空肠、回肠）

一、小肠的位置与形态结构

空肠和回肠之间无明确的界限，除十二指肠外的小肠近端2/5为空肠，远端3/5为回肠。仰卧位时，空肠通常位于脐下区的左上侧，向下伸至脐区；回肠主要位于腹下区和右髂窝，终末回肠常位于骨盆内。

空肠外径一般约4cm，内径约3cm，肠壁较回肠稍厚；有丰富的动脉血供应而颜色发红；环状皱襞较多且明显，尤其在近端空肠更为显著；黏膜内散在孤立性淋巴滤泡；系膜内血管弓层数较少。回肠外径一般约为3.5cm，内径约3cm，肠壁较空肠稍薄；因动脉血供较空肠少而颜色发白；环状皱襞少且不明显；黏膜内除有孤立淋巴滤泡外，还有集合淋巴滤泡；系膜内血管弓层数较多。

1．**Meckel憩室**　是先天性回肠憩室，距离回盲部50～100cm处，是卵黄肠管未闭的残留物。成年人发生率2%～3%。少部分Meckel憩室可出现相关并发症，包括肠梗阻、肠套叠、肠穿孔、结石和肿瘤等。

2．**肠系膜**　是腹膜的一部分，它将空肠和回肠悬附于腹后壁，其在腹后壁附着处称肠系膜根，肠系膜根从第2腰椎左侧斜向右下，止于右骶髂关节前方，长约15cm。肠系膜呈扇形，其肠缘与空肠和回肠的系膜缘相连，系膜缘处的肠壁与两层腹膜围成系膜三角，此处的肠壁无浆膜。肠系膜由两层腹膜组成，其间分布血管、神经和淋巴。肠系膜根将横结肠与升结肠、降结肠之间的区域分为左、右肠系膜窦。左肠系膜窦介于肠系膜根、横结肠及其系膜的左1/3部、降结肠、乙状结肠及其系膜之间，其窦内感染时可蔓延入盆腔；右肠系膜窦介于肠系膜根、升结肠、横结肠及其系膜的右2/3之间，其窦内感染时不易扩散。

二、小肠的血液供应

1. **动脉** 空肠和回肠的动脉供应均来自肠系膜上动脉。肠系膜上动脉约在腹腔干下方约1cm、平第1腰椎下缘水平起自腹主动脉，向前下跨过十二指肠水平部前方转而向右下。肠系膜上动脉右侧由上向下发出胰十二指肠动脉、中结肠动脉、右结肠动脉和回结肠动脉；左侧发出12~18支空肠动脉及回肠动脉，其中上半侧为空肠支，下半侧为回肠支。空肠和回肠动脉在肠系膜内呈放射状分布，并相互吻合，形成动脉弓，空肠支的动脉弓1~3层，回肠支的动脉弓4~6层。末级血管弓发出直动脉分布于肠壁，直动脉间缺少吻合支。

2. **静脉** 空肠和回肠的静脉与同名动脉伴行，引流小肠的血液汇入肠系膜上静脉。肠系膜上静脉引流小肠、盲肠、部分升结肠和横结肠、部分胃和大网膜的血液。该静脉在肠系膜上动脉右侧上行，通过右输尿管、下腔静脉、十二指肠水平部和胰腺钩突的前方，在胰颈后方平第1腰椎下缘水平与脾静脉汇合成门静脉（图1-4）。

三、小肠的组织结构

小肠由黏膜、黏膜下层、肌层和外膜组成。部分小肠的黏膜和黏膜下层向肠腔突起，形成环状皱襞；黏膜上皮层和核心固有层向肠腔呈指状突起，形成绒毛；相邻绒毛根部的上皮向固有层内凹陷形成小肠腺（隐窝），直接开口于肠腔。这些结构大幅增加了肠壁的总面积，使其达到200~400m^2，大幅增加了小肠的吸收能力（图1-5）。

1. **黏膜** 黏膜上皮为单层柱状上皮，主要由表面吸收细胞、杯状细胞和少量微皱褶细胞组成。表面吸收细胞约占90%，呈柱状，每个吸收细胞的游离面向管腔凸起，形成微绒毛，增加表面积，表面吸收细胞的主要作用是吸收碳水化合物、蛋白质、脂类、维生素、Ca^{2+}和Fe^{2+}，此外，吸收细胞还能参与IgA的释放。杯状细胞散在分布于吸收细胞之间，从十二指肠至回肠末端，其数量不断增多，杯状细胞合成和分泌黏蛋白到肠腔，具有润滑和保护作用。皱褶细胞出现在小肠壁上被上皮覆盖的淋巴细胞聚集处，可能由吸收细胞转化而来，可摄取肠腔内的抗原物质将其呈递给淋巴细胞。

小肠腺是开口于肠腔的管状凹陷，由吸收细胞、杯状细胞、潘氏细胞、内分泌细胞和干细胞构成。潘氏细胞位于肠腺基底部，是高度特异化的小肠上皮细胞，可以分泌溶菌酶、磷脂酶A$_2$、肿瘤坏死因子和防御素（隐窝蛋白）。内分泌细胞也位于肠腺基底部，主要有以下几种细胞。

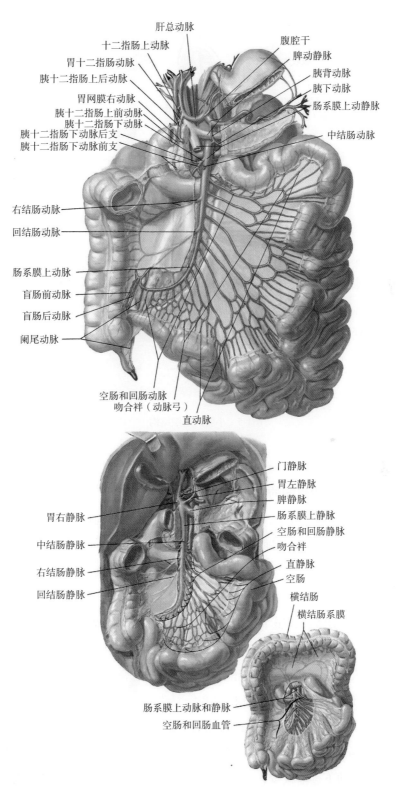

图1-4 小肠的血液供应
（引自文献［3］）

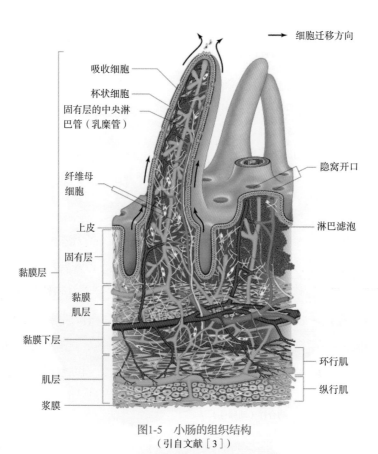

图1-5　小肠的组织结构
（引自文献［3］）

（1）I细胞：合成和分泌缩胆囊素，能促进胆囊释放胆汁、胰腺腺泡分泌胰酶、主细胞分泌胃蛋白酶原，减少胃酸的分泌。

（2）S细胞：产生的促胰液素，能刺激胰导管上皮细胞分泌水和碳酸氢盐。

（3）K细胞：分泌抑胃肽，能刺激胰岛对胰岛素的分泌。

（4）L细胞：分泌胰高血糖素样肽-1，能刺激胰岛对胰岛素的分泌，抑制胰高血糖素的分泌。

黏膜固有层由结缔组织组成，固有层富含血管丛，接受吸收的营养物质，是绒毛的核心。除小肠腺外，固有层还有丰富的淋巴细胞、浆细胞、成纤维细胞、嗜酸性粒细胞、巨噬细胞、肥大细胞、毛细血管、淋巴管和神经纤维等。

黏膜肌层为内环外纵的两层薄平滑肌。

2.**黏膜下层**　是疏松结缔组织，内含血管、淋巴管和神经。十二指肠的黏膜下层存在大量的十二指肠腺，呈Brunner腺，其导管穿过黏膜肌层而进入隐窝的基底部，靠近幽门处数量最多，向下逐渐减少，至十二指肠空肠曲消失。它能产生碱性分泌液，以中和来自胃内的酸性食糜。

3．**肌层**　由内层较厚的环行肌和外层较薄的纵行肌组成。

4．**外膜**　外膜中肠系膜脂肪组织的部分和十二指肠腹膜后的部分由纤维膜覆盖，其余部分均由浆膜（脏腹膜）覆盖。

第五节　大肠（结肠、直肠）

大肠起自盲肠和阑尾，经升结肠、横结肠、降结肠、乙状结肠和直肠延伸至肛门。正常成年人的大肠长度为1.0~1.5m，相比于小肠，大肠肠管管径更大，内径平均约4.8cm，在盲肠管径中最大，向乙状结肠方向延伸逐渐变细，直肠管径又变大，形成直肠壶腹；大肠位置相对固定；在除直肠的肠壁上，肠壁的纵行肌增厚形成了3条纵行的结肠带；结肠壁褶皱形成向外膨出的囊状突起，形成结肠袋；此外，肠壁外表面由腹膜形成散在小的袋状突起，内充满脂肪，称为肠脂垂。结肠袋和肠脂垂在近端大肠较少，远端大肠多而明显，乙状结肠最为显著，直肠无结肠袋和肠脂垂。

一、大肠的位置与毗邻

1．**盲肠**　为膨大的口袋样肠管，长约6cm，位于右髂窝内。其后方为右髂肌和腰大肌筋膜，其中股外侧皮神经从中穿过，前方为腹前壁，后内侧壁为阑尾。腹膜包绕盲肠表面，向后下方返折，形成回盲上隐窝、回盲下隐窝、盲肠后隐窝和结肠旁隐窝，其中阑尾常位于盲肠后隐窝内。盲肠、阑尾和回肠末端合成为回盲部，回肠末端连接于盲肠的开口处有突向盲肠的上、下瓣膜，称回盲瓣，回盲瓣可控制肠内容物进入大肠的速度，并内防止大肠内容物逆流。盲肠表面的3条结肠袋：结肠系膜带、网膜带和独立带，向下汇聚成阑尾的纵行肌，是寻找阑尾的标志。

2．**阑尾**　为一蚓状的盲管，长6~8cm，开口于回盲瓣下方2~3cm处的盲肠后内侧壁上。阑尾位于右髂窝内，为腹膜内位器官，由阑尾系膜悬附于肠系膜根部，其前部活动度较大，阑尾的位置最常见于盲肠后位或结肠后位以及盆位，还有少部分位于盲肠下位、回肠前位和回肠后位，阑尾根部位置相对固定，其体表投影约在脐与右髂前上棘连线的中、外1/3交界处，称麦氏点，但其位置受体位、结肠充盈程度及其他因素的影响而变化。

3．**升结肠** 长15～20cm，起自盲肠，向上走行至肝右叶下方转向左前下方，形成结肠肝曲。结肠肝曲上方为肝右叶，前内侧为胆囊底，内侧上方为十二指肠降部，后方为右肾下极。升结肠为腹膜间位器官，后方靠结缔组织与髂筋膜、髂腰韧带、腰方肌、腹横肌和右肾的肾筋膜相邻，其间有股外侧皮神经、髂腹下神经、髂腹股沟神经和第4腰动脉穿过；外侧为右结肠旁沟；内侧为右肠系膜窦。

4．**横结肠** 长40～50cm，其长度有很大变异。起自结肠肝曲，向左侧呈向下弧形走行至胰尾及左肾前方转而向下，形成结肠脾曲。结肠脾曲常位于脾下极的下内方，但有些也位于脾门之前，甚至脾门稍上方，其间有腹膜形成的韧带连于脾的被膜。结肠脾曲较结肠肝曲更为锐利，其位置更偏向后上方。横结肠为腹膜内位器官，上方有肝和胃，下方有空肠和回肠。横结肠系膜一端附着于右肾下极，一端附着于左肾上极，将横结肠悬吊起来。因此，横结肠有很大的活动度，向上可插入肝和膈之间，向下可降至脐下，甚至盆腔。

5．**降结肠** 长25～30cm，起自结肠脾曲，下行至髂嵴水平转而向内，接续于乙状结肠。降结肠属于腹膜间位器官，后方靠结缔组织与左肾的肾前筋膜、腹横肌、腰方肌、髂肌和腰大肌外缘相邻，其间有肋下血管和神经、髂腹下神经、髂腹股沟神经、股外侧皮神经、股神经、生殖股神经和第4腰动脉穿过，前方为空肠袢，外侧为左结肠旁沟，内侧为左肠系膜窦。

6．**乙状结肠** 长40cm，起自降结肠末端，呈乙状弯曲行至第3骶椎水平续于直肠。乙状结肠属于腹膜内位器官，乙状结肠系膜附着于骨盆侧壁，其系膜较长，因此乙状结肠活动度较大，其毗邻器官变异较大。通常其前方被空肠袢覆盖，后方与左髂腰肌、左髂外血管、左生殖腺血管及左输尿管相邻。

7．**直肠** 长12～15cm，在第3骶椎水平起自乙状结肠，向下穿过盆膈止于骨盆底，续于肛管。直肠自上而下，逐渐由腹膜间位移行为腹膜外位：直肠上段的前面与侧面均由腹膜包绕，下行至第4～5骶椎近直肠前面被腹膜包绕，至直肠下段无腹膜包绕。包绕直肠前面的腹膜向前返折，在男性移行于膀胱的后面，形成直肠膀胱陷凹，在女性移行于阴道后穹隆，形成直肠子宫陷凹。该返折男性高于女性，直肠膀胱陷凹距肛管上缘7.5～8.0cm，直肠子宫陷凹距离肛管上缘5.5～6.0cm。直肠后方靠结缔组织与骶椎、尾骨、骶正中血管、骶外侧血管及骶交感干相邻；两侧则与肛提肌、闭孔内肌、闭孔神经及血管、输尿管、下腹下丛、髂内血管、梨状肌与骶丛相邻；男性直肠前方有膀胱底、精囊、输精管、输尿管终段与前列腺，女性直肠前方有子宫和阴道后穹隆。

二、大肠的血液供应

1. 回结肠动、静脉 是盲肠的主要供血动脉。在肠系膜根部起自肠系膜上动脉，向右下方走行，跨过右输尿管、右生殖腺血管和腰大肌前面至右髂窝，分为上、下两支。上支沿着升结肠左侧上行，与右结肠动脉吻合，下支在回盲部上缘分为升结肠动脉、盲肠前动脉、盲肠后动脉、阑尾动脉和回肠动脉，肠系膜上动脉的回肠终末分支吻合。回结肠静脉与同名动脉伴行，汇入肠系膜上静脉（图1-6）。

2. 阑尾动脉 是阑尾的主要供血动脉。多数起自回结肠动脉，少部分起自盲肠前、后动脉或回肠动脉，在回肠末端后方下行进入阑尾系膜。阑尾动脉多数为1支，也可有多支。

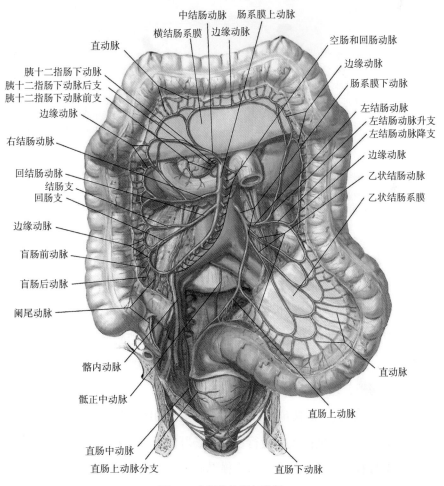

图1-6 大肠的位置与毗邻
（引自文献［3］）

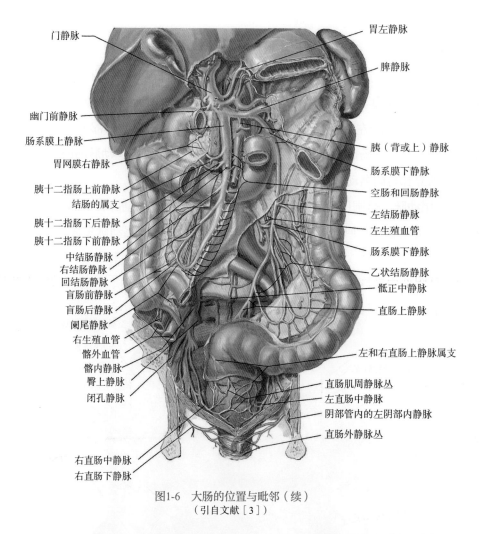

图1-6 大肠的位置与毗邻（续）
（引自文献［3］）

3．右结肠动、静脉 其变异性较大，通常与中结肠动脉起自共同的主干，也可直接由肠系膜上动脉或回结肠动脉发出，在壁腹膜后方右行，跨过右腰大肌和腰方肌、右生殖腺血管和右输尿管至升结肠内侧分为升支和降支。升支与中结肠动脉的分支吻合，降支与回结肠动脉的升结肠支吻合，供应升结肠上2/3与结肠肝曲的血液。右结肠静脉与同名动脉伴行，可直接汇入肠系膜上静脉，也可与胃网膜右静脉或与胰十二指肠下静脉结合形成胃结肠干，然后汇入肠系膜上静脉。

4．中结肠动、静脉 在胰颈下方起自肠系膜上动脉，与右结肠动脉共干发出或单独发出，在横结肠系膜中向前上方走行，近结肠肝曲处分为左、右两支，左支与左结肠动脉吻合，右支与右结肠动脉吻合，供应横结肠的血液。少数人有副中结肠动脉，起自肠系膜上动脉的左侧壁或肠系膜下动脉，供应横结肠的左半部及结肠脾曲的血液。中结肠静脉与同名动脉伴行，汇入肠系膜上静脉。

5．**左结肠动、静脉**　起自肠系膜下动脉，在左结肠系膜内上行至降结肠旁，分为升支和降支。升支和中结肠动脉左支吻合，降支与乙状结肠动脉升支吻合，供应降结肠的血液。左结肠静脉与同名动脉伴行，汇入肠系膜下静脉。

6．**乙状结肠动、静脉**　起自肠系膜下动脉，左乙状结肠系膜内向斜下方走行至乙状结肠旁，呈弓状吻合，供应降结肠远端和乙状结肠的血液。乙状结肠静脉与同名动脉伴行，汇入肠系膜下静脉。

7．**直肠动、静脉**　直肠上动脉是肠系膜下动脉在盆腔的直接延续，在第3骶椎水平进入直肠系膜上部，分为左、右两支，向两侧外后方下行至肠壁，供应直肠上2/3的血液。直肠中动脉起自髂内动脉前干，分布于直肠两侧，额外为直肠中1/3提供血液。直肠下动脉是阴部内动脉的终末支，供应直肠下1/3和肛门括约肌、肛管及肛周皮肤的血液。直肠上静脉和直肠下静脉引流直肠壁内静脉丛，直肠静脉丛与肛管静脉丛相连接。

三、大肠的组织结构

大肠肠壁由黏膜、黏膜下层、肌层和外膜构成，其组织结构同小肠相似。

1．**黏膜**　无小肠的绒毛状结构。其上皮为单层柱状上皮，由吸收细胞和杯状细胞组成，吸收细胞表面的微绒毛不发达。固有层内单管状的大肠腺，较小肠腺更长，无潘氏细胞，固有层内还可见散在的孤立淋巴小结。黏膜肌层为内环外纵的两层薄平滑肌。

2．**黏膜下层**　为结缔组织，内含血管、淋巴管和成群的脂肪细胞。

3．**肌层**　为内环和外纵两层平滑肌组成，内环行肌节段性局部增厚，形成结肠袋；外纵行肌局部增厚，形成3条结肠带，带间的纵行肌菲薄或缺如。

4．**外膜**　在盲肠、横结肠、乙状结肠为浆膜；升结肠与降结肠的前壁为浆膜，后壁为纤维膜；直肠上1/3段的大部和中1/3段的前壁为浆膜，其余为纤维膜。

（黄留业　王维昊）

参考文献

［1］　Susan Standring．格氏解剖学［M］．丁自海，刘树伟，译．41版．济南：山东科学技术出版社，2017．

［2］　张绍祥，张雅芳．局部解剖学［M］．3版．北京：人民卫生出版社，2015.

［3］　Frank H. Netter．奈特人体解剖学彩色图谱［M］．张卫光，译．北京：人民卫生出版社，2019.

［4］　石玉秀．组织学与胚胎学［M］．3版．北京：高等教育出版社，2018.

［5］　Rinald W. Dudek．医学组织学图谱［M］．罗娜，译．北京：人民卫生出版社，2013.

02

第二章
门静脉高压症概述

第一节　门静脉系统解剖

门静脉系统由门静脉及其属支组成，收集腹腔内除肝脏以外不成对脏器的静脉血：全部消化道（包括食管腹段，但齿状线以下肛管除外）、脾、胰和胆囊的静脉血。起始端和末端分别与毛细血管相连，无瓣膜。

1. **门静脉**　多由肠系膜上静脉和脾静脉在胰颈后面汇合而成，经胰颈和下腔静脉之间上行进入肝十二指肠韧带，在肝固有动脉和胆总管的后方上行至肝门，分为两支，分别进入肝左叶和肝右叶，后逐级分支，其小分支最终与肝动脉小分支的血流汇合于肝小叶内的肝窦（肝毛细血管网），然后汇入肝小叶的中央静脉，再汇入小叶下静脉、肝静脉，最后汇入下腔静脉。

2. **门静脉的属支**　包括肠系膜上静脉、脾静脉、肠系膜下静脉、胃左静脉、胃右静脉、胆囊静脉和附脐静脉等，多与同名动脉伴行（图2-1）。

3. **门静脉系统与上、下腔静脉系统之间的交通支**（图2-2）

（1）胃底、食管下段交通支：门静脉血流经胃冠状静脉、胃短静脉，通过食管胃底静脉丛与奇静脉、半奇静脉的分支吻合，汇入上腔静脉。

（2）直肠下端、肛管交通支：门静脉血流经肠系膜下静脉、直肠上静脉与直肠下静脉、肛管静脉吻合，流入下腔静脉。

（3）前腹壁交通支：门静脉（左支）的血流经脐旁静脉与腹上深静脉、腹下深静脉吻合，分别汇入上、下腔静脉。

（4）腹膜后交通支：许多肠系膜上、下静脉分支与下腔静脉分支在腹膜后相互吻合。

在正常情况下，门静脉系统与上、下腔静脉系之间的交通支细小，血流量少。肝硬化、肝肿瘤、肝门处淋巴结肿大或胰头肿瘤等可压迫门静脉，导致门静脉回流受阻，此时门静脉系统的血流经上述交通途径形成侧支循环，通过上、下腔静脉系回流。由于血流量

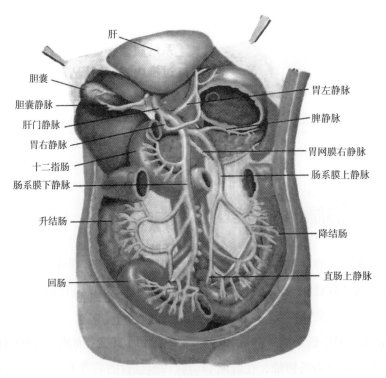

图2-1　门静脉及其属支

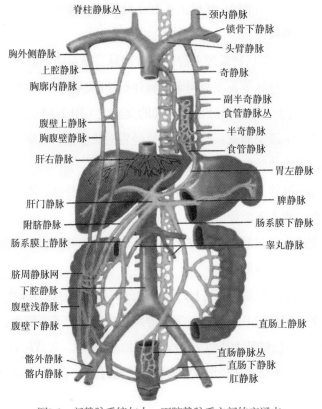

图2-2　门静脉系统与上、下腔静脉系之间的交通支

增多，交通支变得粗大和弯曲，出现静脉曲张，如食管静脉丛、直肠静脉丛和脐周静脉丛曲张（图2-3）。若食管静脉丛和直肠静脉丛曲张破裂，则引起呕血和便血。若门静脉系的侧支循环失代偿，可引起收集静脉血范围的器官淤血，出现脾大和腹水等。

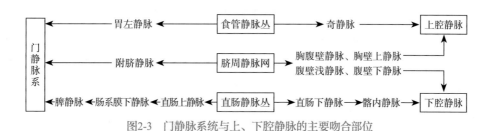

图2-3　门静脉系统与上、下腔静脉的主要吻合部位

第二节　门静脉高压症的定义

门静脉高压症（portal hypertension，PHT）是指各种原因导致门静脉血流受阻和/或血流量增加所引起的门静脉及其属支压力升高，继而引起的一系列临床综合征。主要临床表现为食管胃静脉曲张、腹水、脾大、脾功能亢进、肝肾综合征、肝性脑病等，其中食管胃静脉曲张破裂出血是临床最常见的消化道急症之一。

第三节　门静脉高压症的病因及发病机制

门静脉压力通过流入血流和流出阻力形成并维持。门静脉血流阻力增加，常是门静脉高压症的始动因素。按阻力增加的部位，可将门静脉高压症分为肝前性、肝性和肝后性3型。肝性门静脉高压症又可分为窦前性、窦后性和窦性3种。

1. **肝前性门静脉高压症**　常见病因有肝外门静脉血栓形成（脐炎、腹腔感染如急性阑尾炎和胰腺炎、创伤等）、先天性畸形（闭锁、狭窄或海绵样变等）和外在压迫（转移癌、胰腺炎等）。肝外门静脉阻塞的患者，肝功能多正常或轻度损害，预后较肝性好。

2. **肝性门静脉高压症**　常由各种原因的肝硬化所致，引起肝性门静脉高压症的肝硬化常见病因有：HBV和HCV感染；酒精性肝病；非酒精性脂肪性肝病；自身免疫性肝病，包括原发性胆汁性胆管炎（primary biliary cholangitis，PBC）、原发性硬化性胆管炎和自身免疫性肝炎等；遗传代谢性疾病（主要包括肝豆状核变性、血色病、肝淀粉样变、遗传性高胆红素血症、α_1-抗胰蛋白酶缺乏症、肝性卟啉病等）；药物或化学毒物等（如对乙酰氨基酚、抗结核药、抗肿瘤化疗药、部分中草药、抗风湿病药，以及毒蕈、四氯化碳等）；寄生虫感染（主要有血吸虫病、华支睾吸虫病等）；不能明确的病因。

在我国，肝炎肝硬化是引起肝窦和窦后阻塞性门静脉高压症的常见病因。由于增生的纤维束和再生的肝细胞结节挤压肝小叶内的肝窦，使其变窄或闭塞，导致门静脉血流受阻，门静脉压力也会随之增高。其次是由于位于肝小叶内汇管区的肝动脉小分支和门静脉小分支之间存在许多动静脉交通支，在肝窦受压和阻塞时大量开放，为门静脉压力8～10倍的肝动脉血直接流入压力较低的门静脉小分支，使门静脉压力更加增高。肝内窦前阻塞性门静脉高压症的常见病因是血吸虫病。

3．肝后性门静脉高压症　常见病因包括Budd-Chiari综合征、缩窄性心包炎、严重右心衰竭等。

若上述各种情况引起门静脉高压持续存在，可发生下列病理变化。

（1）交通支扩张：由于正常的肝内门静脉通路受阻，上述的4个交通支大量开放，并扩张、扭曲形成静脉曲张。其中最有临床意义的是在食管下段、胃底形成的曲张静脉。曲张静脉离门静脉主干和腔静脉最近，压力差最大，因此经受门静脉高压的影响也最早、最显著。肝硬化患者常有胃酸反流，腐蚀食管下段黏膜引起反流性食管炎，或因坚硬粗糙食物的机械性损伤，以及咳嗽、呕吐、用力排便、重负等使腹腔内压突然升高，可引起曲张静脉破裂，导致致命性大出血。其他交通支也可发生扩张，如直肠上、下静脉丛扩张可以引起继发性痔；脐旁静脉与腹上、下深静脉交通支扩张，可以引起前腹壁静脉曲张，典型的可形成"海蛇头"体征；腹膜后交通支的临床意义相对较小，但偶有曲张静脉破裂引起腹膜后血肿的报道。

（2）腹水：门静脉压力升高，使门静脉系统毛细血管床的滤过压增加，同时肝硬化引起的低蛋白血症，血浆胶体渗透压下降及淋巴液生成增加，促使液体从肝表面、肠浆膜面漏入腹腔而形成腹水。门静脉高压症时门静脉内血流量增加，有效循环血量减少，继发刺激醛固酮分泌增多，加上慢性肝病时醛固酮、抗利尿激素等在肝内的灭活减少，导致钠水潴留而加剧腹水形成。

（3）脾大、脾功能亢进：门静脉压力升高后，脾静脉血回流受阻，脾窦扩张，脾髓组织增生，脾大。脾内血流在脾内的驻留时间延长，遭到脾吞噬细胞吞噬的机会增大。脾巨噬细胞吞噬功能增强，吞噬大量血细胞，导致外周血白细胞、血小板和红细胞减少，称为脾功能亢进。

在门静脉高压症时，胃壁淤血、水肿，胃黏膜下层的动-静脉交通支广泛开放，胃黏膜微循环发生障碍，导致胃黏膜防御屏障的破坏，形成门静脉高压性胃病，发生率约20%，占门静脉高压症上消化道出血病例的5%～20%。此外，门静脉高压症时由于自身门静脉和体静脉血流短路或手术分流，造成大量门静脉血流绕过肝细胞或因肝实质细胞功能严重受损，致使有毒物质（如氨、硫醇和γ-氨基丁酸）进入体循环，从而对脑产生毒性作用并出现精神神经综合征，称为肝性脑病。常因胃肠道出血、感染、过量摄入蛋白质、镇静药、利尿剂而诱发。

第四节　门静脉高压症的临床表现

主要是呕血或黑便、腹水、脾大和脾功能亢进及非特异性全身表现（主要是肝功能不良的表现如疲乏、嗜睡、食欲减退、肝病面容、蜘蛛痣、肝掌、男性乳房发育、睾丸萎缩等），曲张的食管、胃底静脉一旦破裂，立刻发生急性大出血，呕鲜红色血液。由于肝功能损害引起凝血功能障碍，又因脾功能亢进引起血小板减少，因此出血不易自止。由于大出血引起肝组织严重缺氧，容易导致肝性脑病。

体检时如能触及脾，提示可能有门静脉高压症。如有黄疸、腹水和前腹壁静脉曲张等体征，表示门静脉高压症严重。如属于肝病早期，可触及质地较硬、边缘较钝而不规则的肝，但临床更多见的是因肝硬化致肝缩小而难以触及。

第五节　门静脉高压症的诊断

主要根据肝炎、自身免疫性肝炎和血吸虫病等肝病病史和呕血或黑便、腹水、脾大、脾功能亢进等临床表现，结合辅助检查，诊断并不困难。门静脉高压症患者常需要做以下辅助检查。

1. **血常规**　脾功能亢进时，血细胞计数减少，以白细胞计数减少至3×10^9/L以下和血小板计数减少至（70～80）$\times 10^9$/L以下最为多见。出血、营养不良、溶血或骨髓抑制都可以引起贫血。

2. **肝功能检查**　常见血浆白蛋白降低而球蛋白增高，白、球蛋白比例倒置。由于许多凝血因子在肝合成，加上慢性肝病患者有原发性纤维蛋白溶解亢进，因此凝血酶原时间常有延长。肝功能分级见表2-1。CT肝脏体积检测和吲哚菁绿排泄试验对肝功能尤其是肝储备功能的评价有临床指导意义。

表2-1　肝功能Child-Pugh评分

观测指标	分数		
	1	2	3
肝性脑病（期）	无	1～2	3～4
腹水	无	轻度	中、重度
总胆红素（μmol/L）	<34	34～51	>51
白蛋白（g/L）	>35	28～35	<28
PT延长（秒）	<4	4～6	>6

注：A级，Child-Pugh评分5～6分；B级，Child-Pugh评分7～9分；C级，Child-Pugh评分10～15分。

3．**腹部超声**　可以显示肝脏形态、密度及质地异常。门静脉高压症时表现为腹水，脾大，门静脉主干内径>13mm，脾静脉内径>8mm，超声多普勒检查可发现门静脉血流速率降低和门静脉血流反向等改变。但超声检查与操作者经验关系较大，易受操作者主观判断影响。

4．**CT、CT血管造影（CTA）或磁共振门静脉血管成像（MRPVG）**　可以了解肝硬化程度（包括肝体积）。可清晰、灵敏、准确、全面显示多种门静脉属支形态改变、门静脉血栓、海绵样变及动静脉瘘等征象，有利于对门静脉高压状况进行较全面的评估。

5．**X线钡餐和内镜检查**　食管在钡剂充盈时，曲张的静脉使食管轮廓呈虫蚀状改变；排空时，曲张的静脉表现为蚯蚓样或串珠状影；钡剂进入胃、十二指肠还可显示有无胃底静脉曲张、鉴别有无溃疡形成。但这些在内镜检查时更为明显。

胃镜、结肠镜仍然是筛查消化道静脉曲张及评估出血风险的金标准，可参考《肝硬化门静脉高压食管胃静脉曲张出血的防治指南》。90%肝硬化患者静脉曲张发生在食管和/或胃底，胃镜检查可直接观察食管及胃底有无静脉曲张，了解其曲张程度和范围，并可确定有无门静脉高压性胃病。10%左右肝硬化患者静脉曲张发生在十二指肠、小肠及大肠等少见部位，称为少见部位静脉曲张。

6．**瞬时弹性成像**　是一种超声弹性成像技术，通过瞬时弹性成像（transient elastography，TE）检测肝脏硬度值（liver stiffness measurement，LSM）来判断肝纤维化状态，是无创诊断肝纤维化及早期肝硬化最简便的方法。目前国内已有多种TE技术设备应用于临床，其中Fibroscan（FS）和Fibrotouch（FT）是临床常用肝脏LSM测定工具，病因不同的肝纤维化、肝硬化，其LSM的临界值（cut-off值）也不同。可参考《瞬时弹性成像技术诊断肝纤维化专家共识（2018年更新版）》（表2-2）。

表2-2　不同病因肝硬化不同病情状态下Fibroscan检测LSM的诊断界值

常见病因	肝功情况说明	肝硬化诊断临界值（kPa）	肝硬化排除临界值（kPa）
慢性乙型肝炎	ULN<ALT<5×ULN，胆红素正常	17	10.6
	ALT、胆红素正常	12	9
慢性丙型肝炎	无说明	14.6	10
非酒精性脂肪性肝病	无说明	15	10
酒精性肝病	无说明	20	12.5

注：ULN，正常值上限。

自身免疫性肝炎肝纤维化诊断界值参考ALT<2×ULN的CHB标准，目前缺乏原发性胆汁性胆管炎可靠诊断临界值。现有Fibrotouch诊断肝纤维化建议界值可靠性仍待更多临床研究确认。

【Baveno Ⅶ指导性声明】

Baveno Ⅶ提出代偿进展期慢性肝病（compensated advanced chronic liver disease，cACLD）和临床有意义门静脉高压症（clinical significant portal hypertension，CSPH）的非侵入性诊断方法。

（1）cACLD的标准

1）若无其他已知临床/影像学证据，TE检测LSM<10kPa，则排除cACLD；若LSM在10～15kPa则提示cACLD；若LSM>15kPa，则高度提示cACLD。

2）慢性肝病患者TE检测LSM<10kPa，3年发生失代偿和肝病相关死亡风险可忽略不计（≤1%）。

3）无论慢性肝病是何种病因，TE检测LSM的5值标准（5-10-15-20-25kPa），用来表示发生失代偿和肝病相关死亡的相对风险逐渐升高（图2-4）。

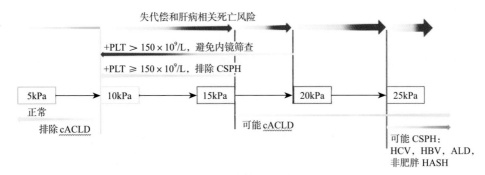

图2-4 TE检测LSM的5值标准
注：ALD，酒精性肝病。

（2）cACLD患者CSPH的诊断

1）CSPH：概念由HVPG决定，但在临床中使用非侵入性检查评估CSPH的结果已足够准确。

2）cACLD患者：TE检测LSM≤15kPa且血小板计数≥150×10⁹/L可排除CSPH（敏感性和阴性预测值＞90%）。

3）病毒和/或乙醇（酒精）相关cACLD和非肥胖（BMI＜30kg/m²）的NASH cACLD患者：TE检测LSM≥25kPa足以确认CSPH（特异性和阳性预测值＞90%），这些患者有内镜下门静脉高压症的风险和较高的失代偿风险。

4）病毒和/或酒精相关和非肥胖NASH cACLD患者：TE检测LSM＜25kPa时，ANTICIPATE模型可用于预测CSPH的风险。根据该模型，LSM为20～25kPa，血小板计数＜150×10⁹/L或LSM为15～20kPa，血小板计数＜110×10⁹/L，患者CSPH风险至少60%。

5）NASH cACLD患者：ANTICIPATE-NASH模型（包括LSM、血小板计数和BMI）可用于预测CSPH的风险，但需进一步验证。

（3）有关静脉曲张和内镜筛查

1）无单一LSM临界值预测高风险食管静脉曲张。

2）LSM＜20kPa且血小板计数＞150×10⁹/L可排除高风险食管静脉曲张，可不行内镜筛查。

3）代偿期肝硬化不能用NSBB（禁忌证/不耐受）预防失代偿，如果TE检测LSM≥20kPa或血小板计数≤150×10⁹/L，应用内镜筛查静脉曲张。

4）暂不需行内镜筛查的患者可通过每年复查TE和血小板计数来随访。如果LSM值增加（≥20kPa）或血小板计数下降（≤150×10^9/L），则应行内镜筛查。

（4）脾硬度

1）病毒性肝炎（未治疗的HCV；未治疗和治疗的HBV）引起的cACLD中，TE检测脾硬度测量（SSM）可用于排除（SSM<21kPa）和识别（SSM>50kPa）CSPH。

2）不适合服用NSBB（禁忌证/不耐受）预防失代偿，以及根据Baveno Ⅵ标准（TE检测LSM≥20kPa或血小板计数≤150×10^9/L）需内镜检查的患者，TE检测SSM≤40kPa可确认高危静脉曲张的可能性低，这些患者可避免内镜检查。

7．肝静脉压力梯度（hepatic venous pressure gradient，HVPG）测定　正常门静脉压力为13～24cmH$_2$O，平均18cmH$_2$O，比肝静脉压力高5～9cmH$_2$O。门静脉压力>25cmH$_2$O时即定义为门静脉高压。肝硬化门静脉高压症时可达30～50cmH$_2$O，直接测量门静脉压力梯度创伤大、风险高，且腹腔内压力改变等因素会对结果造成干扰，临床推广存在困难。

目前临床上公认最准确的评估方法是HVPG测定，即经颈静脉插管测定肝静脉楔压（wedged hepatic venous pressure，WHVP）与肝静脉自由压（free hepatic venous pressure，FHVP）之差，具体操作方法推荐采用中国门静脉高压诊断与监测研究组的《中国肝静脉压力梯度临床应用专家共识（2018版）》。

WHVP代表肝窦压力，在窦性原因导致的门静脉高压症时可以间接反映门静脉压力，不适用于肝前性或窦前性门静脉高压患者。与直接测定门静脉压力相比，WHVP的测量更加安全、可行。而HVPG是WHVP和FHVP之间的差值，反映门静脉和腹内腔静脉之间的压力差，与WHVP相比，HVPG消除了腹腔内压力对测量结果的影响，可以更好地反映门静脉压力。但由于HVPG是一项有创检测，且对操作者技术水平和医院设备有一定要求，其临床上应用受到一定限制。不同类型门静脉高压症的肝静脉压力测量不同（表2-3）。

表2-3　不同类型门静脉高压症的肝静脉压力测量

门静脉高压症类型	肝静脉压力测量		
	WHVP	FHVP	HVPG
肝前性（门静脉血栓形成）	正常	正常	正常
窦前性（胆汁淤积性肝病引起的肝硬化、血吸虫病、特发性门静脉高压）	正常	正常	正常

续表

门静脉高压症类型	肝静脉压力测量		
	WHVP	FHVP	HVPG
窦性（酒精/HCV/NASH引起的肝硬化）	升高	正常	升高
窦后性			
肝窦阻塞综合征	升高	正常	升高
Budd-Chiari综合征	—	无法插管至肝静脉	—
肝后性			
右心衰竭	升高	升高	正常

注：根据血流阻力增加部位，对门静脉高压症进行分类；当窦前性门静脉高压症处于晚期时，WHVP 和 HVPG 均升高。

（1）HVPG对门静脉高压危险分层的作用

1）HVPG正常参考值为3～5mmHg（1mmHg=0.133kPa）。

2）HVPG＞5mmHg，即可定义为门静脉高压。

3）HVPG 6～10mmHg，为轻度门静脉高压症，可无食管胃静脉曲张或轻度的食管胃静脉曲张。

4）HVPG≥10mmHg，提示肝硬化代偿期患者发生静脉曲张和失代偿事件（如静脉曲张出血、腹水、肝性脑病）的风险升高。可有明显的食管胃静脉曲张，也是诊断临床显著性门静脉高压的金标准。

5）HVPG≥12mmHg，为发生静脉曲张出血的高危因素。

6）HVPG≥16mmHg，提示肝硬化门静脉高压患者的死亡风险升高。

7）HVPG≥20mmHg，提示肝硬化急性静脉曲张出血患者的止血治疗失败率和死亡风险升高。

8）HVPG≥22mmHg，提示急性酒精性肝炎患者的死亡风险升高。

美国肝病学会发布的《门静脉高压出血管理共识（2016年版）》对肝硬化门静脉高压进行了分期，分为轻度门静脉高压（5mmHg＜HVPG＜10mmHg）、临床显著性门静脉高压（HVPG≥10mmHg）、肝硬化门静脉高压失代偿（HVPG≥12mmHg），HVPG与肝硬化门静脉高压症不同分期之间的关系详见图2-5。

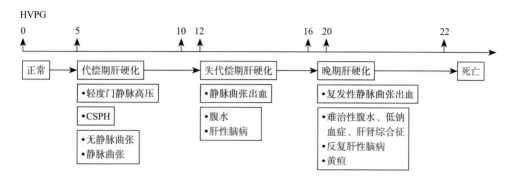

图2-5　HVPG与肝硬化门静脉高压症不同分期之间的关系

（2）HVPG在治疗管理中的价值

1）静脉曲张出血的一级预防药物治疗中，HVPG较基线水平下降至少10%或<12mmHg，可有效降低首次出血发生率。

2）在早期经颈静脉肝内门体分流术前可考虑先行HVPG检测，对于HVPG≥20mmHg的急性静脉曲张出血患者，推荐行早期经颈静脉肝内门体分流术。

3）对于静脉曲张出血的二级预防，基于HVPG指导的治疗方案可以降低再出血率和进一步失代偿事件的发生风险。

（3）Baveno Ⅶ指导性声明

1）HVPG＞5mmHg提示窦性门静脉高压症。

2）病毒性和酒精性肝硬化患者，HVPG是诊断CSPH的金标准，定义为HVPG≥10mmHg。

3）原发性胆汁性胆管炎患者，可能存在HVPG不能评估的其他类型的窦前性门静脉高压症。这些患者HVPG的评估结果可能会低估了门静脉高压症的患病率和严重程度。

4）非酒精性脂肪性肝炎（NASH）肝硬化患者，尽管HVPG≥10mmHg强烈提示CSPH，但也可出现在少部分HVPG＜10mmHg的患者中。

5）有慢性肝病和门静脉高压临床征象（食管胃静脉曲张、腹水、门体侧支循环）但HVPG＜10mmHg的患者，须排除门静脉肝窦血管病（porto-sinusoidal vascular disorder，PSVD）。

6）酒精性或病毒性肝硬化，对非选择性β受体阻断剂（NSBB）有应答，HVPG降低，可以显著减少静脉曲张出血或其他失代偿事件的风险。

此外，血清学标志物（vWF、sCD163、胶原片段PRO-C5等）、吲哚菁绿试验、磁共振T_1弛豫时间和脾动脉血流速度模型、肝和脾体积比值模型、超声肝静脉波形检查等均可一定程度上反映肝硬化门静脉高压症的严重程度。中国门静脉高压联盟利用我国多中心数据，在国际上首先提出"基于三维数字模型和流体力学计算的虚拟肝静脉压力梯度技术"（CHESS1601）和"基于放射组学的无创肝静脉压力梯度技术"（CHESS1701）。经过多中心研究验证，虚拟HVPG、放射HVPG和有创HVPG之间存在良好的相关性，这也为肝硬化门静脉高压症的诊断提供了一种安全无创、准确量化的新途径，但尚需多中心前瞻性对照研究予以进一步的验证。

（刘德良　李陈婕）

参考文献

［1］　丁文龙，刘学政．系统解剖学［M］．9版．北京：人民卫生出版社，2018．

［2］　陈孝平，汪建平，赵继宗．外科学［M］．9版．北京：人民卫生出版社，2018．

［3］　北京医师协会门静脉高压专科医师分会，中国研究型医院学会肝病专业委员会门静脉高压学组，中国研究型医院学会肝病专业委员会．肝硬化门静脉高压症多学科诊治（基于肝静脉压力梯度）专家共识［J］．临床肝胆病杂志，2021，37（9）：2037-2044．

［4］　韩丹，祁兴顺，于洋，等．《2016年美国肝病学会肝硬化门静脉高压出血的风险分层、诊断和管理实践指导》摘译［J］．临床肝胆病杂志，2017，33（3）：422-427．

［5］　Garcia-Tsao G, Abraldes JG, Berzigotti A, et al. Portal Hypertensive Bleeding in Cirrhosis: Risk Stratification, Diagnosis, and Management: 2016 Practice Guidance by the American Association for the Study of Liver Diseases[J]. Hepatology, 2017, 65(1): 310-335.

［6］　中华医学会肝病学分会．肝硬化诊治指南［J］．临床肝胆病杂志，2019，35（11）：2408-2425．

［7］　中国肝炎防治基金会．瞬时弹性成像技术诊断肝纤维化专家共识（2018年更新版）［J］．中华肝脏病杂志，2019，27（3）：182-191．

［8］　中国门静脉高压诊断与监测研究组（CHESS），中华医学会消化病学分会微创介入协作组，中国医师协会介入医师分会急诊介入专业委员会，等．中国肝静脉压力梯度临床应用专家共识（2018年版）［J］．临床肝胆病杂志，2018，34（12）：2526-2536．

［9］　中华医学会肝病学分会，中华医学会消化病学分会，中华医学会内镜学分会．肝硬化门静脉高压食管胃静脉曲张出血的防治指南［J］．临床肝胆病杂志，2016，32（2）：203-219.

［10］　李小梅，雒博晗，王钲钰，等．BAVENO Ⅶ门静脉高压共识更新：门静脉高压的个体化治疗［J］．中华肝脏病杂志，2022，30（1）：21-29.

［11］　de Franchis R, Bosch J, Garcia-Tsao G, et al. Baveno Ⅶ-Renewing consensus in portal hypertension[J]. J Hepatol, 2022, 76(4): 959-974.

03 第三章
消化道静脉曲张分型

第一节 门静脉高压症消化道静脉曲张形成机制

门体侧支循环形成的机制：门静脉系统在身体内构成独立的循环系统，但它与体循环之间存在广泛的侧支，正常情况下这些侧支并不显示生理上的意义。在门静脉高压时，经肝脏的血流受阻，侧支循环开放，使门静脉系统内的血液分流入体静脉系统。常见侧支循环如下。

1. **食管胃静脉曲张** 门静脉系统的胃冠状静脉在食管下段和胃底处，与腔静脉系统的食管静脉、奇静脉相吻合，形成食管胃静脉曲张。

2. **腹壁静脉曲张** 出生后闭合的脐静脉与脐旁静脉在门静脉高压时重新开放及增殖，分别进入上、下腔静脉；脐周腹壁浅静脉血流方向多呈放射状流向脐上及脐下。

3. **痔静脉曲张** 直肠上静脉经肠系膜下静脉汇入门静脉，其在直肠下段与腔静脉系统髂内静脉的直肠中、下静脉相吻合，形成痔静脉曲张。

4. **腹膜后吻合支曲张** 腹膜后门静脉与下腔静脉之间有许多细小分支，称为Retzius静脉。门静脉高压时，Retzius静脉可增多和曲张，对门静脉高压有缓解作用。

5. **脾肾分流** 门静脉的属支脾静脉、胃静脉等可与左肾静脉相通，形成脾肾分流。

第二节 消化道静脉曲张国际分型及记录方法

一、食管静脉曲张分型及记录方法

1979年，日本门静脉高压症研究会制定出食管静脉曲张的5项诊断指标，即曲张静脉的基本色调、红色征、形态、位置及有无糜烂。1991年，日本内镜学会对此进行了进一步修订（表3-1）。

表3-1　日本内镜学会食管胃静脉曲张内镜记录标准

项目	内镜下表现
部位（location，L）	Ls：食管上段 Lm：食管中段 Li：食管下段 Lg：胃静脉曲张 　　Lg-c：靠近贲门口 　　Lg-f：远离贲门口 　　Lg-cf：从贲门口延伸至胃底
形态（form，F）	F0：无曲张静脉或治疗后消失 F1：直线状细的静脉曲张 F2：串珠状中等强度静脉曲张 F3：结节状、大的静脉曲张
颜色（color，C）	Cw：白色或正常黏膜颜色 Cb：蓝色
红色征（red color sign，RC） 红色条纹 　樱红色斑 　血疱样斑	RC（−）：无 RC（＋）：局限性 RC（＋＋）：介于（＋）至（＋＋＋）之间 RC（＋＋＋）：弥漫性 TE：毛细血管扩张（telangiectasia）
出血征（bleeding sign）	Spurting bleeding：喷射性出血 Oozing bleeding：渗血 Red plug：红色血栓 White plug：白色血栓
黏膜所见（mucosal findings）	E（erosion）：糜烂 U（ulcer）：溃疡 S（scar）：瘢痕

二、胃静脉曲张分型及记录方法

　　大多数胃静脉曲张患者会同时伴有食管静脉曲张（食管胃静脉曲张），少数不伴有食管静脉曲张者称为孤立性胃静脉曲张。胃静脉曲张通常出现在胃贲门下的胃小弯处或胃底部，少数也可出现在胃的其他部位。胃静脉曲张的内镜分类方法尚无一致意见。目前，国际上较为广泛应用的是Sarin分类法。Sarin分类法基于胃静脉曲张与食管静脉曲张的关系及其在胃内的位置，将胃静脉曲张分为食管胃静脉曲张（gastro oesophageal varices，GOV）和孤立性胃静脉曲张（isolated gastric varices，IGV）。

1. **食管胃静脉曲张（GOV）** 是食管静脉曲张的延伸，分为3型。

（1）1型（GOV1）：最常见，表现为食管静脉曲张沿胃小弯伸展2～5cm。

（2）2型（GOV2）：食管静脉曲张沿胃底大弯延伸。

（3）3型（GOV3）：既往胃小弯延伸，又向胃底延伸。

2. **孤立性胃静脉曲张（IGV）** 不伴食管静脉曲张，分为2型。

（1）1型（IGV1）：位于胃底部。

（2）2型（IGV2）：位于胃体、胃窦或幽门部周围。

三、少见静脉曲张分型及记录方法

少见静脉曲张是指除了位于食管和胃的静脉曲张之外，位于肠系膜血管床任何位置的门体侧支循环形成所致的静脉曲张，又称异位静脉曲张。通常包括十二指肠静脉曲张、小肠静脉曲张、结肠静脉曲张、直肠静脉曲张、术后吻合口静脉曲张等。目前，关于异位静脉曲张的研究有限，国际上尚无相关分类法报道。

第三节　消化道静脉曲张国内分型：LDRf分型

LDRf分型是描述静脉曲张在消化管道内所在位置（location，L）、直径（diameter，D）与危险因素（risk factor，Rf）的分型记录方法（表3-2）。

1. **位置（Location，L）** 代表曲张静脉所发生的位置。

（1）Le：e为食管的英文（esophageal）的首字母。Le表示曲张静脉位于食管；再将食管发生曲张静脉的位置分为上段（superior，s）、中段（middle，m）、下段（inferior，i），分别记作Les、Lem、Lei。若曲张静脉为多段，使用相应部位代号联合表示。

（2）Lg：g为胃的英文（gastric）的首字母，Lg表示曲张静脉位于胃部；再将发生曲张静脉的位置细分为胃底（founder，f）、胃体（body，b）、胃窦（antrum，a），分别记作Lgf、Lgb、Lga。两处以上曲张静脉，使用相应部位代号联合表示。

（3）Ld：d为十二指肠的英文（duodenum）的首字母，Ld表示曲张静脉位于十二指肠；再将十二指肠分为第一段（包括十二指肠球部，数字1表示）、第二段（包括十二指肠降部，数字2表示），分别记作Ld1、Ld2。两处上曲张静脉，使用相应部位代号联合表示；另外，位于第一、二段交界处静脉曲张（球-降交界）记作Ld1,2。

（4）Lr：r为直肠的英文（rectum）的首字母，Lr表示曲张静脉位于直肠。如果出现食管胃底静脉相延伸，则统一用Leg表示；如果食管胃底血管完全分开，则用Le、Lg分别表示。

2．直径（Diameter，D）　表示所观察到曲张静脉最大的直径，为内镜下治疗提供治疗参考。依照曲张静脉的直径（以代号D后面加上曲张静脉的直径大小表示）分为以下几个梯度：D0、D0.3、D1.0、D1.5、D2.0、D3.0、D4.0、D5.0等。

3．危险因素（Risk factor，Rf）　表示观察到的曲张静脉出血的风险指数。静脉曲张破裂出血的相关危险因素有：①红色征（red color sign，RC），RC+包括血疱征、条痕征、樱桃红征等。②肝静脉压力梯度（HVPG），HVPG是评价门静脉高压导致曲张静脉出血风险的危险因素。研究表明，当HVPG＞12mmHg时曲张静脉出血的风险明显增加（可在有条件下进行）。③糜烂，提示曲张静脉表层黏膜受损，是近期出血或将要出血的征象，需要及时内镜治疗。④血栓，无论是红色血栓或是白色血栓都是近期出血的征象，需要及时内镜下治疗。⑤活动性出血，内镜下可见曲张静脉正在喷血或是渗血。⑥以上因素均无，但是镜下可见到中到大量新鲜血液物质并能够排除非静脉曲张出血因素。

此外，依据是否有近期出血征象以及是否有急诊内镜下治疗的指征分为3个梯度。

（1）Rf0：无以上5个危险因素，无近期出血征象。

（2）Rf1：RC+或HVPG＞12mmHg，有近期出血的征象，需要择期进行内镜下治疗。

（3）Rf2：可见糜烂、血栓、活动性出血，或以上因素均无，但是镜下可见中到大量新鲜血液，并能够排除非静脉曲张出血因素，这都需要及时进行内镜下治疗。

表3-2　消化道静脉曲张LDRf内镜下分型

项目	分类
位置（L）	Le：曲张静脉位于食管
	Les：曲张静脉位食管上段
	Lem：曲张静脉位于食管中段
	Lei：曲张静脉位于食管下段
	Lg：曲张静脉位于胃部
	lgf：曲张静脉位于胃底
	Lgb：曲张静脉位于胃体
	Lga：曲张静脉位于胃窦
	Ld：曲张静脉位于十二指肠

续表

项目	分类
位置（L）	Ld1：曲张静脉位于十二指肠第一段 Ld2：曲张静脉位于十二指肠第二段 Ld1，2：曲张静脉位于十二指肠第一、二段交界 Lr：曲张静脉位于直肠 多段或多部位曲张静脉使用相应部位代号联合表示
直径（D）	D0：无曲张静脉 D0.3：曲张静脉≤0.3cm D1.0：曲张静脉最大直径为＞0.3～1.0cm D1.5：曲张静脉最大直径为＞1.0～1.5cm D2.0：曲张静脉最大直径为＞1.5～2.0cm D3.0：表示曲张静脉最大直径为＞2～3cm D4.0：表示曲张静脉最大直径为＞3～4cm D5.0：表示曲张静脉最大直径为＞4～5cm 曲张静脉最大直径＞5cm，按D+直径数字方法表示
危险因素（Rf）	Rf0：RC−，未见糜烂、血栓及活动性出血 Rfl：RC+或HVPG＞12mmHg，未见糜烂、血栓及活动性出血 Rf2：可见糜烂、血栓、活动性出血，或镜下可见中到大量新鲜血液，并能够排除非静脉曲张出血因素

第四节　各种分型方法的特点与差异

　　日本内镜学会关于食管胃静脉曲张的分型更侧重于食管静脉曲张的分型，而Sarin分类更侧重于胃静脉曲张的分型，也更强调了病变位置的重要性，但对于血管的形态未特别分类，对于指导治疗具有局限性。国内采用的LDRf分型覆盖了全消化道，包括少见部位的静脉曲张，对于血管的形态也进行了详细分类，对于临床指导治疗更具实用性。

（令狐恩强）

参考文献

[1]　中华医学会消化内镜学分会食管胃静脉曲张学组．消化道静脉曲张及出血的内镜诊断

和治疗规范试行方案（2009年）[J]. 中华消化内镜杂志，2010，27（1）：1-4.

[2] Abby Philips C, Sahney A. Oesophageal and gastric varices: historical aspects, classification and grading: everything in one place[J]. Gastroenterol Rep (Oxf), 2016, 4(3): 186-195.

[3] Sarin SK, Lahoti D, Saxena SP et al. Prevalence, classification and natural history of gastric varices: a long-term follow-up study in 568 portal hypertension patients[J]. Hepatology, 1992, 16(6): 1343-1349.

[4] Almadi MA, Almessabi A, Wong P, et al. Ectopic varices[J]. Gastrointest Endosc, 2011, 74(2): 380-388.

04

消化道静脉曲张诊断

第一节　内镜

目前，内镜检查仍是消化道静脉曲张诊断的金标准，实验室和影像学检查可在一定程度上判别静脉曲张是否存在及其严重程度。

一、食管静脉曲张

食管静脉曲张（esophageal varices，EV）是最常见的静脉曲张类型，肝硬化患者的患病率为50%~60%。作为一种侵入性的检查措施，胃镜直视性好，分辨率高，临床应用广泛，是诊断食管静脉曲张、评估静脉曲张程度和发现危险因素的金标准。在胃镜检查时，应对食管静脉曲张进行分级，也应指出静脉曲张的轻、中、重度，以及曲张静脉所在的部位、直径和有无危险因素等。食管静脉曲张内镜下记录方法及分级标准如下。

1．记录方法

（1）形态（Form，F）

1）F0：EV已消失（作为治疗后的描述）。

2）F1：EV呈直线形或略有迂曲。

3）F2：EV呈蛇形迂曲隆起。

4）F3：EV呈串珠状、结节状或瘤状。

注意：如EV不同形态同时存在，应选择最严重的形态进行记录。

（2）基本色调（Color，C）：包括白色静脉曲张（white varices，Cw）、蓝色静脉曲张（blue varices，Cb）及红色征（red color sign，RC），其中红色征又包括无红色征RC（−）和有红色征RC（＋），后者表现为红斑、红色条纹、血疱样。

（3）部位（Location，L）：EV最重的部位，按其与门齿的距离可分为食管下段（locus inferior，Li）、中段（locus inferior，Lm）及上段（locus perior，Ls）。

注意：伴发食管炎（esophagitis，E）有/无（+/−）黏膜糜烂。

2. EV内镜分级（Grade，G）标准

国内早期按食管静脉曲张的形态及出血的危险程度分轻、中、重3级（图4-1）。①轻度（G1）：食管静脉曲张呈直线形或略有迂曲、无红色征；②中度（G2）：食管静脉曲张呈直线形或略有迂曲、有红色征，或食管静脉曲张呈蛇形迂曲隆起、无红色征；③重度（G3）：食管静脉曲张呈蛇形迂曲隆起、有红色征，或食管静脉曲张呈串珠状、结节状或瘤状（不论是否有红色征）。

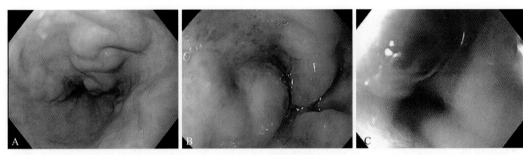

图4-1 食管静脉曲张
A. G1；B. G2；C. G3

这种分级比较简单、易于记忆，但这种分型并不能为内镜下治疗方案及治疗时机的选择提供良好的指导意义。2009年提出的《消化道静脉曲张及出血的内镜诊断和治疗规范试行方案》中的LDRf分型方法可以解决上述问题。LDRf分型是具体描述静脉曲张在消化管道内所在位置（location，L）、直径（diameter，D）与危险因素（risk factor，Rf）的分型记录方法。

（1）位置：位置（location，L）代表曲张静脉所发生的位置。

LXx第1个"X"为脏器英文名称的首字母，即食管"e"（esophageal）、胃"g"（gastric），十二指肠"d"（duodenum）、空肠"j"（jejunum）、回肠"i"（ileum）、直肠"r"（rectum）等；第2个"x"是描述曲张静脉位于该脏器的哪一段，如食管上段"s"（superior）、中段"m"（middle）、下段"i"（inferior），分别记作Les、Lem、Lei。

孤立性胃静脉曲张记作Lg，其中Lgf表示曲张静脉位于胃底；Lgb表示曲张静脉位于胃体；Lga表示曲张静脉位于胃窦；Le，g表示胃曲张静脉与食管曲张静脉完全相通；Le，Lg表示胃曲张静脉与食管曲张静脉各自独立；Le，g，Lg表示一支以上胃曲张静脉与食管曲张静脉完全相通，但还有胃孤立性曲张静脉存在。

注意：多段或多部位曲张静脉采用相应部位代号联合表示。

（2）直径：直径（Diameter，D）表示所观察到曲张静脉最大的直径，分为以下几个梯度。

1）D0：无曲张静脉。

2）D0.3：曲张静脉最大直径≤0.3cm。

3）D1.0：曲张静脉最大直径0.3～1.0cm。

4）D1.5：曲张静脉最大直径1.0～1.5cm。

5）D2.0：曲张静脉最大直径1.5～2.0cm。

6）D3.0：曲张静脉最大直径2～3cm。

7）D4.0：曲张静脉最大直径3～4cm。

注意：曲张静脉最大直径＞4cm，可以按照"D+直径数字"的方法表示。

（3）危险因素：危险因素（risk factor，Rf）表示观察到的曲张静脉出血的风险指数，静脉曲张破裂出血的相关危险因素有：①红色征（RC），包括血疱征、条痕征、樱桃红征等，为提示曲张静脉易于出血的征象；②肝静脉压力梯度（HVPG），若HVPG＞12mmHg，曲张静脉出血的风险明显增加；③糜烂，提示曲张静脉表层黏膜受损，是近期出血的征象，需要及时内镜下治疗；④血栓，无论是红色血栓或是白色血栓都是即将出血的征象，需要及时内镜下治疗；⑤活动性出血，内镜下可以看到曲张静脉正在喷血或渗血；⑥以上因素均无，但是镜下可见到新鲜血液并不能排除非静脉曲张出血因素。

依照是否有近期出血征象以及是否有急诊内镜下治疗的指征，分为3个梯度。

1）Rf0：无以上危险因素，无近期出血指征。

2）Rf1：RC+或HVPG＞12mmHg，有近期出血征象，需择期进行内镜治疗。

3）Rf2：可见糜烂、血栓、活动性出血、镜下新鲜血液并不能排除非静脉曲张出血因素，需及时内镜治疗。

综合上述分级及分型方法，食管静脉曲张的内镜分级详见表4-1。

表4-1　食管静脉曲张的内镜分级

分级	曲张静脉形态	红色征（RC）
轻度（G1）	呈直线形或略有迂曲，D0.3	无
中度（G2）	呈直线形或略有迂曲，D0.3	有
	呈蛇形迂曲隆起，D1.0	无
重度（G3）	呈蛇形迂曲隆起，D1.0	有
	串珠状、结节状、瘤状，D1.5及以上	有或无

二、胃静脉曲张

胃静脉曲张（Gastric varices，GV）比食管静脉曲张（EV）少见，约20%的门静脉高压症（PHT）患者会发生GV。其分类方法有多种，最广泛使用的是Sarin分类，它是基于内镜下GV与食管静脉曲张的关系及其在胃内的位置，将GV分为食管胃静脉曲张（gastro oesophageal varices，GOV）和孤立性胃静脉曲张（isolated gastric varices，IGV）。

1. **食管胃静脉曲张（GOV）**　是食管静脉曲张的延伸，分为3型。

（1）1型静脉曲张（GOV1）：最常见，占所有GV的74%，表现为连续的食管胃静脉曲张，沿胃小弯延伸至食管胃交界处以下2～5cm，曲张静脉较直（图4-2）。

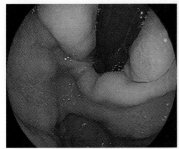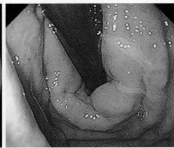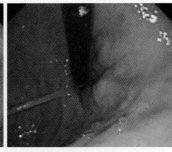

图4-2　GOV1型静脉曲张

（2）2型静脉曲张（GOV2）：沿胃底大弯侧延伸，超过食管胃交界处，通常更长、更迂曲或贲门部呈结节样隆起（图4-3）。

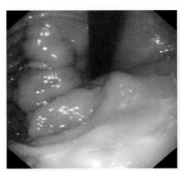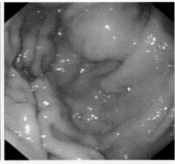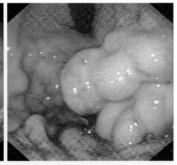

图4-3　GOV2型静脉曲张

（3）3型静脉曲张（GOV3）：既向小弯侧延伸，又向胃底延伸（图4-4）。

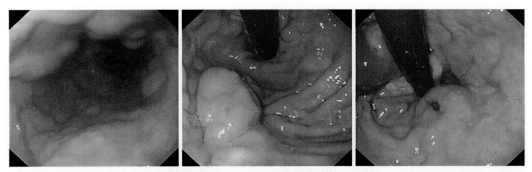

图4-4　GOV3型静脉曲张

2．孤立性胃静脉曲张（IGV） 不伴食管静脉曲张，分为2型。

（1）1型（IGV1）：位于胃底部，迂曲交织，呈串珠样、瘤样或结节样等（图4-5）。

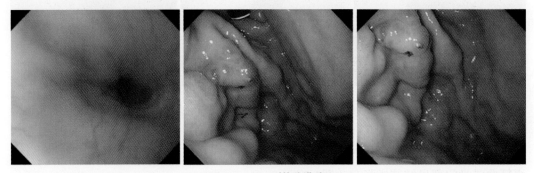

图4-5　IGV1型静脉曲张

（2）2型（IGV2）：罕见，位于胃体部、胃窦部或幽门部周围（图4-6）。

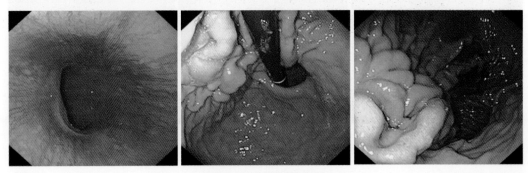

图4-6　IGV2型静脉曲张

另有研究，以内镜下胃静脉曲张形态特征为基础，将IGV分为结节隆起型、葡萄串型、条索型、树枝型和混合型5类，提出内镜下形态分类可为临床病因诊断提供线索。

三、少见静脉曲张

少见静脉曲张是指除了位于食管和胃的静脉曲张之外，位于肠系膜血管床任何位置的门体侧支循环形成所致静脉曲张，又称异位静脉曲张（ectopic varices，EcV）。通常包括十二指肠静脉曲张（duodenal varices，DV）、小肠静脉曲张（small bowel varices，SBV）、结肠静脉曲张（colonic varices，CV）、直肠静脉曲张（rectal varices，RV）及术后吻合口静脉曲张（stomal varices，SV）等。

目前，关于少见静脉曲张的研究有限，其诊断和治疗方案尚未形成统一的专家共识和指南。随着内镜及影像学等相关技术的进步、内镜检查的规范化以及临床医生对少见静脉曲张的认识逐渐加深，临床上发现这类患者具有诊断困难、出血量大、止血困难、预后差等特点。下面将分别叙述几种少见静脉曲张的特点。

1. **十二指肠静脉曲张** 十二指肠静脉曲张（DV）占消化道少见静脉曲张的1/3，占所有静脉曲张出血的1.0%～5.0%。可发生于十二指肠的任何部位，主要以球部多见，其次为降部、水平部，而升部最为少见。病因主要有各种原因所致的肝硬化、门静脉高压、肝外门静脉闭塞、血管畸形等。DV所致出血临床表现以黑便为多见，存在DV的患者可伴有或不伴有食管胃底静脉曲张。DV的诊断仍面临很大的挑战，目前常用诊断方法包括普通内镜和超声内镜。普通内镜诊断最为直观，是确诊DV的首选方法，但检查过程中易误诊、漏诊，其对DV的检出率仅为0.2%，DV易误诊为良性肿瘤，盲目进行活检可能会导致消化道大出血，此时可考虑行超声内镜协助诊断。若在常规部位（食管、胃底）未发现曲张静脉，需高度警惕少见静脉曲张的存在，必须进镜至十二指肠降部以仔细观察肠腔黏膜有无异常，必要时行胶囊内镜、结肠镜检查以明确有无消化道其他部位静脉曲张（图4-7）。

2. **小肠静脉曲张** 小肠静脉曲张（SBV）占消化道少见静脉曲张的1/3。病因绝大多数为肝硬化，约

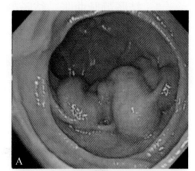
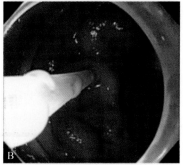

图4-7 十二指肠静脉曲张

70%的病例有腹部手术史，手术后小肠襻与腹壁或腹膜后组织发生粘连，可促进肠系膜静脉与腹壁静脉或腹膜后静脉丛交通支的形成。门静脉高压、无呕血的便血和既往腹部手术的三联征是小肠静脉曲张的特征。目前仍缺乏简便而有效的检查方法，容易漏诊，应引起高度重视。研究发现，约8.1%的门静脉高压患者接受胶囊内镜检查发现存在小肠静脉曲张。故对疑有小肠静脉曲张出血者，应考虑行小肠镜、胶囊内镜、CT血管成像及肠系膜血管造影甚至剖腹探查等检查，以免漏诊（图4-8）。

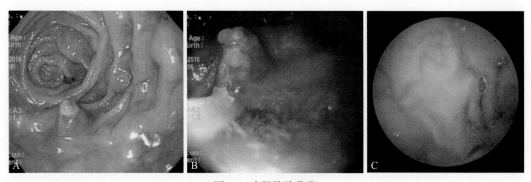

图4-8　小肠静脉曲张

A、B为小肠镜下所见；C为胶囊内镜下所见。

3．结肠静脉曲张　结肠静脉曲张（CV）占消化道少见静脉曲张的1/4。CV可发生在所有结肠节段，但以发生于乙状结肠相对多见。多数患者由肝硬化所致，少数有腹部或盆腔手术史。临床表现多为腹痛、便血。临床怀疑CV者，首选检查方法为结肠镜检查。内镜下多表现为病损肠管黏膜上可见一条或多条蓝紫色蚯蚓状走形的曲张静脉。在结肠镜检查时应避免过度充气，否则会因曲张静脉被压瘪可能导致漏诊（图4-9）。

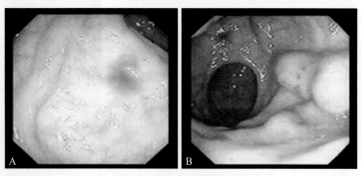

图4-9　乙状结肠静脉曲张

4. 直肠静脉曲张　直肠静脉曲张（RV）是门静脉系统的痔上静脉与体循环系统的痔中静脉及痔下静脉间的侧支血管发生曲张（图4-10）。最常见的原因是肝硬化所致的门静脉高压，其他原因还包括术后粘连形成导致肠系膜静脉血流紊乱引起的局限性门静脉高压、胰腺炎引起的脾静脉阻塞、类癌引起的肠系膜静脉阻塞和门静脉海绵状变性等。直肠静脉曲张最主要的症状是便血，但有文献报道称其发生率仅为0.05%～5.00%。然而，直肠静脉曲张破裂出血往往是致命的。内镜（乙状结肠镜和结肠镜）和肛门镜检查均是直肠静脉曲张最主要的检查手段，但临床上更推荐通过结肠镜行全大肠检查以排除其他部位的出血。内镜下直肠静脉曲张需与内痔鉴别。直肠静脉曲张被定义为延伸超过肛门边缘4cm以上的静脉曲张，为深蓝色，压迫后血管形态可变化，释放后血管形态可恢复，并且在检查时

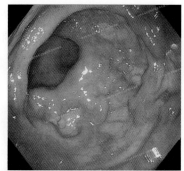
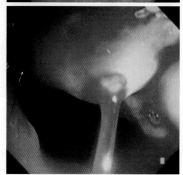

图4-10　直肠静脉曲张

不会脱垂到直肠腔中。相比之下，痔是由动脉和静脉吻合组成的血管垫，呈紫色，不与门静脉系统相通，通常脱垂到直肠腔中，并且不延伸到齿状线近端。内镜下直肠静脉曲张与内痔的鉴别见表4-2。

表4-2　内镜下直肠静脉曲张与内痔的鉴别

特征	直肠静脉曲张	内痔
部位	直肠（或+肛管）	肛管
颜色	蓝灰色	紫色
脱垂	不出现	可出现
可压缩性	是	否

5. 吻合口静脉曲张　吻合口静脉曲张（SV）属于罕见的少见静脉曲张，可发生于肝管空肠吻合术后、胆囊空肠吻合术后、胆总管空肠吻合术后、胰十二指肠术后以及空肠或回肠造瘘口术后。这些静脉曲张发生在同时存在门静脉高压症患者的吻合口黏膜皮肤交界处或吻合口附近区域。节段性肠系膜闭塞或门静脉高压症患者行肠道手术后可形

成小肠吻合口或粘连相关静脉曲张。临床上对于术后吻合口静脉曲张的诊断通常很困难，需要结合CT、血管造影和内镜检查。得益于小肠镜和胶囊内镜的普及，越来越多的术后吻合口静脉曲张的诊断和治疗不断有报道（图4-11）。

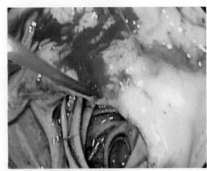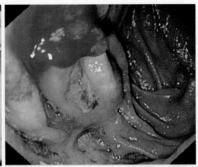

图4-11　Whipple术后胃–空肠吻合口、肝管空肠吻合术后胆肠吻合口静脉曲张出血

6. 其他部位静脉曲张　消化系统其他部位静脉曲张还包括胆囊及胆道系统。当门静脉高压患者的胆囊静脉远端的门静脉发生阻塞时，胆囊静脉可作为门静脉肝前支和肝内支之间的侧支通道，因而可能在胆总管和胆囊形成异位曲张静脉。超声、CT、MRI和血管造影对于胆囊及胆道系统静脉曲张具有诊断作用。此外，消化道以外的静脉曲张还包括阴道和膀胱等。

第二节　超声内镜

传统上，食管胃静脉曲张的诊断依赖于常规内镜白光下的肉眼观察与主观判断，但这种判断需要依赖于黏膜表面的形态和静脉的颜色改变所做出的形态学描述，通常无法判断曲张静脉的管腔粗细程度以及是否存在侧支循环。另外，当静脉管径较小时，常规内镜常难以发现，也可能将正常的胃黏膜隆起误诊为曲张静脉，容易造成治疗决策的错误。

相比之下，超声内镜（endoscopic ultrasound，EUS）侵入性小，能够根据食管、胃底以及其他少见静脉曲张的黏膜或黏膜下超声表现，即出现直径不等、不规则或圆形的无回声腔影，且内有血流信号，从而做出更为准确的诊断。EUS能够测量曲张静脉数量和直径，同时配合多普勒超声影像能够精准地测量曲张静脉的直径、血流量、流速以及管壁厚度，从而估算出曲张静脉的张力，为评估静脉曲张出血的风险提供依据。另外，EUS还能观察到部分不明显的曲张静脉以及难以与皱襞、黏膜下肿瘤鉴别的膨隆，从而提高静脉曲张的检出率。

总之，EUS可在内镜检查的基础上，提供更多细节信息，如内部解剖结构变化和黏膜血流的改变，提高病程早期的诊断率（图4-12）。

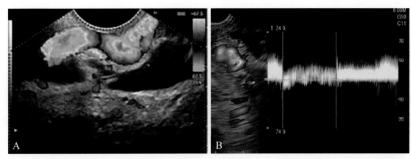

图4-12　EUS下显示直肠（A）和胃静脉曲张出血（B）

第三节　CT与MRI

内镜检查是食管静脉曲张诊断的金标准，但因其为侵入性检查且价格昂贵，患者依从性往往不高，部分存在操作禁忌证的患者无法耐受，且单纯的胃镜检查无法对消化腔外侧支循环情况等进行评估，因此在临床上存在限制。

多层螺旋CT门静脉成像及MRI对比增强血管成像均能够通过各种图像后处理技术全面清楚地显示门静脉高压患者食管胃静脉及侧支血管的情况，在门静脉高压患者静脉曲张的临床预测中存在一定价值。

CT或MRI平扫显示食管胃静脉曲张为食管壁或胃壁的非特异性增厚。注入对比剂后，静脉曲张显示强化。明显静脉曲张时壁内变为迂曲管状的纵行肿块，可显示为食管腔分叶状。胃静脉曲张的CT典型表现为强化后增厚的胃壁内可见条状或管状致密影，胃底后壁簇集圆形或结节状软组织密度影，显示为胃底内腔壁不规则。

门静脉CT与MRI在临床应用上具有以下优势。

（1）可以精确地测量食管静脉曲张的直径，根据不同直径选择针对性的治疗方案，可从血流动力学方面评估食管胃静脉曲张破裂风险，达到早期预警指导治疗的目的。

（2）能够精确观察胃底静脉曲张团的分布，为食管胃静脉曲张断流术提供帮助。

（3）可以清楚发现壁外静脉曲张并进行测量，指导内镜下组织胶或硬化剂的用量。

（4）可以很好地发现侧支循环分流道或门静脉血栓情况，有效规避内镜治疗的风险。

（5）增强CT或MRI能够同时观察患者肝脏密度形态、脾大情况、腹水等并发症情况，在门静脉高压患者中起到更广泛的筛查作用。

第四节　胶囊内镜

胶囊内镜技术作为一种无创、便携、可视化、舒适度高的检查方式，近年来得到患者和业界的广泛认可。胶囊内镜应用于食管静脉曲张筛查最大的优势在于安全及舒适，对于麻醉风险高及耐受性差的患者，可以作为筛查手段。

在食管可见视野内，可发现曲张的蓝灰色静脉，以此诊断静脉曲张，但因其检查视野受限及角度不可控，对食管静脉曲张程度及分级的效能与传统胃镜相比，具有一定差距；而在胃底腔，由于胶囊在胃内观察时间短，且胃腔较大，对于贲门下及胃底的观察更受到极大的局限，多为被动性检查，效能低。近年出现的磁控胶囊内镜提高了胶囊内镜在食管、胃内检查的主动性，但目前尚缺乏相关大样本临床研究，其敏感性有待进一步验证。

总之，相比于胃镜，胶囊内镜检查耐受性良好，但其在评估静脉曲张的存在、大小和红色征等方面仍不理想，预测精度目前尚不满意。鉴于其特异性较高，建议在拒绝常规内镜或有常规内镜检查禁忌证的患者中考虑使用。

第五节　无创预测模型

虽然内镜检查技术在我国已日渐普及，但仍有部分患者因合并其他疾病而无法进行内镜检查，同时肝硬化静脉曲张患者内镜检查风险高于一般患者，因此，无创诊断模型对临床工作诊断仍具有辅助诊断价值，可以部分替代胃镜检查来预测静脉曲张。

1．血小板计数与脾直径比　由于低血小板计数和脾大是门静脉高压的独立提示因素，因此评估了血小板计数与脾直径比（PC/SD）的组合以预测静脉曲张。多项临床研究表明，PC/SD的敏感性为74%～93%，特异性为66%～93%。

2．**瞬时弹性成像**　通过瞬时弹性成像（TE）测量的肝硬度（LS）在肝硬化的诊断中表现良好，在临界值为17.6kPa时，用于诊断肝硬化的特异性中等，敏感性良好。因此，尽管肝脏瞬时弹性成像在门静脉高压评估中起作用，但在选择静脉曲张筛查患者时不应单独使用。

3．**肝硬度、脾直径和血小板计数的组合**　肝脏瞬时弹性成像，脾直径和血小板计数已经以各种组合进行了评估，以预测静脉曲张。例如，一个这样的评分称为肝硬度–脾直径与血小板比（LSPS），计算方法为LS×SD/PC。

4．**脾硬度检测**　门静脉高压导致脾充血，脾动脉和静脉的结构变化，引起脾纤维化，从而导致脾硬度升高。测量脾硬度的方法包括横波弹性成像、瞬时弹性成像和声辐射力脉冲成像。在这些方法中，声辐射力脉冲成像已被研究得最频繁，因为这种方法不受腹水或肥胖的限制。脾硬度测量（SSM）在门静脉高压的预测中似乎表现良好。

5．**Baveno Ⅵ标准**　Baveno Ⅵ标准结合了TE和血小板计数，用于预测静脉曲张的风险。LSV<20kPa且血小板计数>$150×10^9$/L的患者发生需要治疗的静脉曲张的风险较低，因此不需要筛查内镜检查。

6．**EVENDO评分**　尽管肝脏硬度和血小板计数具有出色的性能特征，但肝脏瞬时弹性成像远未广泛使用，因此，需要开发独立于肝硬度的预测分数。考虑到这一点，研究人员随后开发了用于识别与食管静脉曲张和高危食管静脉曲张的存在显著相关的因素。EVENDO评分计算方法为［（9.5×国际标准化比值+天冬氨酸转氨酶/35）/（血小板/150+血尿素氮/20+血红蛋白/15）］+腹水（1分）。其优势在于它依赖于常规收集的实验室值，在多种肝病病因中均可使用，并且可以使用已发布的在线计算器（https://www.mdcalc.com/evendo-score-esophageal-varices）轻松计算。因此，临床使用便于对正在考虑进行食管静脉曲张筛查的肝硬化患者进行风险分层和分诊。总之，众多无创指标对肝硬化食管胃静脉曲张均有一定的预测价值，并且各有利弊，联合运用无创指标比单一指标具有更好的预测价值。

综上所述，静脉曲张的诊断主要依赖于内镜，同时CT、MRI以及无创预测模型各自在诊断中的优势也不可替代。临床应结合实际情况综合考虑，选择合理、有效的联合诊断方法，以早期发现静脉曲张并及时采取有效措施。

（晏　维）

参考文献

［1］ 徐小元，丁惠国，贾继东，等. 肝硬化门静脉高压食管胃静脉曲张出血的防治指南［J］. 中国肝脏病杂志（电子版），2016，8（1）：1-18.

［2］ 中华医学会消化内镜学分会. 食管–胃静脉曲张内镜下诊断和治疗规范试行方案（2003年）［J］. 中华消化内镜杂志，2004，21（3）：149-151.

［3］ 中华医学会消化内镜学分会食管–胃静脉曲张学组. 消化道静脉曲张及出血的内镜诊断和治疗规范试行方案（2009年版）［J］. 中华消化内镜杂志，2010，27（1）：1-4.

［4］ Maydeo A, Patil G. How to Approach a Patient With Gastric Varices. Gastroenterology, 2022; 162(3): 689-695.

［5］ 朱燕华，吴云林，吴巍，等. 孤立性胃静脉曲张的内镜下形态分型及临床特点［J］. 胃肠病学和肝病学杂志，2011，20（7）：637-640.

［6］ Amin R, Alexis R, Korzis J. Fatal ruptured duodenal varix: a case report and review of literature[J]. Am J Gastroenterol, 1985, 80(1): 13-18.

［7］ 李楠，刘迎娣，杨云生，等. 内镜诊断胃肠道少见静脉曲张临床分析［J］. 中华内科杂志. 2013，52（11）：936-939.

［8］ Farooqi AR, Sunderraj L. Modern Management Of Duodenal Variceal Bleeding[J]. J Ayub Med Coll Abbottabad, 2017, 29(2): 340-343.

［9］ Sato T, Akaike J, Toyota J, et al. Clinicopathological features and treatment of ectopic varices with portal hypertension[J]. Int J Hepatol, 2011, 960720.

［10］ De Palma GD, Rega M, Masone S, et al. Mucosal abnormalities of the small bowel in patients with cirrhosis and portal hypertension: a capsule endoscopy study[J]. Gastrointest Endosc, 2005, 62: 529-534.

［11］ Shrestha R, Dunkelberg JC, Schaefer JW. Idiopathic colonic varices: an unusual cause of massive lower gastrointestinal hemorrhage[J]. Am J Gastroenterol, 1995, 90(3): 496-497.

［12］ Helmy A, Al Kahtani K, Al Fadda M. Updates in the pathogenesis, diagnosis and management of ectopic varices[J]. Hepatol Int, 2008, 2(3): 322-323.

［13］ Majid AA, Abdulqader A, Philip W, et al. Ectopic varices[J]. Gastrointestinal Endoscopy, 2011, 74(2): 380-388.

［14］ 肖培光，谢正元. 内镜超声评估门静脉高压性出血风险及静脉曲张复发进展［J］. 中

国医学影像技术，2022，38（2）：300-303.

［15］ 刘莹，石喻，郭启勇. 食管胃底静脉曲张无创性影像学诊断的研究进展［J］. 中国临床医学影像杂志，2017，28（6）：442-444.

［16］ McCarty TR, Afinogenova Y, Njei B. Use of Wireless Capsule Endoscopy for the Diagnosis and Grading of Esophageal Varices in Patients with Portal Hypertension: A Systematic Review and Meta-Analysis[J]. J Clin Gastroenterol, 2017, 51: 174-182.

［17］ Sabina B, Tim C, Samantha W, et al. Diagnosis of Barrett's esophagus and esophageal varices using a magnetically assisted capsule endoscopy system[J]. Gastrointestinal Endoscopy, 2020, 91(4): 773-781.

［18］ Colli A, Gana JC, Yap J, et al. Platelet count, spleen length, and platelet count-to-spleen length ratio for the diagnosis of oesophageal varices in people with chronic liver disease or portal vein thrombosis[J]. Cochrane Database Syst Rev, 2017, 4(4): CD008759.

［19］ Foucher J, Chanteloup E, Vergniol J, et al. Diagnosis of cirrhosis by transient elastography (FibroScan): a prospective study[J]. Gut, 2006, 55: 403-408.

［20］ Berzigotti A, Seijo S, Arena U, et al. Elastography, spleen size, and platelet count identify portal hypertension in patients with compensated cirrhosis[J]. Gastroenterology, 2013, 144: 102-111.

［21］ Dong TS, Kalani A, Aby ES, et al. Machine Learning-based Development and Validation of a Scoring System for Screening High-Risk Esophageal Varices[J]. Clin Gastroenterol Hepatol, 2019, 17: 1894-1901.

第一节 术前准备篇

一、理论准备

（一）国际及国内相关指南

国际及国内主要的相关指南如下。

（1）中华医学会外科学分会脾及门静脉高压外科学组. 肝硬化门静脉高压症食管，胃底静脉曲张破裂出血诊治专家共识（2019版）. 中国实用外科杂志，2019，39（12）：7.

（2）中华医学会肝病学分会，中华医学会消化病学分会，中华医学会内镜学分会. 肝硬化门静脉高压食管胃静脉曲张出血的防治指南. 中华内科杂志，2016，55（1）：57-72.

（3）EASL Clinical Practice Guidelines for the management of patients with decompensated cirrhosis. J Hepatol, 2018, 69(2): 406-460.

（4）Portal Hypertensive Bleeding in Cirrhosis: Risk Stratification, Diagnosis, and Management: 2016 Practice Guidance by the American Association for the Study of Liver Diseases. Hepatology, 2017, 65(1): 310-335.

（5）U. K. guidelines on the management of variceal haemorrhage in cirrhotic patients. Gut, 2015, 64(11): 1680-1704.

（6）Expanding consensus in portal hypertension: Report of the Baveno VI Consensus Workshop: Stratifying risk and individualizing care for portal hypertension. J Hepatol, 2015, 63(3): 743-752.

（7）Baveno VII-Renewing consensus in portal hypertension. J Hepatol, 2022, 76: 959-974.

（二）适应证与禁忌证

代表文献：中华医学会外科学分会脾及门静脉高压外科学组. 肝硬化门静脉高压症

食管、胃底静脉曲张破裂出血诊治专家共识（2019版）. 中华外科杂志，2019，57（12）：885-892.

1．适应证　主要为预防食管胃静脉曲张的首次出血、再出血及急诊止血。

（1）一级预防：预防首次出血。适用于有明显近期出血风险或Child-Pugh B级、C级一旦出血预后较差的患者。中度以上食管胃静脉曲张和/或具有红色征（D1.5 Rf0，Rf1）且对非选择性β受体阻断剂（NSBB）有禁忌证、不耐受或依从性差的患者可考虑采用内镜治疗进行一级预防。

（2）二级预防：初次出血后，预防和减少再出血。适用于无禁忌证的所有初次出血后患者，通常使用内镜和NSBB联合治疗。对于择期手术患者，应尽量满足术前Hb＞70～80g/L，PLT＞50×10^9/L，白蛋白＞30g/L，PT、APTT＞正常值下限80%，血细胞比容＞正常值下限30%。

（3）控制急性出血：急诊内镜通常在食管胃静脉曲张大出血发生后的24小时内进行，血流动力学恢复稳定者应在12小时内进行（B1），如病情不稳定，应在保证安全的前提下尽早进行（D1）Baveno Ⅶ，控制出血是第一要务。遵循气道（A）、呼吸（B）和循环（C）管理的基本医学原理；遵循限制性扩容原则，目标血红蛋白水平70～80g/L；维持生命体征和内环境稳定。急危重症患者可在与患者及家属充分沟通和认可的前提下，根据实际情况选择合理的治疗方案。

2．禁忌证　有上消化道内镜检查禁忌证；出血性休克未纠正；未控制的肝性脑病；伴有严重肝肾功能障碍、大量腹水患者；患方未签署知情同意书。

（三）食管胃静脉曲张常用内镜分型

1．LDRf 分型　代表文献：中华医学会肝病学分会，中华医学会消化病学分会，中华医学会内镜学分会. 肝硬化门静脉高压食管胃静脉曲张出血的防治指南. 中华消化杂志，2016，55（1）：57-72.

详见第三章第三节。

2．Sarin分型　代表文献：Sarin SK, Lahoti D, Saxena SP, et al. Prevalence, classification and natural history of gastric varices: a long-term follow-up study in 568 portal hypertension patients. Hepatology, 1992, 16(6): 1343-1349.

胃静脉曲张通常根据其与食管静脉曲张的关系及其在胃内的位置进行分型（图5-1）。胃静脉曲张是食管静脉曲张的延伸，可分为2型。

（1）1型静脉曲张（GOV1）：表现为食管静脉曲张跨过食管胃交界处，并沿胃小弯

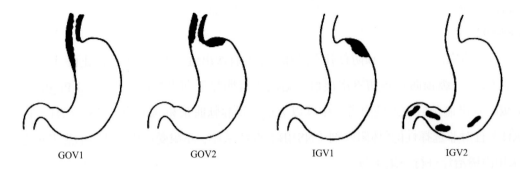

GOV1　　　　　　GOV2　　　　　　IGV1　　　　　　IGV2

图5-1　Sarin分型示意

伸展至食管胃交界处以下2～5cm。

（2）2型静脉曲张（GOV2）：表现为食管曲张静脉跨过食管胃交界处，向胃底延伸。

孤立性胃静脉曲张（IGV）不伴有食管静脉曲张，可分为2型。

（1）1型（IGV1）：位于胃底，迂曲交织，呈串珠样、瘤样或结节样等。若出现IGV1胃底静脉曲张时，需排除脾静脉受压或血栓形成。

（2）2型（IVG2）：罕见，常位于胃体、胃窦或者幽门周围。

3．NIEC分类　代表文献：Rigo GP, Merighi A, Chahin NJ, et al. A prospective study of the ability of three endoscopic classifications to predict hemorrhage from esophageal varices. Gastrointest Endosc, 1992, 7(4): 425-429.

【具体分型】

（1）0型：内镜下未能确切区别胃黏膜皱襞和小的胃静脉曲张，诊断不能确定。

（2）Ⅰ型：贲门-食管静脉曲张或贲门静脉曲张与食管静脉曲张相连续。

（3）Ⅱ型：曲张静脉位于胃底和/或贲门区域，可能延伸至胃体。

【形态分类】

（1）葡萄串珠状（G+）：即所谓假瘤状或巨大曲张静脉。

（2）非葡萄串珠状（G-）：即通常所称的结节状静脉曲张。

4．Hashizume分类　代表文献：Hashizume M, Kitano S, Yamaga H, et al. Endoscopic classification of gastric varices. Gastrointestinal Endoscopy, 1990, 36(3): 276-280.

（1）颜色（C）：Cw，静脉曲张的黏膜表面呈白色或略带蓝色；Cr，静脉曲张黏膜表面呈轻至重度红色。

（2）红斑征（RC）：曲张静脉壁上出现红色斑，包括静脉曲张红斑上覆血凝块或纤维蛋白血栓、带红色光环的黏膜缺损、血疱斑；RC（－），无红斑征；RC（＋），有红斑征。

（3）形态（F）：曲张静脉呈迂曲状（F1）、结节状（F2）和大的假瘤状（F3）。

（4）部位（L）：胃前壁（La）、胃小弯（Ll）、胃后壁（Lp）、胃大弯（Lg）和胃底（Lf）。

5．Hosking分类　代表文献：Hosking SW, Johnson AG. Gastric varices: a proposed classification leading to management. Brit J Surg, 1988, 75(3): 195-196.

（1）Ⅰ型：静脉曲张表现为食管静脉曲张跨过食管胃交界处向下延伸。

（2）Ⅱ型：曲张静脉位于胃底部并向贲门汇集，几乎均伴有食管静脉曲张。

（3）Ⅲ型：曲张静脉位于胃底或胃体，与贲门不相连，无食管静脉曲张。

（四）内镜治疗常用方法及特点

通常，食管胃静脉曲张出血（esophageal gastric varices bleeding，EGVB）的内镜治疗包括内镜下静脉曲张套扎术（endoscopic variceal ligation，EVL）、硬化剂注射术（endoscopic injection sclerotherapy，EIS）、组织胶注射术及其联合序贯治疗。此外，其他方法治疗EGVB也有报道。研究显示，经过药物和/或急诊内镜治疗后，仍有15%～20%患者反复出血或活动性出血不能有效控制，而其他挽救治疗措施（如TIPS、外科手术）无法进行或无时机进行时，内镜下使用自膨式覆膜食管金属支架或三腔二囊管挽救治疗具有一定效果。在EGVB二级预防中，首选EVL联合非选择性β受体阻断剂；氩离子体凝固术（argon plasma coagulation，APC）能降低食管静脉曲张的复发风险及再次行EVL的需求率，可作为不能口服非选择性β受体阻断剂的推荐方法。同样，对于EIS术后患者，APC在预防食管静脉曲张复发中，也安全有效。

此外，金属夹等消化道常用止血相关附件，在特定条件下如基层医院缺少套扎器、组织胶、自膨式覆膜食管金属支架和三腔二囊管等耗材时，可作为一种过渡式的止血方式，出血控制后可转条件较好的医院追加进一步内镜治疗。

1．EVL　内镜下静脉曲张套扎术（EVL）是在内镜下通过套扎环将曲张静脉分段进行套扎，机械性阻断曲张静脉血流，致其局部组织缺血坏死、形成血栓，逐渐机化闭塞血管，增加静脉周围纤维覆盖后，肉芽组织增生、坏死组织脱落、浅溃疡形成，瘢痕组织形成，使曲张静脉消失，达到治疗和预防EGVB的目的。目前，多数学者主张螺旋形套扎和密集套扎。EVL可用于门静脉高压静脉曲张出血的一级预防、二级预防和急诊止血，是各国指南针对食管静脉曲张内镜治疗推荐的主要治疗措施，尤其对于一级预防，推荐使用EVL。

（1）优势：安全性高，创伤小，作用迅速，操作简单易于掌握。

（2）局限：反复套扎后瘢痕形成，操作难度加大；对侧支循环穿通支的治疗效果不如EIS；曲张静脉基本根除后复发快于EIS；术后疼痛，溃疡形成，有早期脱环所致大出血风险，此为该项技术最危险的并发症。

2. EIS　内镜下硬化剂注射术（EIS）是将硬化剂注入曲张静脉腔内或静脉旁黏膜下，致使血管内皮发生无菌性化学性炎性反应，形成血栓，或使曲张静脉周围组织黏连、凝固坏死并逐渐形成纤维化，增加静脉的覆盖层，以促使曲张静脉消失减少出血风险，并可有效防止旁支静脉曲张。常用硬化剂有聚桂醇、5%鱼肝油酸钠、1.5%十四烷基磺酸钠、5%油酸氨基乙醇、1%乙氧硬化醇、无水乙醇等，临床上聚桂醇最为常用。对于不适合EVL治疗的食管静脉曲张的患者，可考虑应用EIS，适用于食管静脉曲张破裂出血的二级预防和急诊止血。

（1）优势：可用于不合适套扎的食管静脉曲张；可作用于注射靶血管相连穿通支；曲张静脉根除后复发时间较EVL延长。

（2）局限：操作难度相对于EVL较大；存在术中出血、异位栓塞、术后出血、发热、疼痛、食管溃疡、食管狭窄、食管穿孔、瘘管形成等可能并发症。

3. 内镜下组织胶注射（栓塞）术　内镜下组织胶注射术是利用组织胶与血液接触后，在微量阴离子存在的情况下瞬间聚合反应而固化，从而使血管闭塞，控制出血的方法。常用的组织胶为α氰丙烯酸盐等。传统三明治夹心法采用的是"高渗糖（碘油）-组织胶-碘油"，改良三明治夹心法采用的是"聚桂醇/高渗糖-组织胶-聚桂醇/高渗糖"。内镜下组织胶注射术主要用于胃静脉曲张的一级预防、二级预防和急诊止血。紧急情况下，对于各部位的急性消化道静脉曲张大出血均可尝试此方法，但在食管静脉曲张中使用时，需注意小剂量使用。

（1）优势：急诊止血即刻见效，治疗效果可靠。

（2）局限：术后疼痛、发热、排胶出血，排胶溃疡出血是该术式常见并发症，异位栓塞是严重并发症之一。此外，使用中可能造成内镜损伤。

4. 弹簧圈联合内镜下组织胶栓塞治疗　弹簧圈联合内镜下组织胶栓塞治疗是指采用超声内镜引导下，于脾肾分流道或胃肾分流道入口处精确放置弹簧圈再联合内镜下组织胶栓塞的治疗方式。主要用于存在0.5～1.5cm脾肾分流或胃肾分流的患者，此类患者常规的内镜下组织胶注射治疗发生异位栓塞的风险高，该术式可能会降低异位栓塞的发生率。目前，该方法仍处于探索阶段，尚缺乏大样本的RCT研究证实（图5-2）。

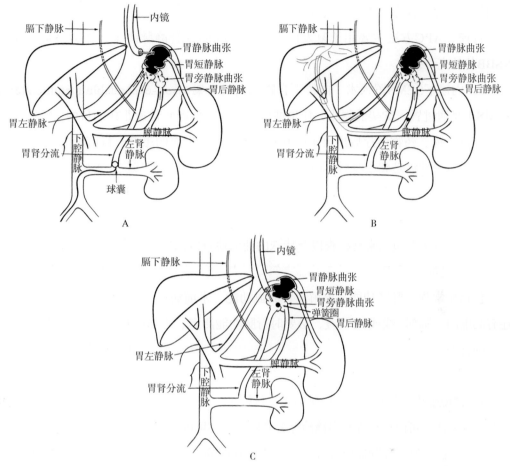

图5-2 胃静脉曲张血管介入和EUS联合组织胶栓塞治疗模式图

A. BRTO联合内镜下组织胶注射；B. TIPS联合胃冠状静脉栓塞；C. EUS引导弹簧圈栓塞联合内镜组织胶注射治疗。

5. 氩等离子体凝固术 代表文献：徐佳昕，蔡明琰，刘斌，等. 氩离子凝固术在消化内镜治疗中的应用. 中华消化内镜杂志，2017，34（8）：5.

氩等离子体凝固术（APC）是指氩气在高频电的激发下离子化成具有导电性的氩等离子体，氩等离子体通过传导高频电流的热效应，对目标组织起到干燥、凝固和灭活的作用。组织被凝固后形成高阻抗的薄层，氩离子流将自动转向低阻抗的未凝固区。

（1）优势：APC的凝固深度可控制在0.3cm左右，尤其适用于薄壁组织，降低了穿孔风险；APC为非接触性凝固，不易引起粘连以及由粘连所导致的二次出血；APC无炭化现象，烟雾少、便于术中保持内镜下视野清晰，且利于伤口愈合。

（2）局限：APC相关并发症包括治疗部位疼痛、发热、黏膜下气肿、气腹，以及肠腔内气体爆炸合并穿孔等。

目前，APC方法主要用于复发的直径<3mm的食管静脉曲张，作为序贯治疗后NSBB的补充。

6．内镜下SEMS置入术 内镜下自膨式金属支架（self-expandable metallic stent，SEMS）是通过置入支架的膨胀，压迫曲张静脉，从而起到快速止血的目的。该方法可用于经过内镜、药物治疗后出血不能有效控制或反复出血的患者，目前国内应用较少。该术式常见并发症是48小时后再出血、支架移除后出血、支架移位、支架相关性溃疡。

二、术前检查

术前检查主要包括常规检查以及特殊的辅助检查两部分。

（一）常规检查

包括血常规、肝肾功能、电解质、凝血功能、术前病原、尿常规、便常规等检查，还有心电图、胸部X线或CT检查，必要时行肺功能测定、心功能测定、血气分析及其他必要的检查。

（二）特殊辅助检查

1．胃镜检查 是对食管胃静脉曲张进行筛查、分度及分型、评估治疗风险和预后的重要检查方法。可内镜检查和内镜治疗分开进行，亦可内镜检查与内镜治疗一次完成。

2．CT或MRI门静脉血管成像 可作为筛查门静脉高压症及食管胃静脉曲张的无创性检查方法，同时能获得肝、胰腺、脾等脏器和门脉系统的相关影像信息，对于门静脉高压症的病因诊断有益。更重要的是，上述检查可清晰显示门静脉主干及其分支与侧支循环状况，有利于治疗方案选择、手术风险评价和治疗效果的预估。

3．超声内镜（EUS） EUS可在胃镜检查的基础上提供更多细节信息，有助于早期发现食管胃静脉曲张；EUS能通过准确测量曲张静脉的直径、管壁厚度、血流量及流速、食管旁静脉曲张从而判断曲张静脉出血风险；EUS可监测食管周围曲张静脉大小有助于评估普萘洛尔联合EVL二级预防的疗效及食管静脉曲张复发的影响等。

4．X线钡餐检查 可了解是否有明显的食管静脉曲张，同时可获得食管黏膜皱襞、张力、蠕动等方面的信息。

5．腹部超声 除可反映肝、胆囊、脾、胰腺的形态、大小、内部回声变化外，腹部超声还可以观察并测量门脉系统及其属支的直径、血流速度、血栓情况评估肝硬化和门静脉高压的严重程度，辅助GOV的诊断。

6.脾门静脉核素显像 若肝硬化门静脉高压致门体侧支循环开放，入肝血流量减少，肝脏显像不清，而直肠上部血液大量经分流道回心，导致心脏提前于肝显像，并可显示侧支循环。经皮脾门静脉核素显像可显示门静脉形态、肝灌注时相及侧支循环，测定门体分流指数。

7.数字减影血管造影（DSA） 可以清楚显示血管的走行，空间分辨率较好，可应用在诊断门静脉高压食管胃静脉曲张。

8.肝静脉压力梯度（HVPG） 是目前用于准确评估门静脉压力变化的金标准，对于评估门静脉高压的严重程度、选择合适的个体化治疗方案、预估食管胃静脉曲张内镜下治疗的效果具有重要意义。一般而言，HVPG正常值3～5mmHg（1mmHg=0.133kPa）；轻度门静脉高压症5mmHg<HVPG<10mmHg；显著门静脉高压症 HVPG≥10mmHg。HVPG≥12mmHg可能发生食管胃静脉曲张破裂出血；12<HVPG<16mmHg建议内镜联合药物治疗；16mmHg<HVPG<20mmHg根据患者情况和医疗中心的情况选择内镜联合药物或TIPS手术或肝移植治疗；HVPG≥20mmHg提示内镜治疗预后不良，建议TIPS或肝移植。治疗方案选择应遵循个体化原则，但尚需更多研究。

三、知情同意及相关医疗文书

知情同意及相关的医疗文书各单位可结合自身特点，参照门静脉高压相关指南或共识设计即可。下面提供两个知情同意书（治疗方案知情同意书、内镜治疗知情同意书）模板可供参考。

治疗方案知情同意书用于向患者和/或患者家属告知、沟通、讨论食管胃静脉曲张治疗的方案选择，主要包括药物保守治疗，包括抑酸药、保肝药、血管活性药物、非选择性β受体阻断剂等；内镜治疗包括EVL、EIS、组织胶注射、EUS辅助下相关治疗等；血管介入治疗涵盖TIPS、BRTO、脾动脉栓塞/部分栓塞、经皮经肝静脉曲张栓塞等；外科手术包括脾切除术、肝移植等。

临床上需详细告知患者或其委托人各种方案的利弊与风险，充分知情后慎重地进行选择。内镜治疗知情同意书，主要指内镜治疗各种方法的适应证、禁忌证，可能出现的并发症及处理预案、预期疗效和风险等。此外，术前沟通病情时，还应充分告知内镜治疗费用和医保报销范畴等内容。

模板一：治疗方案知情同意书

治疗方案知情同意书

姓名_____　性别_____　年龄_____　病区_____　床号_____　住院病历号_____

术前诊断：

相关治疗方案：

1. 内科保守治疗

2. 内镜下治疗

3. 外科手术治疗

4. 介入治疗

医师推荐治疗方案：

_____

谈话医师签名：

年　月　日　时　分

患者或代理人选择治疗方案：

医师已向我交代了以上治疗方案的优缺点，我决定选择第_____方案，即_____

_____

患者（代理人）签名：

患者近亲属签名（注明与患者的关系）：

年　月　日　时　分

模板二：内镜治疗知情同意书

食管胃静脉曲张内镜诊疗同意书

科室：_____　床号：_____　住院号：_____

姓名：_____　性别：_____　年龄：_____岁

患者因病于____年____月____日入住我院消化内科，根据患方所叙述的病情、存在的症状及有关检查，目前拟诊断为_____，由于病情需要，经全科讨论，主管医师建议于____年____月____日采取食管胃静脉曲张内镜下诊疗。

诊疗的项目名称： 食管胃静脉曲张套扎/硬化/组织胶注射

本项诊疗的目的：

1. 预防出血。
2. 急诊止血。

本项诊疗的适应证：

1. 门静脉高压食管胃静脉曲张出血，紧急止血者。
2. 门静脉高压食管胃静脉曲张（一级、二级预防），失去外科手术机会或不愿接受外科手术者。
3. 中、重度食管静脉曲张虽无出血但有明显的出血危险倾向。
4. 既往有食管静脉曲张破裂出血史。
5. 胃静脉曲张有红色征或表面糜烂且有出血史。

本项诊疗的禁忌证：

1. 有上消化道内镜检查禁忌证者。
2. 失血性休克未纠正。
3. 肝性脑病≥2期。
4. 过于粗大或细小的静脉曲张。
5. 患者不配合；患方未签署知情同意书。
6. 伴有严重肝肾功能障碍，大量腹水患者。

本项诊疗可能使用的高值自费医用耗材_____

　　鉴于当今医学科技水平的限制和患者个体的特异性、病情的差异及年龄等因素，并考虑到已知和无法预见的原因，即使在医务人员已尽到工作职责和义务的情况下，本治疗方案仍有可能会发生失败、并发症或某些难以预见的意外情况，导致增加医疗费用，甚至导致死亡，特告知如下医疗风险：

1. 术中、术后大出血：根据出血的具体情况，将会采取相应止血措施。这些措施可能成功，也可能不成功。即使术中止血成功，也可能在此后的近期内再次出血。由于存在活动性出血的可能，在操作的过程中，可能突然大出血造成休克，严重者可导致死亡。

2. 术中、术后食管、纵隔损伤。

3. 术后感染、发热。

4. 术后远期疗效不理想。

5. 术后腹水增加。

6. 异位栓塞（常见为肺、脑、心等）。

7. 心脑血管意外。

8. 麻醉意外。

9. 咽喉部损伤、吸入性肺炎。

10. 喉头痉挛、颞下颌关节脱位、内镜嵌顿。

11. 食管穿孔、狭窄、黏膜血肿、吞咽困难。

12. 胸腔积液及其他肺部并发症。

13. 纵隔炎、心包积液。

14. 菌血症。

15. 过敏反应（组织胶、硬化剂、麻醉剂）。

16. 胸部不适。

17. 颅内出血。

18. 胃镜嵌顿。

19. 膈肌痉挛或膈疝嵌顿。

20. 癫痫发作。

21. 脾破裂。

22. 颞下颌关节、环杓关节脱臼。

23. 鼻出血。

24. 眼部并发症。

　　一旦发生并发症及不良后果或意外，医务人员将尽全力对患者进行后续的救治（不排除即使经过积极的救治，也可能出现意外甚至死亡的情况），这会延长住院时间并增加相应的医疗费用，但这些费用需要患者承担。

【医患双方的共识】

1. 医方在医疗活动中，将采取必要的预防和救治措施以有效地控制医疗风险，同时严格遵守医疗卫生管理法律、行政法规、部门规章和诊疗护理规范、常规，恪守医疗服务职业道德。

2. 患方已充分了解了该治疗方法的性质、合理的预期目的、必要性、危险性、出现医疗风险情况的后果，可供选择的其他治疗方法及其利弊，对其中的疑问，已得到了经治医师的解答。经慎重考虑，自主选择以下手术方案。

3. 本同意书经医患双方慎重考虑并签字后生效。其内容为双方真实意愿的表达，并确认医方已履行告知义务，患方已享有知情权、选择权及同意权，将受我国有关法律的保护，一旦发生争议，双方保证通过合法途径解决。本同意书一式两份，医患双方各执一份。

提醒：请反复认真阅读以上内容，并慎重签字！

患者或法定代理人签字：　　　　　　　医院经治医师签字：

　　　　　　　　　　　　　　　　　　　　　　　　　年　　月　　日

四、设备与耗材准备

（一）设备

胃镜2条（首选带附送水的内镜，术前应检查角度钮，其中1条为备用）、心电监护仪、供氧和吸引系统、除颤仪、气道管理设备、急救车，有条件的单位可配备麻醉机。

（二）耗材

1．套扎器2~3套（6或7连发）。

2．透明帽1支。

3．注射针5支（硬化治疗推荐使用23~25G注射针，备1支；组织胶注射推荐使用21~23G注射针，备4支，建议透明注射针）。

4．硬化剂（聚桂醇10ml×4支）。

5．组织胶5ml（0.5ml×10支或其他规格相应的量）。

6．高渗糖（20ml×2支）。

7．三腔二囊管相关物资一套（提前做好检测，图5-3）。

8．注射器若干，2ml（"三明治夹心法"用）、10ml（硬化剂用）、50ml（冲洗用）。

五、术前用药及处置

（一）一般处理

术前建立可靠的静脉通道，右脚、右手双套管针，保障应急情况时的静脉通道畅通；酌情备血200~400ml。

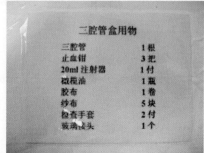
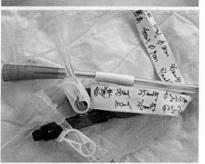

图5-3　操作平台（治疗车）的摆放及三腔二囊管的准备

（二）质子泵抑制剂

胃内pH<4，已形成的血栓会溶解；胃内pH<6，血栓难以形成。因此，术前使用质子泵抑制剂有利于手术安全。

（三）降低门静脉压力药物/血管活性药物

1．生长抑素及其类似物　生长抑素及其类似物可抑制胃肠道血管扩张因子的作用，如胰高血糖素、血管活性肠肽、降钙素基因相关肽、P物质等，从而出现局部缩血管效应，导致门静脉血流量减少，从而降低门静脉压力，降低术中、术后出血风险。

2．特利加压素　三甘氨酰赖氨酸血管升压素（特利加压素）是一种人工合成的血管升压素缓释剂，进入人体后其末端甘氨酰基脱落后转化为具有活性的九肽血管升压素，半衰期长，缓慢释放，不需要持续静脉给药。该药不引起血液系统改变，因直接作用于肠系膜血管V_1受体，具有活性的血管升压素浓度低，故其不良反应少而轻。特利加压素可降低奇静脉及侧支循环的血流量，有效控制急性静脉曲张出血，并可降低出血相关的病死率。术前使用，可降低术中、术后出血风险。

（四）解痉剂及促胃动力药

术前运用解痉剂有利于操作顺利完成，特别是非麻醉状态下操作。常用药物包括丁溴东莨菪碱1ml（20mg）等解痉剂。此外，在EGVB急诊内镜时，胃内容物或血凝块较多，影响操作。这时可尝试红霉素促进胃肠运动，加快排空，可能会提高内镜治疗效率。但需要注意的是，胃肠动力药物可能会诱发消化道出血的风险增加。

六、术前评估及风险处置预案

（一）术前评估

1．一般情况评估　重点评估患者是否存在困难气道，是否存在未控制的高血压、心律失常和心力衰竭等可能导致围手术期严重心血管事件的情况，是否有阻塞性睡眠性呼吸暂停、急性上呼吸道感染、肥胖、哮喘、吸烟和未禁食等可能导致围手术期严重呼吸系统事件的情况，是否有胃肠道潴留、活动性出血、反流或梗阻等可能导致反流误吸的情况。代表文献：国家消化内镜质控中心，国家麻醉质控中心．中国消化内镜诊疗镇静/麻醉操作技术规范．临床麻醉学杂志，2019，35（1）：4。

（1）腹水：大量腹水患者EVL术后再出血的风险显著高于无腹水患者，这可能与腹水患者门静脉压力高有关。

（2）门静脉压力基础值：门静脉压力基础值较高的患者，曲张静脉发生再出血的风险更大，急性出血后病死率更高。

（3）凝血酶原时间（PT）：PT增高，再出血的风险增大。PT＞18秒的患者再出血风险显著高于PT＜18秒的患者。代表文献：Risk factors for predicting early variceal rebleeding after endoscopic variceal ligation. World J Gastroenterol, 2011, 17(28): 3347-3352.

（4）门静脉血栓：出血患者伴有门静脉血栓（portal vein thrombosis，PVT）时再出血风险增高。

（5）原发肝病：肝脏疾病的严重程度决定了患者的预后情况。

（6）白蛋白：白蛋白（ALB）浓度＞31.5g/L是EVL术后早期再出血的保护因素，ALB浓度过低易导致出血。代表文献：肝硬化食管静脉曲张套扎后早期再出血相关危险因素的多中心研究. 中华肝脏病杂志，2016, 24（7）: 486-492.

（7）肝功能Child-Pugh评分：肝功能储备越差，越容易发生早期再出血事件。

（8）出血情况：入院前发生呕血或黑便等出血事件的食管静脉曲张患者在EVL治疗后早期再出血的风险明显升高。代表文献：肝硬化患者食管静脉曲张套扎术后早期再出血的危险因素分析. 临床肝胆病杂志，2017，33（11）: 2147-2151.

（9）空腹血糖及甲胎蛋白：空腹血糖＞7.0mmol/L时，EVL早期再出血的发生危险明显增加；甲胎蛋白水平越高，出血概率越大。代表文献：内镜下食管静脉曲张结扎术后早期再出血的危险因素分析. 中华消化内镜杂志，2006（1）: 23-26.

2．术前麻醉方式选择和评估　鉴于食管胃静脉曲张出血的特点（出血速度快、出血量大等），避免操作过程中患者不自主的呼吸运动、膈肌痉挛等给操作过程带来的影响，避免呼吸道误吸风险等，门静脉高压食管胃静脉曲张诊治指南推荐食管胃静脉曲张内镜治疗在全麻插管下进行，有条件单位尽量按要求开展。

术前评估需分择期手术和急诊手术不同评估。择期手术应权衡食管胃静脉曲张破裂出血风险和患者心肺肝肾等多器官功能、贫血程度等，尽可能将患者基本情况调整到适合全麻插管手术条件。急诊手术可适当放宽适应证范围，权衡出血与麻醉等风险。

对于麻醉药物种类及剂量选择，应注意肝硬化失代偿期患者的特点，小剂量药物就可能使患者血压、心率等生命体征出现大幅波动；而操作过程中，更需密切观察麻醉机的各项参数，注意操作过程中胃内压增高和膈肌上抬对心肺功能的影响。

（二）术前讨论制度及讨论内容

食管胃静脉曲张内镜治疗属于高风险内镜手术，其原发病机制复杂，需严格执行术前讨论制度，术前讨论内容可参考以下模板。

食管胃静脉曲张内镜下治疗术前讨论模板

讨论日期：　　　　　　　　　　　　讨论地点：

主持人姓名及专业技术职务：

参加人员姓名及专业技术职务：

术前诊断：

鉴别诊断：

手术指征：

拟行手术方案：

术前准备情况：是否完善各项术前准备（包括设备、耗材、术前检查、术前用药及备血），评估手术的必要性、安全性及可行性。

手术要点：

具体讨论意见：

注意事项：术前充分准备，术中仔细操作，术后注意观察患者生命体征、尿量及有无呕吐、黑便、腹痛等不适。

（三）急诊食管胃静脉曲张破裂出血术前事项

1.治疗目标　急性静脉曲张出血患者早期治疗，主要针对纠正于低血容量性休克、防止胃肠道出血相关并发症（感染、电解质紊乱、酸碱平衡失调、肝性脑病等）、有效控制出血、防止早期再出血和死亡，监测生命体征和尿量，有条件者入住重症监护室（intensive care unit，ICU）。

2.处置流程

（1）评估病情

1）紧急评估：评估神志是否清楚、有无气道阻塞、有无呼吸频率异常和呼吸困难、有无循环功能障碍。

2）次紧急评估：评估年龄、生命体征、出血量、伴发疾病等。

（2）一般处理

1）心电监护、建立静脉通道（保持至少2条静脉通道以便快速扩容）、评估心肺功能（必要时吸氧）。

2）尽早完善相关检查和血型血交叉：如血常规、肝肾功能、电解质、凝血功能、血氨、输血前病原、血型等，必要时完善心肌酶学、腹部超声等检查。

（3）早期血容量恢复，维持有效循环血量

1）避免仅用晶体液扩容，从而加重或加速腹水产生或其他组织间隙液体蓄积。

2）推荐限制性输血治疗，血红蛋白低于约70g/L阈值时可开始输血，保持血红蛋白在70~90g/L；推荐活动性出血、血小板计数$<50×10^9$/L输注血小板；推荐纤维蛋白原$<1g/L$、凝血酶原时间及活化部分凝血酶原时间＞正常参考值1.5倍输注新鲜冰冻血浆。

3）患者输血/扩容应考虑个体化的因素，如年龄、心血管疾病、持续出血和血流动力学状态。

4）有效血容量恢复指征可参考：收缩压稳定在90~120mmHg，脉搏＜100次/分，尿量＞17ml/h，神志清楚/好转等，无明显脱水表现。

（4）早期应用血管活性物质（生长抑素及其类似物或特利加压素）：推荐最初48小时内，特利加压素起始剂量2mg/4h静脉注射，出血停止后以1mg/4h维持治疗，持续时间2~5天；推荐生长抑素起始剂量250μg静脉注射（持续出血第1个小时内重复），随后以250~500μg/h持续静脉滴注，持续时间2~5天；推荐奥曲肽起始剂量50μg静脉注射（持续出血第1个小时内重复），随后以50μg/h持续静脉滴注，持续时间2~5天。对于冠心病、外周动脉闭塞性疾病、心律失常、低钠血症（＜125mmol/L）、严重哮喘或慢性阻塞性肺疾病患者，使用特利加压素时应谨慎。

（5）抗菌药物使用：作为静脉曲张出血的辅助性用药，推荐短期（7天）应用抗生素治疗，喹诺酮类（环丙沙星或诺氟沙星）耐药时首选第三代头孢菌素。

（6）抑酸药物使用：胃液pH＞5有助于止血治疗，一般情况下质子泵抑制剂为40~80mg/d静脉滴注，对于难以控制的静脉曲张出血，质子泵抑制剂为8mg/h持续静脉滴注。

（四）风险处置预案

1. 心血管系统相关风险　包括各种心律失常、心绞痛、晕厥、心肌梗死、休克、心脏破裂、心搏骤停等。胃镜操作刺激可引起强烈迷走神经反射，心肺功能异常的患者检查期间憋气、挣扎或者无痛胃镜所使用的静脉麻醉药物均可诱发心血管并发症的出现。术前应充分评估心肺状况，术中应避免暴力操作。

2. 呼吸系统相关风险　包括低氧血症、吸入性肺炎、窒息、气胸等。患者精神紧张、憋气或胃镜压迫气管、静脉麻醉药物的使用等均可诱发低氧血症。一般轻者无须处理，重者需要暂停操作、抬高下颌、面罩加压给氧、必要时气管插管正压通气。内镜操作中胃内潴留物反流入气管，可导致吸入性肺炎甚至窒息。预防措施包括嘱患者左侧卧、尽量让分泌物流出口外、缩短检查时间和减少注气等，检查中见胃内潴留物，应立即抽吸干净，对已明确有胃潴留的患者尽量避免静脉全麻，可采用清醒气管插管的办法。

3．**神经系统相关风险** 包括颅内出血、癫痫、脑栓塞等。有高血压、脑动脉硬化、癫痫等病史的患者，易诱发相关并发症。术前应仔细询问病史。

4．**感染** 若患者合并肝硬化及其并发症，感染风险增加。规范地进行内镜清洗、消毒及操作可减少感染的风险，术后应动态监测相关指标，适当规范使用抗生素。

5．**药物过敏** 多因受检者为过敏体质，过敏表现多样。一旦过敏，应积极予以抗过敏治疗。

6．**咽喉部损伤** 较多见，常因患者恶心、不合作或术者操作生疏，致咽部软组织或梨状窝被胃镜擦伤。

7．**喉头痉挛** 多因胃镜误入气管或进镜到达咽喉部时进行注气或注水，造成少量液体流入气管所致。患者可出现剧烈咳嗽、喘鸣、呼吸困难、颜面发绀，立即退镜后症状一般都迅速缓解，严重者可静脉注射糖皮质激素。

8．**空气栓塞** 较罕见，检查时注入的气体经破损黏膜进入静脉系统从而导致肺栓塞或脑栓塞等严重后果。

9．**颞下颌关节脱臼** 多见于老年体弱或习惯性颞下颌关节脱臼者，原因是咬口垫会使患者张口过度，发现后可立即行手法复位。

10．**环杓关节脱臼** 表现为术后声音嘶哑。胃镜检查后常出现一过性咽部不适或疼痛，如伴持续性声音嘶哑、说话费力甚至呼吸困难，应怀疑此并发症，请耳鼻喉科医生协助处理。

11．**鼻出血** 原因可能是检查时患者情绪剧烈波动，胸腔内压骤增刺激鼻腔黏膜，导致鼻微动脉出现一过性出血，局部压迫有助于迅速止血。

12．**眼部并发症** 包括眼结膜充血及罕见的眼睑出血、眼周血肿。原因多为局部血管发育不良或反复剧烈恶心、呕吐、胃内注气、患者用力屏气等使眼部小血管破裂所致。

13．**膈肌痉挛或膈疝嵌顿** 由患者膈肌先天发育异常加上术中恶心剧烈和注气过多造成腹腔内高压所致。

14．**脾破裂** 罕见，患者有引起脾大的基础病史，加上检查时患者剧烈恶心、呕吐等动作引起腹内压增高而致脾破裂。

15. **胃镜嵌顿** 多见于食管、食管裂孔疝处、变形狭窄的胃腔、胃疝小囊、瀑布形胃的胃底部。可在镇静剂、解痉剂辅助下经胃镜管道注入表面麻醉剂、润滑剂或在X线监视下进行嵌顿解除，必要时请外科医生协助治疗。

16. **消化道穿孔** 术者操作粗暴、盲目插镜或带角度锁镜、退镜，易引起上消化道机械创伤。患者原来已存在憩室、溃疡等菲薄区域，内镜诊疗中常规操作也可引发穿孔。消化道穿孔一经确诊，应立即进行内镜下手术治疗，并评估外科手术干预。

17. **急性胃扩张** 常见于幽门梗阻者或胃内注气过多致胃过度膨胀。为了避免发生，应尽量在退镜前将胃内气体抽出。

18. **异位栓塞** 包括脾栓塞、肺栓塞、冠状动脉栓塞，甚至胰腺栓塞等，其中比较常见的发生部位是脾，其次为肺、脑等。对于择期患者术前应行CT门静脉血管成像，观察胃底静脉曲张侧支循环情况，特别是判断有无较大的胃肾分流，评估是否需行弹簧圈置入术。术中采用改进三明治夹心法（聚桂醇/高渗糖–组织胶–聚桂醇/高渗糖）可降低异位栓塞风险。术后上腹部、胸部CT等也可观察栓塞情况，便于早期处理。

19. **再出血** 再出血是食管胃静脉曲张内镜治疗后常见且较严重的并发症。避免血管内注射硬化剂剂量过大或反复在一点注射而形成深大溃疡导致再出血。术中少量多次组织胶注射，充分闭塞血管，有助于预防排胶出血。术后应用降低门静脉压力药物、质子泵抑制剂、黏膜保护剂有利于控制再出血的发生。嘱患者术后逐步开放饮食、忌过早下床活动、避免引起腹压增高的情况。

20. **发热** 多发生在术后24~48小时，一般不超过38.5℃，有时可高达39℃左右，多在1~2天内恢复正常，不需特殊处理。发热原因可能与硬化剂注射后无菌性化学性炎症反应有关。如发热超过2天，且体温超过38.5℃，应及时检查血常规、CRP等相关指标，需警惕有无术后创面感染的存在或败血症的发生，适当应用抗生素。

21. **胸骨后疼痛** 早期与食管痉挛、套扎等内镜操作有关，后期与硬化或排胶后形成的溃疡有关。

22. **吞咽困难** 套扎的结节阻塞食管腔及刺激引起食管痉挛可引起吞咽困难，随着结扎组织坏死脱落，一般持续3~5天自行缓解，嘱患者不必恐惧与焦虑。食管瘢痕及狭窄也可能引起吞咽困难，术后胃镜随访有助于评估病情。

（陈明锴）

第二节　套扎治疗

一、历史与背景

20世纪30年代起，食管静脉曲张主要治疗方法是硬化剂注射术，但是经大量的临床实践后，人们发现硬化剂注射疗法并发症高达15%～40%。常见并发症为胸痛、发热、胸膜渗出、食管狭窄、食管穿孔、食管溃疡等。这些问题促使人们不得不寻求新的替代疗法。因此，食管静脉曲张套扎术治疗也得以应运而生。

内镜下食管静脉曲张套扎术（endoscopic variceal ligation，EVL）这个概念是在20世纪50年代由痔套扎术的理念演变而来。1986年，美国伊利诺伊大学医学院美国科罗拉多健康中心外科Stiegmann首先研发出原始食管静脉曲张套扎装置，并提出食管静脉曲张套扎术一词。国内最早于1991年1月开展了这一技术，并取得了满意疗效。其经不断发展与论证，进一步显示其优越性。EVL技术发明以后的前10年临床应用总结显示，与具有近30年应用历史的传统EIS比较，EVL的疗效与其相当，但EVL后病死率更少、再出血率更低、根除曲张静脉更快。

由于EVL不受肝功能和胸腔积液、腹水的限制，操作简单、方便经济、食管静脉消失快、并发症相对较少，近年来已经逐步成为治疗肝硬化门静脉高压合并食管静脉曲张破裂出血的重要临床治疗手段之一。近10年来，国内外的大量深入的临床应用研究资料的荟萃分析进一步证明了EVL的有效性和安全性，EVL呈现出替代EIS的趋势，逐渐被越来越多国内外消化内镜专家学者所认可和推崇，成为内镜下治疗食管静脉曲张破裂出血的首选方法。

最初的Stiegmann式食管静脉曲张套扎器由于其前端的套扎管为不透明材料制造，所以对视野影响较大，视野减少70%，形成明显的隧道效应，不利于使用。后经改用透明材料而改善了其视野，使其在活动性出血的情况下也可以满意使用。1990初法国See和Bodin研制成功五连发式套扎器，并授权由美国Microvasive Boston Scientific Corp.和C. R. Bard Inc.生产，分别命名为Speedband套扎器和Rapidfire套扎器。与此同时，美国圣路易斯大学医学中心的Saeed教授发明了另外一种六连发套扎器，名为Saeed Six-Shooter，由美国Wilson-Cook Medical Inc.生产，并于1996年发表了他们的初步研究成果。此后上述两种连发式套扎器经过不断改良和换代，致使今日套扎器的产生，特别是近10年来连续5环、6环快速套扎的出现，更增加了其优越性。

二、原理

无论套扎器如何变换，其套扎的基本原理相同。预先将单个或多个特制高弹小"O"形橡胶圈扩张后顺序安装在圆管状套扎器外侧，然后再将套扎器套接在胃镜前端，插送入食管内，在内镜明视野状态下寻找并对准曲张的食管静脉，实施负压吸引，待曲张的食管静脉被完全吸入套扎器内侧呈"O"形时，释放套扎胶圈，依靠套扎胶圈自身的高弹性回缩力，从曲张静脉根部将其完整结扎，从而起到以下作用：

（1）机械中断病变静脉血流，使静脉萎缩。

（2）被套扎的静脉内血流停止，形成血栓并逐渐机化。

（3）静脉管壁形成瘢痕和纤维化。

（4）最终曲张静脉退化，达到废除曲张静脉的目的。同时，被套扎的静脉及其表面黏膜缺血、坏死，5～7天后组织脱落，局部形成浅溃疡，愈合后留下结缔组织瘢痕，有进一步预防静脉曲张复发的作用。

三、器械及附件准备

1．**内镜**　需用前视式胃镜，胃镜的外径应配相应的套扎器，一般采用外径9.8～10.0mm的胃镜。

2．**套扎器**　套扎技术开展早期，使用过单环套扎器，包括外套管、内套管、牵引线、橡皮圈、橡皮圈安装器。为便于重复插镜，内镜外套管可用ST-E1管。单环套扎器的具体安装方法可参考厂家提供的使用说明书，目前已很少使用。现多使用多环套扎器，如Microvasive公司的5环、7环、8环套扎器，Wilson-Cook公司的6环套扎器，常州贺利氏公司的7环套扎器等。这些套扎器主要由结扎装置（吸附管、结扎圈、牵引线）和释放结扎装置（单双向显示钮、释放旋钮、冲水管、释放控制线、固定绑带）组成。

多环套扎器安装方法简介如下（以常州贺利氏7环套扎器为例）：套扎器由结扎装置（吸附管、结扎圈、牵引线）和释放结扎装置（单双向显示钮、释放旋钮、冲水管、释放控制线、固定绑带）组成（图5-4）。

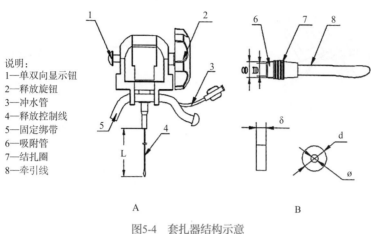

说明：
1—单双向显示钮
2—释放旋钮
3—冲水管
4—释放控制线
5—固定绑带
6—吸附管
7—结扎圈
8—牵引线

图5-4　套扎器结构示意
A.释放结扎装置；B.结扎装置。

　　检查套扎器外观光滑，无毛刺，吸附管透明、光洁，表面无毛刺。检查手柄外观。它具有两个控制旋转的位置。单向位置可以让手柄仅向前旋转（图5-5A）。双向位置可以让手柄作双向旋转（图5-5B）。在引入内镜之前，请将单双向显示钮置于双向位置（图5-5C）。

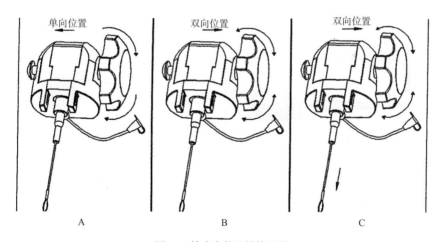

图5-5　检查套扎器结构示意

四、操作方法

1. 将单双向显示钮置于双向位置，拉出释放控制线（图5-6A）。

2. 从活检阀孔插入释放控制线使其从镜先端露出（图5-6B）。

3. 将释放结扎装置插入活检阀孔内，并将释放装置和内镜用绑带固定（图5-6C）。

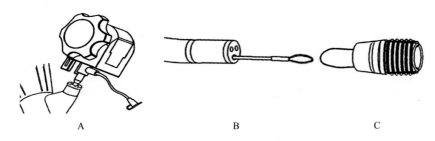

图5-6 检查套扎器使用方法

4. 将释放控制线前端的钢丝圈与结扎装置分别进行穿孔（图5-7A）、钻套（图5-7B）、收紧（图5-7C）的动作。

5. 将结扎装置的软端部套在内镜头部，确保结扎装置尽可能远地往头上推送（图5-8）。

6. 食管静脉曲张套扎：将内镜引入食管插管之后，将单双向显示钮置于单向位置（图5-9）。

7. 观察所选曲张静脉，并将其吸入吸附管。

8. 保持抽吸，同时释放结扎圈，以顺时针方向旋转手柄，直至有结扎圈释放的感觉，这表明结扎圈已被释放。

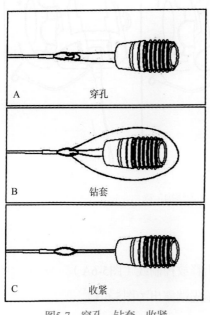

A 穿孔

B 钻套

C 收紧

图5-7 穿孔、钻套、收紧

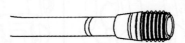

图5-8 结扎装置的软端部套在内镜头部

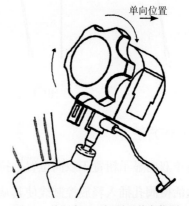

单向位置

图5-9 单双向显示钮置于单向位置

9. 释放内镜抽吸按钮，吸入空气，然后稍稍回撤内镜，以释放套扎后的曲张静脉。

10. 各释放结扎装置都带有冲水管，如果需要灌洗活检通道以清洁视野，将冲水管连接到装有无菌水的注射器、进行灌洗。

11. 如果需要多个结扎圈，取下内镜并接上一个新的结扎装置。

12. 完成结扎后，从患者体内取出内镜，从活检通道上取下释放结扎装置；从内镜上取下结扎装置。

五、适应证与禁忌证

（一）适应证

1. 预防食管静脉曲张首次出血。

2. 急性食管静脉曲张破裂出血。

3. 外科手术等其他方法治疗后食管静脉曲张复发急性出血者。

4. 中、重度食管静脉曲张，既往有食管静脉曲张破裂出血史。

5. 出血风险较大者（Child-Pugh B级、C级）或RC阳性的食管静脉曲张。

6. 对非选择性β受体阻断剂有禁忌证、不耐受或依从性差的食管静脉曲张者。

7. LDRf分型D1.0～D2.0食管曲张静脉。

8. 部分D＜1cm非孤立性胃底静脉曲张者。

（二）相对禁忌证

严重心、肺、脑、肾功能不全。

（三）绝对禁忌证

1. 有上消化道内镜检查禁忌证。

2. 循环不稳定，出血性休克未纠正。

3. 严重凝血功能障碍。

4. 肝性脑病≥2期。

5. 过于粗大或细小的静脉曲张。

六、操作方法与技巧

（一）食管静脉曲张套扎操作方法

从齿状线上方开始套扎，每根静脉上两个套扎点距离为2～3cm，自下而上呈螺旋式向上密集套扎。套扎时先将透明帽完整接触靶静脉，吸引，吸引的压力要适中。当静脉被吸入套扎器内、术野呈红色时，顺时针扭动把手（新手操作常误操作小旋钮，要警惕），牵拉引线，橡皮"O"形圈即脱落结扎静脉，松开吸引纽可以观察到静脉球和静脉球根部的橡皮圈，套扎静脉球不够饱满时可在静脉球上再次吸引套扎，再进行第二点套扎。吸引静脉球不充分时可松开观察是否吸引到靶静脉，再次对准吸引，可推动镜身头端辅助吸引。扭动把手动作要轻，释放橡皮圈后有轻度落空感，过于用力会引起橡皮圈脱落（图5-10～图5-12）。

每次套扎圈的多少和套扎次数要根据患者食管静脉曲张的程度和范围而定，一般每次套扎6～12个橡皮圈，每条静脉扎2～4个圈。套扎橡皮圈1周至10天会自行坏死脱落，

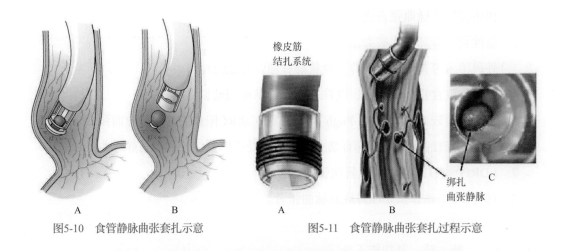

A　　　　　　　B
图5-10　食管静脉曲张套扎示意

A　　　　　　　B
图5-11　食管静脉曲张套扎过程示意

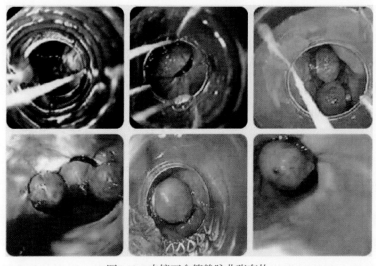

图5-12　内镜下食管静脉曲张套扎

可间隔14天复查、追加套扎治疗。经过2～3次套扎治疗，食管静脉曲张多可基本消失。若有残留，要评估是否可再套扎。有时局部瘢痕形成，强行套扎可能造成套扎环脱落而出血，追加硬化治疗是比较合适的方法。

对过于短小、过于粗大的食管静脉曲张、不能吸入圆柱状附着器内的静脉以及有食管炎者，不宜做套扎治疗。贲门下有静脉延伸形成胃静脉曲张，尤其是胃静脉曲张有红色征者，要先处理胃静脉曲张，否则食管静脉结扎后阻断了胃静脉曲张回流，胃静脉曲张压力升高，有破裂出血风险，而此时食管内多个套扎后形成的多个静脉球影响内镜对胃底静脉曲张的处理。

（二）胃底静脉曲张套扎操作方法

首先通过内镜观察胃底静脉的情况，选择靶静脉的最佳套扎部位，选择贲门齿状线以下0～2cm曲张静脉，把胃腔内气体、液体尽量抽吸，由于抽吸胃腔变少，胃底静脉可在镜前显现，胃镜不倒镜状态置于贲门下，镜头靠近静脉，吸引套扎（胃底静脉距贲门齿状线≥2cm可倒镜套扎，调整角度，靠近静脉吸引套扎）。

当听到"咔"的一声，表示放环成功，停止负压吸引，胃镜注少许气体，然后逐步使被套的静脉脱开，此时镜下可见一个被橡皮圈套住的深紫色静脉球。对于直径＞1.0cm静脉团的患者，因不能完全阻断静脉血流，有可能造成静脉表面切割，导致更大量的出血，不适合行胃底静脉曲张套扎术（图5-10～图5-12）。

（三）急诊内镜下食管静脉曲张套扎操作方法

针对急性活动性出血，直接在出血部位结扎。若可见静脉血栓头，可选择先在血栓头下方2cm距离套扎，再直接对准血栓头套扎。

七、术后处理

1. 向患者说明套扎术顺利完成、消除顾虑、树立信心，配合医疗和护理。

2. 术后禁食禁水24小时，再由全流食逐步过渡至半流饮食。

3. 术后取半卧位或将床头抬高15～20cm，头高脚低减轻腹压，减少胃酸、胆汁反流，预防性应用抑酸剂（如质子泵抑制剂），避免胃酸刺激套扎创面引起再出血。

4. 绝对卧床休息1～2天，避免屈身、弯腰、下蹲等动作。2周内避免剧烈活动，以防缺血、坏死的组织过早地脱落所致出血，一般坏死组织1周脱落。

5. 严密观察意识、尿量及生命体征的变化。术后可能会有不同程度的低热，这与套扎组织坏死引起吸收热有关，体温通常在37.5～38℃，一般术后3～5天体温恢复正常，在此期间可预防性使用抗生素。

6. 观察有无呕血、黑便及次数、量、性状及伴随症状。

7. 观察有无胸痛等并发症。向患者解释术后1～2天内可能有短暂的咽痛及咽后壁异物感，必要时可用温盐水漱口、草珊瑚含片或雾化吸入，数天后症状可自行消失。

八、并发症

EVL术后反应与每次套扎"O"形橡皮圈多少有关，一般套扎5～6个反应较轻，部分反应较重，有短暂胸骨后疼痛、吞咽阻塞，少数患者发热，发生菌血症、肺功能和凝血功能障碍、食管运动功能障碍等。文献报道，EVL并发症较EIS少，可有短暂发热（59%），胸骨后疼痛和食管梗阻感（67.0%），食管狭窄（1.9%），再出血发生率为（3.5%），食管撕裂较少见，术中还可发生橡皮圈脱落、曲张静脉机械性切割所致出血等，常见并发症列举如下。

1. 术后出血

（1）早期再出血：静脉曲张破裂出血控制3天至6周内再次发生活动性出血，多因术中套扎不完全、橡皮圈过早脱落有关。

（2）迟发性再出血：静脉曲张破裂出血控制6周后发生出血，可能与套扎时吸引过猛，套扎过度导致溃疡过深有关。

因此，预防早期出血需注意：①对套扎器的正确使用；②套扎时吸引力要适当；③套扎部位最好在食管下段，避开糜烂点和贲门区套扎；④过粗的静脉不宜套扎。

2. 食管狭窄

多于套扎过于密集或在同一平面套扎导致愈合时瘢痕组织挛缩有关，因此套扎时一定遵循螺旋式套扎原则，每条静脉扎2～4个圈。

3. 溃疡

EVL所致的溃疡通常较浅表，2～3周内愈合，但也有报告使用外套管致穿孔和大出血。

4. 术后疼痛

一般较EIS轻微，术后24～48小时可缓解，疼痛明显可予以异丙嗪、哌替啶等镇痛药治疗。

九、随访

EVL术后需关注疗效、并发症、复发等情况，且单次治疗后无法使静脉曲张完全闭塞，因此规律随访至关重要。

（一）随访时间

一般初次治疗后间隔2周套扎一次，一般需要连续治疗3～4次，直至曲张静脉完全闭塞。此后3个月、6个月复查，以后每年复查1次内镜。如有曲张静脉复发，则无论是否出血，都需行内镜下治疗术，直至曲张静脉再闭塞。

（二）随访方式

可以采用电话、微信或门诊随访的方式。随访内容包括记录患者有无再次呕血或黑便等。若出现此类症状，嘱患者及时就医。同时询问患者服药情况、一般状况、饮食等。

1．疗效

（1）止血成功：患者生命体征平稳，未再出现呕血或黑便等。

（2）止血失败：即静脉曲张破裂出血未控制。治疗2小时后，再次呕血、黑便；发生失血性休克；未输血情况下，24小时内血红蛋白下降30g/L。

（3）再出血：静脉曲张破裂出血控制后，再次出现活动性出血。

1）早期再出血：静脉曲张破裂出血控制3天至6周内再次发生活动性出血。

2）迟发性再出血：静脉曲张破裂出血控制6周后发生出血。

2．静脉曲张缓解情况　每次随访时，记录内镜检查所见的曲张静脉，根据内镜复查结果，判断静脉曲张缓解情况。

（1）治愈：曲张静脉基本消失。

（2）有效：曲张静脉缩小或红色征消失。

（3）无效：曲张静脉无变化。

（4）复发：已消失的曲张静脉复查时再次出现，或轻度曲张静脉复查时进一步发展为中重度曲张静脉。

3．并发症　套扎术后是否有胸痛、食管狭窄、套扎后溃疡形成、感染、腹水、肝性脑病、腹膜炎、出血等并发症。

4．血生化指标　除复查胃镜外，还需要复查血常规、肝功能、肾功能、凝血功能、电解质等相关血生化指标。

（宋　瑛）

第三节　硬化治疗

一、历史和背景

消化道静脉曲张内镜下治疗最经典的是硬化治疗（EIS）、套扎治疗（EVL）和组织胶注射治疗。其中，硬化治疗是应用最早、也是在我国应用最广泛的治疗。硬化治疗始于20世纪30年代。1939年由Crafoord和Frenckner两位耳鼻喉科医生首次报道采用奎宁进行硬化治疗食管静脉曲张，1940年Moersch等将硬化剂改为2.5%鱼肝油酸钠，取得了更好的临床疗效，仍未引起临床广泛重视。1973年Jonson Rodgers报道了在手术室全麻下使用硬质内镜进行硬化治疗117例食管胃静脉曲张患者的经验，急诊止血率达93%。

自此，硬化治疗开始广泛用于食管静脉曲张的治疗。20世纪80年代中叶，硬化治疗广泛应用于食管胃静脉曲张出血患者，经纤维内镜硬化治疗已是临床医师认可的一线疗法。硬化治疗急诊止血率为76%～100%，经对照研究优于三腔二囊管压迫治疗和单纯药物治疗。重复硬化治疗对于防止再出血有明显疗效，对照研究和荟萃分析显示患者的生存期明显延长。这个阶段，部分学者开展了预防首次出血的治疗（一级预防）和预防再出血的治疗（二级预防）。我国于20世纪80年代开始使用EIS治疗食管静脉曲张，通过大量病例积累了宝贵的经验。在相当长的时间内硬化治疗也是我国治疗静脉曲张出血的一线治疗手段。1986年，Stiegmanm等报道EVL治疗的方法，结扎静脉达到止血和消除静脉曲张的效果。20世纪90年代，与硬化治疗比较的大量RCT研究证实，两种治疗疗效相似，但住院时间、费用及并发症方面，EVL均优于硬化治疗。自此，国内外指南均将EVL作为食管静脉曲张治疗的首选治疗。由于我国具有硬化治疗的良好基础，迄今为止，硬化治疗仍在很多医疗机构得到广泛应用。

二、原理

硬化剂又称交联剂、固化剂，是一种小分子化合物（分子量200～600），具有2个或以上针对特殊基团（如氨基、巯基等）的反应性末端，可以与两个或更多分子偶联而使这些分子结合在一起。其在生理条件下凝固快、渗透强，可使注射局部黏膜和曲张的静脉发生无菌性化学性炎症，继而形成血栓、纤维化，最终使管腔闭塞消失。

硬化剂进入血管内会启动凝血及对血管内皮细胞的损伤过程，从而产生即刻止血及血管纤维化塌陷的目的。由硬化剂造成的凝血主要是由于物理及化学刺激，启动了血管内凝血机制，结果形成以纤维蛋白与血细胞成分凝结形成的血栓。同时化学刺激对血管内皮细胞的损伤，使成纤维细胞的增殖，造成纤维组织的聚集，最终血管阻塞、塌陷。从硬化剂注射进入血管至血管塌陷，消失，整个过程需要3~4周完成。其中，由于药物导致的溃疡形成发生于4~7天，这也是硬化治疗的间隔需要1周、整个疗程需要3~4次的原因。

曾应用于临床的硬化剂包括聚桂醇、5%鱼肝油酸钠、乙氧硬化醇、无水乙醇、十四烷基硫酸钠、乙醇胺油酸酯，其中最常用的是聚桂醇和5%鱼肝油酸钠，目前尚缺乏关于各种类型硬化剂疗效对比的高质量研究，少量的小样本研究发现聚桂醇与其他硬化剂（鱼肝油酸钠、乙氧硬化醇）的治疗食管静脉曲张效果相当，但其并发症发生率低于其他硬化剂。

三、器械及附件准备

EIS治疗建议选择先端直视的内镜；有条件可使用工作通道为2.8~3.7mm的单通道或双通道、有附送水的治疗胃镜；选择23G或25G内镜注射针，注射针头端最好透明利于观察回血。一般采用无辅助内镜下注射，亦可选择透明帽或球囊辅助内镜下注射。

四、适应证与禁忌证

（一）适应证

1. 食管静脉曲张出血。

2. 外科手术等其他方法治疗后再发急性食管静脉曲张出血。

3. 食管静脉曲张出血的二级预防。

4. 作为胃静脉曲张组织胶注射治疗的预充剂。

5. 胃静脉曲张急性出血，而组织胶不可及时，亦可考虑使用硬化剂治疗。

硬化剂尤其适用于以下食管静脉曲张出血不适用的情形：①胃静脉曲张直径>2cm；②乳胶过敏患者；③曾接受过套扎、硬化治疗，食管壁纤维化或瘢痕化，曲张静脉无法吸引入套扎器内；④胃静脉曲张伴食管狭窄扭曲或食管憩室，套扎难以操作者。

（二）禁忌证

1. 有上消化道内镜检查禁忌。

2. 未纠正的失血性休克。

3. 未控制的肝性脑病，患者不配合。

4. 患者拒绝内镜下治疗。

（三）相对禁忌证

1. 精神障碍患者。

2. 严重肝肾功能损害或大量腹水。需要指出的是，随着内镜治疗技术、麻醉技术、危重症监护医学的进步，在ICU及麻醉科的支持下，对难控制的失血性休克或肝性脑病患者，在征得家属充分理解和知情的基础上，在全麻插管下仍可采取内镜治疗。

五、操作方法与技巧

EIS治疗建议选择先端直视的内镜；选择23G或25G内镜注射针，注射针头端最好透明利于观察回血。一般采用无辅助内镜下注射，亦可选择透明帽或球囊辅助内镜下注射。研究显示辅助条件下可减少硬化剂注射点数及量，进而可能减少相关并发症或其严重程度。硬化剂注射推荐曲张静脉内注射，也可通过回抽见血或亚甲蓝示踪可作为硬化剂曲张静脉内注射的一个标志。

EIS强调在下食管括约肌范围内进行注射，EIS急性出血、存在溃疡或血栓头时在出血点、溃疡或血栓头的肛侧血管内注射，胃静脉曲张出血可在出血点口侧血管内注射。初次治疗时以单支血管10ml为宜，单次总量一般不超过40ml，复治或联合治疗时依照残留血管的直径与长短决定注射剂量。注射针平面与血管的夹角选择30°～45°最佳，但可以根据血管形态及操作的具体情况选择进针点，保证注射针先端在血管内，刺入不宜过深。推注硬化剂速度应快，使局部达到较高的药物浓度。注射过程中保证注射针先端在血管内，一旦注射完毕及时退出。EIS第1次硬化剂治疗后，间隔1周左右行第2次、第3次EIS，直至静脉曲张消失或基本消失。虽然肝硬化门静脉高压EGV患者麻醉风险较普通人高，但普通胃镜检查患者反应大，可能诱发出血（静脉曲张破裂、贲门黏膜撕裂等），加上越来越多患者对无痛诊疗的需求；随着内镜治疗技术、麻醉技术、危重症监护医学的进步，在ICU及麻醉科的支持下，对难控制的失血性休克或肝性脑病患者，在征得家属充分理解和知情的基础上，在全麻插管下仍可采取内镜治疗。结合我国2016年《肝硬化门静脉高压食管胃静脉曲张出血防治指南》，有条件的单位，如患者有无痛诊疗要求，活动性静脉曲张出血患者可在气管插管条件下行内镜下硬化剂注射治疗，非活动性出血患者可选择镇静或静脉麻醉进行治疗。食管静脉曲张内镜下表现与转归见图5-13，食管静脉曲张硬化治疗过程见图5-14。

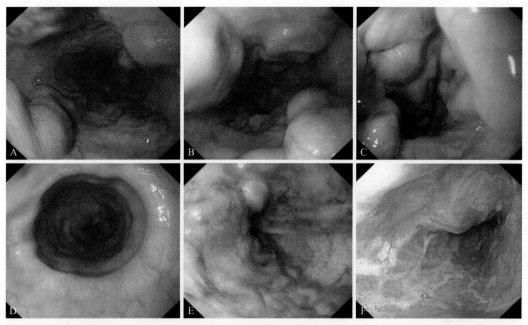

图5-13 静脉曲张类型与转归

A. 食管静脉曲张轻度；B. 食管静脉曲张中度；C. 食管静脉曲张重度；D. 食管静脉曲张消失；E. 食管静脉曲张残留；
F. 食管静脉曲张硬化后瘢痕。

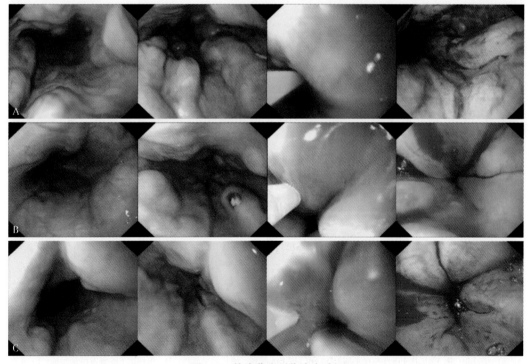

图5-14 静脉曲张硬化治疗过程

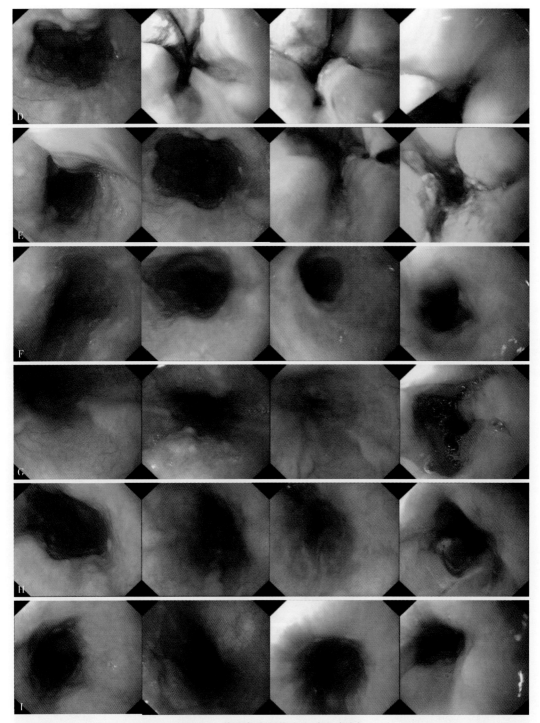

图5-14　静脉曲张硬化治疗过程（续）

A. 第一次 EIS；B. 第二次 EIS 小溃疡形成；C. 第三次 EIS 溃疡、硬化后呈蓝色；D. 第四次 EIS 多发溃疡形成；E. 4 次 EIS 后溃疡形成；F. EIS 3 个月后复查静脉曲张消失；G. EIS 半年后复查少量再生血管；H. EIS 后 1 年少量再生血管；I. EIS 后 2 年剩余少量再生血管。

六、术后处理

1. 饮食　EIS后需禁食6小时，此后应尽早恢复饮食。

2. 应用抗生素　静脉曲张活动性出血时常存在消化道黏膜炎症水肿，约20%急性静脉曲张出血患者48小时内发生细菌感染。Child-Pugh C级、合并糖尿病及肝癌患者特别容易受到感染。目前，对肝硬化急性静脉曲张破裂出血的患者应短期使用抗生素，首选第三代头孢菌素，若过敏，则选择喹诺酮类抗生素，如左氧氟沙星、莫西沙星等，一般疗程3～7天。对于行一级、二级预防患者，目前研究显示EIS并不会增加菌血症及感染风险，因此不主张预防性使用抗生素，除非患者存在其他部位感染或感染高风险。但内镜下硬化治疗并非无菌手术，对于肝硬化患者的硬化治疗后，多数医疗单位常规给予3～5天抗生素治疗预防感染的发生。

3. 应用血管活性药物　择期硬化治疗后，一般不需要常规应用血管活性药物。如为急诊硬化治疗或患者有门静脉压力过高的可能时，治疗后血管活性药物可继续应用3～5天，目的是降低门静脉压力，利于防治近期再发出血。

七、并发症

EIS并发症发生率相对较高，常见并发症包括暂时性吞咽困难（70%）、胸骨后不适（65%）、低热（6%～10%）、注射点糜烂或溃疡（60%）。其中，20%～30%可引起消化道出血（最常见为术后5～14天，需要内镜或其他治疗）。严重并发症包括食管狭窄（8%～10%）、食管穿孔（0.5%）、异位栓塞（0.5%～3.0%，如肺栓塞、门静脉栓塞、脾静脉栓塞）、溶血反应（5%鱼肝油酸钠）等。因EIS的并发症发生率较高，国外多数指南及共识均不推荐EIS用于EVB的防治，推荐优先选择EVL。然而，以上研究中使用硬化剂均为非聚桂醇，目前研究报道的国产硬化剂聚桂醇并发症包括食管糜烂（0～9.3%）、溃疡（0～18.18%）、胸痛或胸部不适（2.13%～32.7%）、发热（1.52%～22.22%）、吞咽困难（0～7.69%）、食管狭窄（0～3.17%）、异位栓塞（0～2.04%）和感染（0～7.69%），暂无穿孔报道。同时研究显示聚桂醇并发症发生率低于鱼肝油酸钠。

EIS治疗时，注意以下要点有助于减少并发症发生率。

（1）控制硬化剂单次、单点用量。

（2）避免在同一平面注射，选择不同水平的注射点减少术后狭窄的风险。

（3）保证静脉内注射，在普通内镜下进行EIS要注意患者的呼吸动度及恶心等反应，不断调整保持血管内注射，如有穿破对侧静脉壁可能，及时拔除注射针。

（4）注射点正确选择：活动性出血应在出血点的血管内注射，无活动性出血，或红色征者，取食管齿状线上1~2cm为注射点逆向注射。

（5）出现并发症应该及时对症处理。

（6）尽可能无菌操作：建议注射针为23G或25G，一次性使用。

八、随访

我国指南推荐第1次EIS治疗后，间隔1~2周行第2次、第3次EIS治疗，直至静脉曲张消失或基本消失。如溃疡过大、局部无明显可注射血管，可在严密监控下延长复查时间，复诊后治疗残留血管，使静脉曲张治疗达到根除（图5-13）。我国推荐的随访策略如下。

（1）经治疗后，如静脉曲张未根除或溃疡未完全愈合的患者，建议1~3个月内随访。

（2）不完全根除的患者，继续治疗直到完全根除。

（3）完全根除的患者6~12个月内镜随访1次，根据静脉曲张的具体情况，必要时进行治疗。

（4）终生内镜随访。EUS可清晰显示曲张静脉闭塞情况及复发的小曲张静脉，有条件的单位可使用EUS进行治疗后复查。

（刘迎娣）

第四节　组织胶注射治疗

一、历史与背景

组织胶，又称组织黏合剂，广义包括氰基丙烯酸酯、凝血酶和纤维蛋白胶，狭义的主要是指氰基丙烯酸酯。氰基丙烯酸酯的作用机制为：在血液、组织液中阴离子作用下，快速聚合，固化成膜，产生一层具有高抗拉强度的弹性薄胶膜，胶膜的网状结构可阻止血细胞、血小板通过，封闭创面断裂的小血管网，从而达到有效封闭止血的目的。

组织胶最早于1978年报道用于治疗EVB，当时采用的介入方法，而非内镜直视下注射。1986年德国医生Soehendra首先报道内镜直视下组织胶注射治疗经保守治疗或硬化治疗失败的急性GVB。我国于20世纪90年代最早由中国人民解放军总医院报道。

二、器械及附件准备

组织胶注射可选择在内镜直视或EUS引导下进行。内镜直视下治疗时应选择有附送水的内镜，建议使用23G及以上透明穿刺针。EUS引导下可单纯组织胶注射或弹簧圈置入联合组织胶注射，曲张静脉直径≥2cm者可考虑联合弹簧圈置入。操作时建议使用纵扫超声内镜，根据病变实际情况选择22G及以上穿刺针，不推荐使用带有切割功能的穿刺活检针。

目前，常用的氰基丙烯酸盐包括正丁酯、异丁酯、正辛酯，国内常用的组织胶及其参数见表5-1。目前尚缺乏关于各种类型组织胶疗效对比的高质量研究，内镜医生可根据单位条件等综合选择组织胶类型。

表5-1 常用组织胶参数对比

对比	Glubran2	贝朗	康派特	富爱乐	白云
成分	正丁酯+MS	正丁酯	正丁酯	正丁酯+正辛酯	正辛酯
聚合速度	3~5秒聚合	3~5秒聚合	5~8秒（根据季节温度变化）	5~8秒（根据季节温度变化）	6秒以上（根据季节温度变化）
聚合特性	边缘软膜	边缘软膜	边缘硬膜	边缘硬膜	边缘硬膜
发生反应	血液阴性分子、软组织液、淋巴液	血液阴性分子	血液阴性分子	血液阴性分子	血液阴性分子
包装材料	PVC材料	PVC材料	安瓿瓶	安瓿瓶	安瓿瓶
储存	冷藏	冷藏	常温	常温	常温

三、适应证与禁忌证

（一）适应证

结合国内外最新指南及研究结果，推荐内镜下组织胶注射治疗消化道静脉曲张的适应证如下。

（1）急性胃静脉曲张出血。

（2）有首次出血高危风险的胃静脉曲张的一级预防。

（3）胃静脉曲张出血的二级预防。

（4）急性食管静脉曲张出血其他方法无效或不可及（小剂量应用）。

（5）少见部位静脉曲张出血。

（二）禁忌证

1.绝对禁忌证

（1）有上消化道内镜检查禁忌。

（2）难纠正的弥散性血管内凝血或多器官功能衰竭。

（3）患方未签署知情同意书。

2.相对禁忌证

（1）未控制的肝性脑病。

（2）严重肝肾功能损害或大量腹水。

四、操作方法与技巧

胃底贲门部静脉曲张治疗时，建议以翻转内镜操作为主，操作困难时亦可正镜操作。内镜直视下注射组织胶时，应将组织胶注射入曲张静脉内，回抽见血可作为组织胶在曲张静脉内的一个重要标志（图5-15）。推荐使用三明治夹心法进行组织胶注射，因碘化油易随血流移动，可能增加异位栓塞风险，建议使用高渗葡萄糖、聚桂醇或生理盐水进行预充。组织胶注射量应根据曲张静脉的大小进行估计，一般情况下直径1cm曲张静脉注射1ml组织胶，最好一次将可见曲张静脉完全闭塞。使用EUS引导下治疗时组织胶剂量以EUS直视下观察到血彩消失为准（图5-16）。如曲张静脉表面存在活动性出血或血栓头，建议于出血点或血栓头附近穿刺注射组织胶，不主张在出血点或血栓头上直接穿刺注射。有研究显示，可考虑使用门静脉CT成像指导术中组织胶用量、判断用量是否足够及预测治疗后再出血风险。如曲张静脉栓堵效果不满意，可追加治疗，直至曲张静脉闭塞。

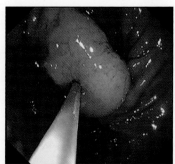
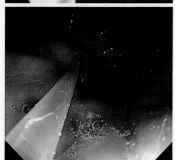

图5-15　内镜下胃静脉曲张组织胶注射治疗（翻转内镜操作及回抽见血）

虽然门静脉高压症消化道静脉曲张患者麻醉风险较普通人高，但普通胃镜检查患者反应大，可能诱发出血（静脉曲张破裂、贲门黏膜撕裂等），加上越来越多患者对无痛诊疗的需求，无痛化已成为一个趋势；随着内镜治疗技术、麻醉技术、危重症监护医学

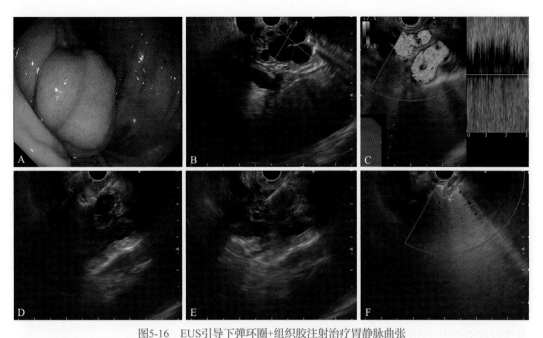

图5-16　EUS引导下弹环圈+组织胶注射治疗胃静脉曲张

A. 内镜直视下见胃静脉曲张；B. EUS下见曲张静脉声像；C. 多普勒显示曲张静脉内血流；D. EUS引导下放置弹簧圈；
E. EUS引导下注射组织胶；F. 治疗后多普勒示局部血彩消失。

的进步，在ICU及麻醉科的支持下，对难控制的失血性休克或肝性脑病患者，在征得家属充分理解和知情的基础上，在全麻插管下仍可采取内镜治疗。结合我国2016年《肝硬化门静脉高压食管胃静脉曲张出血的防治指南》，建议有条件的单位，如患者有无痛诊疗要求，活动性静脉曲张出血患者可在气管插管条件下行内镜下组织胶注射治疗，非活动性出血患者可选择镇静或静脉麻醉进行治疗。

五、围手术期管理

1．一般处理　纠正低血容量性休克、防止胃肠道出血相关并发症（感染、电解质紊乱、酸碱平衡失调、肝性脑病等）、有效控制出血、监测生命体征和尿量，有条件者可入住ICU。少量出血、生命体征平稳者可在普通病房治疗观察。保持有效（至少两条）的静脉通路，以便快速补液输血，根据出血程度确定扩血容量和液体性质，输血以维持血流动力学稳定并使血红蛋白维持在70~80g/L为宜。必要时应及时补充血浆和血小板等。

2．生长抑素、血管升压素及其类似物的应用　与安慰剂组相比，生长抑素及其类似物、血管升压素及其类似物能提高急性上消化道静脉曲张出血的止血率、改善患者7天内病死率和再出血率、并能减少输血需求和住院时长。血管升压素/特利加压素

（V-T）和生长抑素/奥曲肽（S-O）在治疗肝硬化静脉曲张急性出血中的疗效和安全性，结果提示，在辅助内镜止血时，两组药物在6周内全因病死率，控制出血，再出血率等方面并无显著差异，但V-T组有更高的副作用发生率。因此，在内镜下注射组织胶控制急性胃静脉曲张出血时，应将血管升压素及其类似物和生长抑素及其类似物应作为首选的一线方案，建议使用3~5天。

3．**抗生素的应用**　静脉曲张活动性出血时常存在消化道黏膜炎症水肿，约20%急性静脉曲张出血患者48小时内发生细菌感染。Child-Pugh C级、合并糖尿病及肝癌患者特别容易受到感染。预防性使用抗生素可显著减少病死率、细菌感染率、细菌感染所致病死率、再出血率及住院时间。早期再出血及病死率与未能控制的细菌感染有关。对肝硬化急性静脉曲张破裂出血的患者应短期使用抗生素，首选第三代头孢菌素，若过敏，则选择喹诺酮类抗生素（如左氧氟沙星、莫西沙星等），一般疗程为3~7天。对于使用组织胶行一级、二级预防的患者是否可预防性使用抗生素，目前仍有争议，建议结合患者情况综合评估感染风险后酌情应用。

4．**质子泵抑制剂的应用**　组织胶注射治疗是否需要使用质子泵抑制剂目前仍有争议。一项纳入11项研究的荟萃分析结果显示，疗程≥1个月的质子泵抑制剂使用能显著减少患者再出血率（OR=0.52，95% CI：0.35~0.77，*P=0.001*），但并不影响出血相关病死率。同时，另有两项荟萃分析显示PPI可增加肝硬化患者发生自发性腹膜炎、肝性脑病等并发症的风险。因此，胃镜检查前使用质子泵抑制剂的患者，如无消化性溃疡等适应证，检查结束后应停止使用。

六、并发症

内镜下组织胶注射治疗的并发症包括异位栓塞、注射针滞留曲张静脉内、黏针、注射套管堵塞、出血、门静脉血栓、感染等，其中最严重的并发症为异位栓塞，常见的为肺栓塞、脑栓塞和脾梗死。虽然术后影像学检查发现较大比例患者肺内可出现少量碘化油，但绝大多数无症状，真正有症状、需要抗凝疗治疗的患者极少，目前，一项较大样本量的研究发现，异位栓塞率为0.7%。注射针滞留曲张静脉内、黏针及注射套管堵塞发生率较低，且与操作者水平有关，经验丰富的医生基本不会出现上述情况。

出血常见包括排胶出血、注射针眼出血，后者多与操作不当或组织胶用量不足有关。内镜下组织胶注射治疗后，大部分患者在1~3个月内开始排胶（图5-17），平均时间为术后23天，并在6~12个月内基本排完，但亦有少数患者排胶过程长达1~2年。

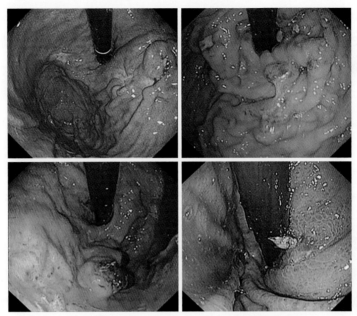

图5-17 排胶溃疡（出血）内镜下表现

排胶出血的发生率约为3.1%～14.2%，发生排胶出血的危险因素尚不清楚，研究显示Child-Pugh评分越高、组织胶剂量越大（胃静脉曲张直径越粗）、组织胶用量不足者发生排胶出血的风险越高。而术前借助CT等影像学技术评估曲张静脉容积，个体化设计组织胶用量，术中仔细确认曲张静脉封闭程度，可能有助于降低排胶出血的发生率。EUS可显示曲张静脉固化情况，对于判别排胶出血的原因有一定价值。

门静脉或脾静脉血栓的发生率极低。虽然高达31.9%患者组织胶注射治疗后可出现菌血症，但多为一过性，真正引起症状、需要治疗的感染发生率仅约1%，且常见于急性出血期患者，而此类患者即使不发生感染也会接受抗生素治疗。

七、随访

胃静脉曲张组织胶注射治疗后随访策略目前尚无统一共识，多数临床研究中治疗后前半年复查2～3次，半年后每6个月进行检查，直至确认曲张静脉被消除，消除后可进行年度复查。绝大多数指南并未对静脉曲张内镜下组织胶注射治疗患者给出一个明确的随访期限，2021年美国胃肠病学会发布的《胃静脉曲张管理专家共识》建议胃静脉曲张组织胶注射治疗后的随访策略参照食管静脉曲张，每2～4周行胃镜检查，直至曲张静脉消失，确认曲张静脉消失后应3～6个月再次复查，而后可年度复查。因大部分患者在术后1～3个月开始排胶，结合我国国情，本共识建议组织胶注射治疗后前半年每1~3个月复查，后每半年复查1次，直至曲张静脉消除，后每年复查胃镜。EUS可清晰显示曲张静脉闭塞情况及复发的小曲张静脉，有条件的可使用EUS进行治疗后复查。

（刘德良　谭玉勇）

第五节　食管胃静脉曲张出血的急诊内镜下治疗

一、食管静脉曲张出血套扎治疗

食管胃静脉曲张（esophagogastric varices，EGV）是由肝硬化导致胃冠状静脉在食管下段和胃底处与腔静脉系统的食管静脉、奇静脉相吻合所形成的一种危及生命的门静脉高压症并发症，而食管静脉曲张（esophageal varices，EV）的解剖原理则为食管黏膜下静脉丛的静脉引流，进入食管周围的侧支静脉，相互连接的侧支静脉丛沿食管纵行，通过穿通静脉与黏膜下静脉丛相通；而颈段食管静脉流入甲状腺下静脉，胸段食管静脉流入奇静脉、肋间静脉和支气管静脉等；食管腹段静脉流入胃左静脉，胃左静脉又可流入门静脉；最后，门静脉高压导致血液从门脉循环分流到这些低压薄壁黏膜下系统静脉，造成静脉曲张内压和壁张力升高而出血（图5-18）。

食管静脉曲张破裂出血是肝硬化常见的并发症，出血量较大且多数患者会发生再次出血的现象，病情凶险，病死率高，是导致肝硬化死亡的主要原因之一。食管静脉曲张患者首次出血的发生率为30%~40%，如果未经治疗，1~2年内再出血率达60%，病死率达33%。

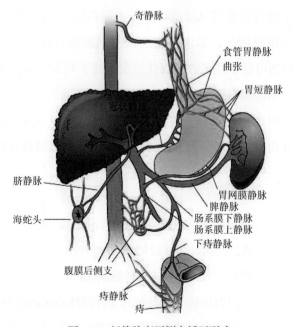

图5-18　门静脉高压侧支循环形成

食管静脉曲张因解剖位置不同，导致其治疗方案与胃静脉有细微差别。食管静脉曲张破裂出血，临床上需及时通过药物或手术治疗控制急性出血症状，内镜下硬化剂注射术（EIS）操作难度较内镜下食管静脉曲张套扎术（EVL）大，副作用较EVL高，目前，国外指南均推荐EVL作为急性食管胃静脉曲张破裂出血（esophagogastric variceal bleeding，EVB）的首选治疗措施，不建议采用EIS治疗，EVL具有更高的静脉曲张根除率，更低的再出血率和并发症发生率，一项纳入43例EVB患者的随机对照研究结果显示，内镜下组织胶注射与EVL治疗在急性止血率、再出血率及病死率方面无显著差异。此外，由于组织胶操作难度较套扎大，大剂量组织胶可导致食管溃疡、狭窄等，且绝大多数EVB可通过EVL或硬化治疗得到控制，故组织胶仅适用于EVL或硬化剂治疗失败或技术不可及时EVB的治疗，宜小剂量应用。因此，一旦证实静脉曲张的部位，应立即进行EVL。高风险小静脉曲张如进行EVL比较困难，则推荐使用非选择性β受体阻断剂（nonselective beta-blocker，NSBB）进行药物治疗。中、大型食管静脉曲张患者出血，EVL可作为其主要的治疗措施，且被认为是治疗EVB的内镜治疗的第一线，能有效降低出血量及再出血率。有效地控制急性出血，是降低病死率、延长生存期的关键。

EVL是基于20世纪50年代的痔套扎术的技术演变而来。自1986年美国伊利诺伊大学医学院美国科罗拉多健康中心外科Stiegmann首先研发出原始食管静脉曲张套扎装置并提出内镜下食管静脉曲张套扎术一词，其后的一系列EVL后续研究进一步显示了该技术的优越性。套扎装置由套扎器、套扎圈组成，套扎器根据其一次操作可以释放套扎圈的数量，分为单发式和连发式，根据其释放发射套扎圈的机制，分为气动式、线动式和液压式套扎器。

其中，套扎圈的材料为天然橡胶或者硅橡胶，对人体无毒副作用，使用了特别的配方，经过特殊的硫化工艺制作，具有耐强酸、强碱、高弹性、不易断裂、耐疲劳的特点。近年采用模压塑造成型法，使套扎圈外表更加光滑，保证了套扎圈的形状规整统一及操纵的可靠性。套扎圈的规格一般为：内径1.2～1.5mm，外径5mm，厚度1.5mm。

主要性能指标包括：①弹性回缩力；②抗断强度；③耐疲劳性；④伸长率。在使用中应该特别注意其产品使用的有效期，目前临床上常用的是连发式、线动式套扎器，常见的有六环或七环套扎器。基本原理为预先将单个或多个特制高弹小O形橡胶圈扩张后，按顺序安装在圆管状套扎器外侧，然后再将套扎器套接在胃镜前端，插送入食管内，在内镜明视野状态下寻找并对准曲张的食管静脉，实施负压吸引，待曲张的食管静脉被完全吸入套扎器内侧呈Ω形时，释放套扎胶圈，依靠套扎胶圈自身的高弹性回缩力，从曲张静脉根部将其完整结扎，从而起到以下的作用：

（1）机械中断病变静脉血流，使静脉萎缩。

（2）被套扎的静脉内血流停止形成血栓并逐渐机化，局部发生炎症反应。累及曲张静脉的内膜，形成血栓，血管闭塞，然后组织缺血、坏死，黏膜逐渐脱落，局部形成浅表溃疡。

（3）静脉管壁形成瘢痕和纤维化。

（4）最终曲张静脉退化，达到废除曲张静脉之目的。同时，被套扎的静脉及其表面黏膜缺血坏死，7～14天后组织脱落，局部形成浅溃疡，14～21天愈合后留下结缔组织瘢痕，有进一步预防静脉曲张复发的作用，详见图5-19。

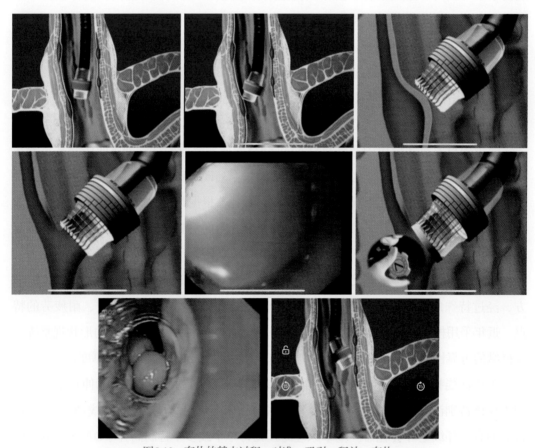

图5-19 套扎的基本过程：对准、吸引、释放、套扎

（一）适应证和禁忌证

1. 适应证

（1）食管静脉曲张LDRf分型D1.0～D2.0曲张静脉适用。最合适的直径在0.4～1.5cm；当曲张静脉直径＞2.0cm时，EVL治疗后近期再发大出血风险增加。《肝硬化门静脉高压食管胃静脉曲张出血的防治指南》主张套扎治疗适应证为食管静脉曲张最大直径在D1.0～D2.0，《消化道静脉曲张及出血的内镜诊断和治疗规范试行方案（2009年版）》主张D1.5～D2.0应进行硬化治疗。

（2）急性食管胃静脉曲张破裂出血。

（3）食管静脉曲张出血的一级预防，既往有食管胃静脉曲张破裂出血史（二级预防）。

（4）外科手术等其他方法治疗后，食管静脉曲张再发急性出血。

2. 禁忌证

（1）肝性脑病≥2期。

（2）有严重肝肾功能障碍、大量腹水、重度黄疸。

（3）静脉曲张直径＞2cm。

（4）食管胃静脉曲张完全贯通者，胃静脉曲张直径＞2cm（上部套扎会导致胃静脉曲张加重）。

（5）乳胶过敏。

（6）环咽部或食管狭窄、穿孔。

（7）有上消化道内镜检查禁忌。

（8）未纠正的失血性休克。

（9）患方未签署知情同意书。

（10）食管狭窄、食管扭曲、食管憩室者。

（11）已知或可疑食管穿孔的患者。

（12）不能配合和不能耐受者。

（二）术前准备

EVL术前需对患者进行充分的全身评估，包括询问既往史，完善相关检查（如心电图、血常规及凝血功能等），并向患者及其家属说明EVL的相关知识。术前做好胃的清洁准备并建立静脉通道，患者取左侧卧位，下颌垫治疗巾，置入牙垫，应在装有套扎器的内镜头端擦拭润滑剂，嘱患者咽部放松，从食管入口侧部插入胃镜。嘱患者调整好呼吸，尽可能地减少恶心动作。嘱患者深呼吸，尽可能让口腔分泌物自行流出。常规胃镜检查，了解静脉曲张范围、程度、有无红色征等情况，重点了解食管静脉曲张所在的位置、大小、数目、形态等，确定手术适应证，检查至十二指肠降段，未见特殊之后退出内镜。

（三）手术过程

退出胃镜后于胃镜前端安装套扎器，再次插入食管内将透明帽对准要套扎的曲张静脉或出血的静脉，透明帽正面抵住要套扎的曲张静脉，活动性出血患者先套扎出血处，在出血点或下方套扎，对准后先进行吸引，将曲张的静脉吸入套扎器内，吸引过程要持续缓慢，吸引过久可能导致血管破裂引起大出血。待整个视野呈红色后，旋转操作牵引钮，迅速释放套扎环，使套扎器内的橡皮圈脱落，可见被结扎的曲张静脉表面变成深紫色的肉半球，过早释放静脉球太小，橡皮圈易滑脱，过晚释放静脉球过大可能使静脉破裂引起大出血。套扎时，套扎器应尽可能接近曲张静脉的目标结扎点，套扎在静脉根部（此时可见曲张的静脉形成紫色静脉球），以使每个点都结扎得饱满，避免切割、吸引不全导致套扎不牢致死性大出血，套扎点遵循沿食管壁自下而上的原则，一般选择从齿状线开始，向口侧套扎，每个套扎点间的距离为1.5～2.0cm，每条静脉结扎2～3点，各套扎点应斜行交叉，不在同一水平位置，以免静脉球阻塞食管腔，互相摩擦出血，可以按螺旋式的套扎方式，也可以选单根血管套扎，螺旋式套扎较为安全，套扎完毕后应用生理盐水彻底清洗创面，无活动性出血可退镜结束。结合无痛内镜技术的应用，此操作可极大地减少患者的痛苦及对胃镜诊治过程的恐惧心理，大幅提高了患者对治疗的依从性，也可使EVL的操作更加从容准确，获得比以往在非麻醉状态下实施的套扎术更加令人满意的疗效。急性出血常导致内镜视野不清影响操作，可以选择三腔二囊管压迫止血后套扎，详见图5-19。

术中护理配合：

（1）患者准备：左侧卧位，双腿屈曲，头垫低枕，松开领口及腰带，将引流袋置于口边，帮助患者咬住牙垫并固定好。

（2）配合医生将内镜从患者口腔缓缓插入，保持头部位置不动。

（3）在插入过程中嘱患者不可将唾液咽下，让唾液流入引流袋。恶心较严重时做深呼吸。

（4）协助医生将套扎器安装好。

（5）密切观察牙垫有无脱落。

（6）利用语言交流和沟通技巧，分散患者的注意力。

（7）密切观察患者的意识状态、生命体征，及时发现术中大出血。

（四）术后并发症

术后并发症包括一过性吞咽困难、胸骨后疼痛、食管狭窄、溃疡、发热、大出血、穿孔、门静脉高压性胃病等，而上述并发症发生率在2%～23%。也有关于食管静脉曲张套扎后少见并发症的报道（如脑脓肿、完全性梗阻）。术后数小时内发生出血的主要原因多为吸引不全或吸引后未套扎造成，此时应对出血静脉再次进行套扎，套扎术后7～10天静脉球自动脱落，食管黏膜浅溃疡形成并逐渐愈合。术后7天内再次出血的原因，考虑与患者饮食不当有关，偏硬的食物造成套扎圈过早地脱落，形成较大的破口，导致致死性的大出血。

（五）EVL的优缺点

1．**优点**　可以与内镜检查同一阶段完成，并且几乎没有禁忌证。内镜下套扎术具有操作简单，使用方便，止血快，创伤小，安全有效、疗效迅速可靠，并发症少而轻微的特点，可重复操作，受到消化内镜医生的普遍喜爱和重视，应用越来越广。有报道指出EVL的即刻止血率约为90%，有荟萃分析发现EVL在再出血率、并发症和静脉曲张根除率方面优于EIS。

2．**缺点**　由于EVL是一种不影响门静脉高压症病理生理学的局部治疗方法，它不仅无法预防静脉出血以外的并发症，而且在静脉曲张根除后，有必要通过监测胃镜检查静脉曲张复发。另外，因套扎环所用透明冒直径约1cm，对1.5cm以上的血管透明冒完全吸入套扎的难度较大，容易脱圈导致致死性大出血，不利于后续内镜治疗。对于交通支丰富的血管，套扎容易形成切割效应从而导致出血。EVL在大出血方面因为视野问题受到极大影响，使其在食管静脉曲张急性出血上受到限制，需要寻找另一种方法。

（六）EVL的术后处理

1．内镜治疗后6～8小时可进流质食物，进食时应注意低温软食，避免曲张血管受到食物的摩擦而出血，若发现出血必须严格禁食，待停止出血后1～2天可给患者食用少量温度适宜的流质食物，宜提供富含维生素、碳水化合物且容易消化吸收的食物。

2．嘱咐患者卧床静养，以免劳累，尤其是术后1～2天需绝对卧床休息。因进行活动会导致心跳加速，心脏供血量增加，静脉血流量大幅增加，使门静脉压追加增高，引起曲张静脉进一步受损，诱发二次出血。

3．不常规使用抗生素，若患者肝功能异常明显（如Child-Pugh C级）或急性出血后，可适当使用抗生素预防感染。

4．酌情使用降门静脉压力药物、抑酸剂和黏膜保护剂。

5. 严密观察出血、发热等不良反应，及时对症处理。

6. 避免造成腹压增加的一切因素（如大便过度用力、快速自行起床等）。

7. 记录术后出现的各种症状（如胸后疼痛、反酸、胃灼热、腹胀、吞咽困难、腹水等）；发热、胸骨后不适、吞咽哽咽感常为一过性，持续时间不超过24小时，一般无需特殊处理。

8. 坚持随访。加强饮食教育饮食控制和指导是疾病恢复的关键，要反复向患者及家属讲解控制饮食的重要性，使患者能主动配合，以减少并发症的发生。出院后进食质软、易消化的食物，以清淡为宜，禁食粗糙、生、冷、干、硬、粗纤维及刺激性强的食物，有吸烟、饮酒史者应戒烟、酒。美国肝病学会针对接受EVL治疗的患者，建议每2~8周进行一次内镜检查，直到曲张静脉根除，根除后3~6个月进行第一次内镜检查，然后每6~12个月再进行一次。然而也有研究者建议每隔4~6周进行选择性EVL。我国指南指出，首次套扎间隔2~4周可行第2次套扎或EIS治疗，直至静脉曲张消失或基本消失。随访复查内镜时间一般在食管静脉曲张根除后的3天、6天、12天各复查一次胃镜，此后每年进行一次胃镜检查。对于复发曲张静脉处理，如复发的食管静脉曲张足够粗大，估计易于吸引，仍可采用EVL疗法，若相反，则应使用EIS等其他方法。

（七）EVL后的再出血危险因素

据报道，EVL后早期再出血率为9%~19%。早期再出血的主要原因有：结扎后患者恶心、呕吐或剧烈咳嗽、便秘过度用力排便致腹压过高皮圈脱落出血；结扎后过早进食粗硬食物或饱餐；结扎后产生的溃疡引起继发性出血。臧立娜等关于内镜治疗后胃食管静脉曲张再出血的危险因素的荟萃分析显示，早期再出血的危险因素包括门静脉栓子、肝细胞癌、门静脉直径、Child-Pugh C级、中/大量腹水、凝血酶原时间、套扎环数，迟发性再出血的危险因素包括门静脉栓塞、肝细胞癌、门静脉直径增宽。但也有研究指出，增多的套扎点并未增加早期再出血率，考虑原因为主要对食管下段的曲张静脉行密集套扎而有效阻断血流，减少术后脱环引起的出血。因此，向患者及其家属讲述EVL的相关知识及术前术后的护理极其重要，术后患者积极配合医护人员的护理，避免过早进食粗硬食物，减少剧烈咳嗽、呕吐等使腹压增高的动作，调节好情绪。术后常规应用质子泵抑制剂和促进溃疡愈合药物，可降低溃疡发生率；对于白蛋白水平低或合并糖尿病的患者，在治疗前后，应积极补充白蛋白，将血糖控制在理想水平，从而加强术后溃疡愈合等。

（八）EVL联合其他介入方法

为降低EVL复发，可采用EVL联合其他介入方法。

（1）EVL与EIS联合治疗：一般开始先应用EVL治疗2～3次，待静脉曲张程度明显减轻后，再改用EIS治疗2～3次，以消除残留细小曲张静脉，加固食管黏膜，即可达到彻底根除食管静脉曲张的目的。

（2）EVL+硬化剂+组织胶注射：近年来，套扎术、硬化术、组织胶注射术得到了治疗EVB的广泛应用，这可能是硬化剂和组织胶对于直径在1.5cm以上的曲张静脉效果较好，弥补静脉套扎的缺陷。对于直径较大的静脉曲张的患者，套扎效果稍欠佳，但两者联合往往可使患者预后较好，值得临床推广。

（3）EVL与其他内镜技术联合：利用微波或者热探头以及氩气刀（ERBE）对套扎后残留的细小曲张静脉或者复发的曲张静脉进行烧灼封闭的黏膜加固疗法，也是近年来不断探索的项目。

（4）EVL与部分脾动脉栓塞或经皮脾穿刺硬化治疗术联合。

（5）EVL与光动力学疗法：国内Li CZ等初步研究表明光动力学疗法在消除EVL后再生小血管方面具有极大潜力，有待于深入研究探讨。

（6）EVL与激光治疗联合：卢焕元尝试了利用激光对病变血管实施照射实验，发现食管黏膜经激光照射后，小血管广泛机化，治疗过程安全。

（7）EVL联合NSBB：可降低门静脉压力，降低再出血率。

（8）EVL+超声内镜：目前国内应用超声内镜对食管静脉曲张的观察只限于EVL、EIS后复发的评估。EVL、EIS均无法观察到深层曲张静脉及穿透支是否充分闭塞，应用超声内镜却很容易观察到门静脉高压食管壁内外的侧支循环静脉，显示食管套扎后残留的曲张静脉。在超声内镜引导下，可以先局部观察病灶范围，然后行套扎或注射治疗，复查时再次运用超声内镜评估患者的静脉曲张消失率、再出血情况等。

二、食管静脉曲张出血硬化剂注射治疗

食管静脉曲张破裂出血是肝硬化的常见并发症，发病率和病死率都很高。硬化剂注射术用于治疗食管静脉曲张破裂出血已有80多年的历史。最初一些西方国家医生通过用硬式内镜下注射硬化剂的方法，治疗食管静脉曲张破裂出血的患者，成功达到了急诊止血和静脉曲张消除的效果。此后又不断有人尝试，也有较好的结果。但是，由于内镜设备不完善，加上传统的外科手术的主流治疗理念深入人心，在以后的几十年内，硬化剂

注射仅限于一些零星的临床应用，始终未能成为食管静脉曲张破裂出血治疗的主流。

直至20世纪70年代，由于发现传统脾切除术、断流术与分流术等手术治疗存在的诸多弊端，手术并发症和病死率居高不下，恰逢此时随着软式内镜的问世和普及，以及内镜注射针和硬化剂的进步，硬化剂注射急诊止血得到迅速推广和普及，逐渐成功取代了外科手术成为首选治疗方法。止血成功率高达74%～92%，成功挽救了大量患者的生命。随着内镜设备和相关产品的进步和方法的不断改进，该技术日臻完善，止血成功率有了进一步提高，可高达81.6%～96.8%。

虽然套扎治疗因其更方便快捷的优势，近年来有取代硬化止血的趋势，特别是欧美等西方国家应用硬化止血方法的数量越来越少，但在我国，硬化剂注射作为一种行之有效的食管静脉曲张破裂出血的急诊止血方法，目前仍被广泛采用，发挥着很大的作用。

（一）硬化剂的作用机制

硬化剂注入曲张静脉内后，可引起血管内皮细胞破坏损伤，白细胞聚集，形成血栓性静脉炎，从而阻断血流，出血停止。同时出现成纤维细胞增生，1周左右发生局部组织坏死、溃疡，于10～14天出现肉芽组织，3～4周发生纤维化，血管闭塞，曲张静脉消失。以上病理变化的时间与曲张静脉粗细、血流速度、硬化剂用量等有密切关系。

（二）硬化剂的注射方法

通常情况下，食管静脉曲张择期硬化治疗时，多选择从食管下端、近齿状线上方开始注射，并且一次性对多条静脉曲张同时注射，以提高预防出血和血管闭塞的效率。但在急诊止血时，治疗目的是尽快控制出血，所以注射部位、方法、注射量及选择的血管数目也与择期治疗不尽相同。应先从靠近出血部位开始注射，即先在内镜下找到食管静脉曲张破裂出血的位置，在出血点下方用注射针刺入血管内进行注射。根据静脉曲张程度和出血速度，确定推注适量的硬化剂，直至出血停止。如果患者情况允许，再依次对其余曲张静脉进行注射。如果患者情况较重，可仅对出血的血管进行注射，而其余曲张静脉可留待后期处理。

过去很长一段时间内，很多医生都强调血管旁注射的重要性，认为通过血管旁注射，压迫邻近的破裂出血静脉，有助于止血。因此，血管内注射加血管旁注射一度是食管静脉曲张破裂出血的标配。但由于近年来发现血管旁注射并发症发生率较高，容易引起食管狭窄，有时甚至会出现食管壁坏死、穿孔等严重并发症，现在大多数专家强调应精准地进行血管内注射，尽可能避免血管旁注射。

（三）硬化剂选择

硬化剂种类较多，5%鱼肝油酸钠、无水乙醇、5%油酸氨基乙醇、1%乙氧硬化醇等都先后被用于临床，都有很好的止血和消除静脉曲张的效果。其中多数认为1%乙氧硬化醇副作用较小，局部刺激小，且无异味，患者接受度高，效果也比较理想，所以近年来在静脉曲张出血的治疗中，1%乙氧硬化醇已成为应用最多的硬化剂。目前，国产硬化剂聚桂醇就是以1%乙氧硬化醇为主的一种复合制剂，在国内应用很广。

（四）注射针选择

目前，在市场上有很多品牌和型号的内镜用注射针，原则上都可以选用。但在选择时应考虑针鞘的硬度要适中，不要硬度太大，也不要太小，如果太软，可能会出现弯曲和打滑，影响进针的力度、方向和准确性。刺入血管时会形成一定的弯曲，注射针的型号不要太大，以25G为宜。太粗的注射针易造成不易控制的针眼出血。针头的长度适当，5~6mm为宜。出针方向与靶静脉呈30°角。

（五）硬化剂注射用量

应重视硬化剂的用量，合适剂量的硬化剂注射是能够达到安全有效止血的保证，量不足则不能有效止血，也会增加术后近期出血的可能性，并且会影响曲张静脉的消除，从而影响长期疗效。剂量过大则会增加发生并发症的风险。一般择期初次治疗时，每条曲张静脉内注射10~15ml。急诊止血时，在注射的过程中，由于有一部分硬化剂会随着血流溢出血管外，因此注射剂量也应该相应增加，根据血管的大小、出血速度、可能的硬化剂外溢量，每条曲张静脉可注射15~25ml，以能达到有效控制出血为准。

（六）并发症及其防治

随着硬化剂的改进、硬化方法的不断完善和操作技术的不断成熟，硬化治疗的并发症已较从前大幅降低。但需要注意的是，急诊硬化止血时并发症发生的风险仍然较大。一般认为，择期硬化治疗的并发症发生率已降至5%以下，而急诊硬化剂止血并发症发生率高达10%~20%。

急诊硬化止血并发症发生率高的原因主要有以下几个方面。

（1）食管内积血，视野不清，难免会造成治疗部位看不清，打不准，有时很可能会把较大剂量的硬化剂注射至血管外。

（2）患者情况危重，全身免疫力低下，感染风险较高。

（3）活动性出血时食管内的积血会反流进入气管，造成误吸。

（4）遇到出血量较大较急时，术者往往会紧张、焦虑，影响操作的稳定性和准确性。

（5）为了达到迅速止血，往往会有意识地加大硬化剂用量。

硬化治疗的并发症包括局部并发症和全身并发症。局部并发症包括狭窄、穿孔、出血、食管纵隔瘘等。急诊硬化止血后会大幅增加深大溃疡、穿孔和严重狭窄的风险，主要原因是剂量过大和视野不清导致硬化剂注射到血管外。所以，尽可能准确掌握硬化剂剂量。在操作的过程中，应通过注气、注水冲洗、吸引等措施，保持视野清晰，也可以借助镜前端安装透明帽的作用，既容易寻找出血部位，压迫出血口，又可有利于固定镜体，确保针头准确刺入血管内。

术后近期出血主要为针眼出血。一般来说，少量出血多可自动停止，不需要特殊处理。为了减少大量出血，应在较为粗大的曲张静脉注射处用针鞘前端轻轻压迫1分钟左右，一旦出血量较大，不容易控制时，可采用将镜体送入胃腔进行吸引，通过镜体压迫出血部位，达到止血的目的。出血量较大不容易控制时，也可采用在出血点下方进行套扎、球囊压迫等方法，能够有效止血。术后早期再发出血大多数发生在治疗后10天内，过去报告较多，约10%，随着操作方法的改进和技术水平的提高，术后近期再出血率明显降低，但根据大宗病例研究，仍有3.6%的发生率。硬化剂的剂量不足，血管未完全闭塞，或剂量过大导致发生局部深大溃疡是术后近期发生再出血的主要原因。所以，安全有效的硬化剂剂量是预防再出血的关键；此外，应对术后患者做好饮食和活动管控；并且，术后应常规应用质子泵抑制剂和黏膜保护剂。如发现再出血，应再次进镜进行相应止血治疗。

全身并发症包括菌血症、异位栓塞、血红蛋白尿、呼吸窘迫综合征、纵隔炎、误吸导致窒息等。肝硬化患者上消化道出血是发生严重细菌性感染的高危因素（自发性细菌性腹膜炎和其他感染），内镜止血治疗后可能会进一步增加感染的风险，因此，所有肝硬化急性静脉曲张破裂出血患者的标准治疗中应考虑短期预防性使用抗生素，特别是硬化止血治疗后均应开始短程（最多7天）抗生素预防性应用。

老年人、心脑血管疾病及血黏度过高的患者，应慎用硬化剂注射。在充分评估后，如仍需进行该项治疗，则应尽可能减少硬化剂剂量。

由于硬化止血并发症较多，止血的效果也不及套扎治疗，近年来有被套扎治疗取代的趋势。但需指出的是，在紧急情况下或特殊情况下，硬化止血仍可以作为食管静脉曲张出血的最佳选择。建议在下列情况下应首选硬化治疗。

（1）紧急止血：患者情况特别紧急，来不及采取套扎等其他止血方法或无其他止血条件，注射硬化剂可在最短的时间内实施，并迅速达到止血。

（2）显露不明显的食管静脉曲张出血，如经过内镜治疗后的患者出血或比较深在的曲张静脉出血，难以进行有效套扎止血。

（3）食管胃交界处静脉曲张破裂出血治疗。此处静脉曲张往往比较深在，所以表面显露不明显。一旦破裂出血，主要有如下特点。

1）空间狭小，易被出血掩盖，且静脉曲张不显露，所以出血隐蔽，难以发现。

2）多数出血量大而猛，止血难度大，如采用套扎治疗，则很难将较深的曲张静脉吸引至套筒内，所以套扎往往难以奏效，此时局部硬化剂注射可达到有效止血，也可选择少量组织胶注射止血。

3）对于套扎治疗后脱痂出血的患者，资料显示，套扎治疗后近期再次出血的发生率为9%~19%，脱痂期出血大多数为大出血，凶险、病死率高，一般认为病死率高达26%。通过对脱痂出血部位进行少量硬化剂注射可达到止血的目的。方法为在脱痂出血处，上、下分别注射硬化剂，每点注射2~5ml，直至出血停止（图5-20~图5-23）。

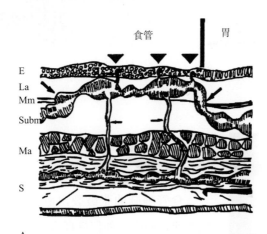

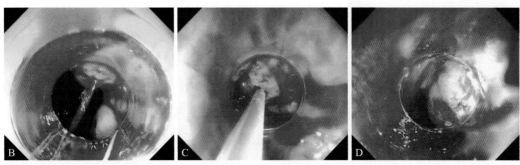

图5-20　硬化剂注射治疗

A. 食管与食管胃交界处静脉曲张示意；B. 食管胃交界处静脉曲张破裂出血；C. 硬化剂注射治疗；D. 治疗后出血停止。

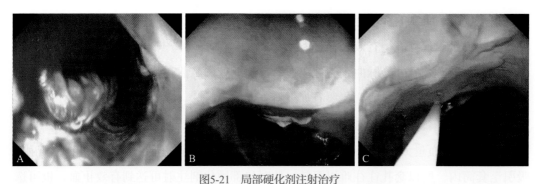

图5-21　局部硬化剂注射治疗

A. 套扎治疗后7天，脱痂期出血，食管腔内大量积血；B. 冲洗与吸引后发现脱痂出血部位；C. 局部进行硬化剂注射治疗。

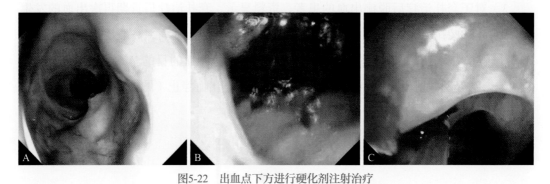

图5-22　出血点下方进行硬化剂注射治疗

A. 食管下段4点钟处静脉曲张破裂出血，静脉曲张显露不明显；B. 贲门处有大量新鲜积血；C. 在出血点下方进行硬化剂注射治疗。

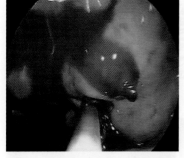

图5-23　在出血点下方进行硬化剂注射

三、食管静脉曲张出血硬化剂加组织胶注射治疗

食管静脉曲张破裂出血是肝硬化患者的主要并发症及死亡原因，如何选择有效的止血方式，现在仍然是临床上的一大难点。目前，主要的止血方式有内镜下曲张静脉套扎术（EVL）、内镜下曲张静脉硬化剂注射术（EIS）及三腔二囊管压迫止血、介入治疗、外科断流分流手术和保守药物治疗等。内镜下治疗仍然是首选治疗方法之一。

组织胶注射主要用于胃底静脉曲张（gastric varices，GV）的治疗，被认为是胃静脉曲张破裂出血的首选治疗方法之一。也有报道认为，组织胶注射治疗食管静脉曲张有良好的疗效，但在后来的临床实践中发现，采用组织胶注射治疗食管静脉曲张容易出现大溃疡、食管狭窄、异位栓塞等并发症，因此目前在一些特殊情况下才会将其用于治疗食管静脉曲张。在临床治疗过程中，经常会出现多次注射硬化剂仍然不能有效止血，或者无法预料的急诊大量出血，由于视野模糊，EVL和EIS无法有效止血，危及患者生命安全等情况。为了挽救患者生命，可以使用内镜下注射组织胶的方法，达到止血和挽救患者生命的目的。

（一）适应证

1. 各种原因造成的食管下段静脉曲张破裂出血，经硬化或套扎后仍持续大量出血，情况危急时，可用硬化剂联合组织胶注射治疗（不建议常规使用组织胶进行食管静脉曲张治疗）。

2. 食管下段见粗大的曲张静脉表面有大血栓头，预估用硬化和套扎都无法有效控制血栓头脱落引起大出血时，可以行硬化剂加组织胶注射治疗。

3. 经内镜下食管静脉曲张套扎治疗后，出现结扎圈脱落后大出血，其他治疗方法无效时，可以使用硬化剂加组织胶注射治疗。

（二）术前准备

1. 建立静脉通道，保持生命体征平稳。

2. 备血，化验血型、配血2～4U红细胞。

3. 器械准备

（1）内镜：首选工作通道直径为3.2mm的治疗用前视性内镜。

（2）注射针：选择注射针头长度为4.0～5.0mm，型号25G或23G的注射针，以透明针为佳。

（3）硬化剂：选择与常规硬化治疗相同，目前主要使用的是1%聚桂醇注射液，其特点是硬化效果可靠，局部与系统副作用小。

（4）组织胶：采用国内生产或进口的组织胶2-氰基丙烯酸正丁酯，每支0.5～1.0ml。

4. 采用恰当的麻醉方式　首选全麻下气管插管治疗；情况紧急或条件不允许做全麻时可采用咽部麻醉；在食管内无血和胃内血量不多时，可采用静脉麻醉；在治疗过程中出现大量出血时，马上抬高床头快速完成治疗。因静脉麻醉后，患者吞咽反射消失，口腔内有大量血液时易误吸，所以食管内有大量血液时，应立即改气管插管全麻，也可先用三腔二囊管压迫，待病情平稳再进行治疗。

（三）原理

硬化剂是利用硬化剂注入血管内，使血管内皮破坏，曲张静脉产生无菌性炎症，刺激血管内膜或血管旁组织引起血栓形成，血管闭塞和组织纤维化，从而使曲张静脉消失，达到止血和预防再出血的目的。硬化剂引起血管闭塞需要一定时间，破口大、出血量较多时，不能即刻止血。组织胶又称组织黏合剂，临床常用2-氰基丙烯酸正丁酯，其为一水样固化物，与血液接触后可导致免疫应答，并由于抗体和补体的沉积引起血管损伤及血栓形成，因此将其注射于静脉内可导致血栓形成，从而有效地控制静脉出血。联用组织胶则是利用组织胶遇血即刻固化闭塞血管的原理，达到立即止血作用，但只适合食管在硬化和套扎无法控制的大出血时注射组织胶。

（四）食管静脉曲张硬化剂加组织胶注射方法

1. 在硬化治疗中反复注射硬化剂，用量较大（每点5~10ml）仍出血不止（图5-24、图5-25）时，马上抽0.5ml组织胶用原注射针在出血口或出血口上、下5mm同一条血管内注射（图5-26）。然后用硬化剂将针芯内的组织胶推到血管内，拔针后针鞘压迫少量时间，出血停止后结束操作（图5-27、图5-28）。注意：注射组织胶时尽量抽到回血再注射组织胶；尽量不超过0.5ml，出血停止即可；不要进行多点注射，以免引起食管狭窄和异位栓塞。

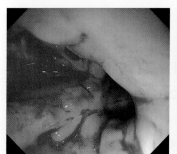
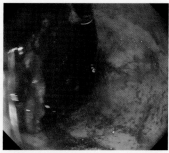
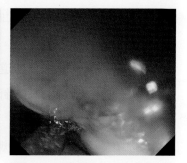

图5-24 食管静脉曲张破裂出血注射硬化剂10ml，未止血

图5-25 食管静脉曲张破裂出血注射硬化剂10ml未止血，胃腔见大量积血

图5-26 食管静脉曲张破裂出血注射硬化剂10ml未止血，加注组织胶0.5ml

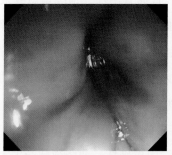
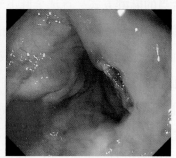

图5-27 注射组织胶0.5ml后见组织胶在血管内固化，出血停止

图5-28 注射组织胶0.5ml后见组织胶封闭破口，出血停止

2. 注射中需注意，食管静脉曲张硬化剂加组织胶注射只适用于大出血情况危急时，注射点应在破口或附近同一条血管上下5mm内，边注射边注气、注水，保持视野清楚；注射完退出针芯，应用注射针外套管压迫注射点，防止组织胶外溢，影响视野，导致无法继续观察和治疗；出血停止后，再进行其他血管治疗。

（五）随访和及时补充治疗

1. 术后常规禁食水、补液，应用抗生素和质子泵抑制剂。

2. 对每一个患者治疗后均进行定期随访（2周、3个月、半年、1年，以后每年随访1次，持续5~10年）。

3. 发现有需要治疗的曲张静脉再次治疗。

四、胃静脉曲张出血组织胶注射治疗

胃底贲门区静脉曲张是各种原因引起的门静脉高压症导致的胃底部侧支循环建立的病理表现，其发生率为10%~50%。大多数食管胃底静脉曲张并存，单独发生胃底静脉曲张的仅占5%~12%。胃静脉曲张出血发生率在55%~78%，再出血病死率高达45%。尽管胃底静脉破裂出血的概率较食管静脉曲张低，一旦发生出血，病死率会高于食管静脉曲张的患者。

对于肝硬化患者静脉曲张的治疗，临床上的治疗方式繁多，主要包括内科药物治疗、三腔二囊管压迫止血、内镜下止血、介入治疗及外科手术治疗。内镜治疗包括套扎治疗、硬化剂注射治疗、组织胶注射治疗、金属夹治疗等多种方法，目前组织胶注射治疗是胃底静脉曲张的有效治疗手段。组织胶相对便宜，最初止血率达87%~100%。再出血率在24%~50%。2010年颁布的《Baveno V门静脉高压防治共识》建议，对于孤立性胃静脉曲张1型（IGV1）或食管胃静脉曲张2型（GOV2），推荐使用组织胶或TIPS；对GOV1型可选用组织胶、套扎或β受体阻断剂。

组织胶有很多种类，其立体结构为氰丙烯酸盐（cyanoacrylate），目前内镜治疗中常用的是2-氰基丙烯酸正丁酯，也有使用氰丙烯酸正辛酯（DT-H液）的案例。组织胶又称组织黏合剂，是一种水样固化物，单组分、无溶剂、流动性好、可室温快速固化，固化时间仅为6~15秒，无固化剂。在微量阴离子存在的情况下，能产生瞬间聚合链式反应而固化，且在生物组织上固化的速度最快，与血液接触后，一般可在数秒内即产生聚合固化。在血管中不溶解，从而形成永久性血管栓塞。无毒、无致癌作用，因此被广泛应用于栓塞血流速度较快的较粗静脉和动脉血管。

（一）适应证和禁忌证

1．适应证

（1）各种原因引起的胃静脉曲张破裂出血。

（2）出血后48小时内急诊内镜下治疗。

2．禁忌证

（1）有上消化道内镜检查禁忌者。

（2）未纠正的失血性休克。

（二）术前准备

因胃静脉曲张破裂出血急诊治疗风险性大，应由经验丰富的医生进行治疗，尽量选择带附送水装置的内镜。需要做好以下准备。

1．建立静脉通道，保持生命体征平稳。

2．选择合适的麻醉方式。

（1）咽部麻醉：情况紧急或条件不容许做全麻时采用。

（2）静脉麻醉：在食管内无血和胃内血量不多时可采用，因做无痛内镜吞咽反射消失，出血量大时血液反流到口腔易造成窒息，所以进镜见食管腔有大量血液时应立刻改气管插管麻醉。

（3）气管插管全麻：急诊治疗首选方法。

3．查血型、配血2～4U红细胞。

4．器械准备包括足量的注射针、组织胶、聚桂醇、碘油、50%葡萄糖、盐水、金属夹、三腔二囊管等。

（三）操作方法

1．常用注射方法　由于组织胶每点注射量少，遇血即刻固化，易造成注射针芯堵塞使注射失败。为防止注射失败多采用三明治夹心法，有以下几种常用的注射方法。

（1）碘油（预充针芯）–组织胶–碘油（将针芯内的组织胶推到血管内）：是早期采用的方法，由于易并发碘油引起的异位栓塞现已停止使用。

（2）盐水（预充针芯）–组织胶–盐水（将针芯内的组织胶推到血管内）：在没有硬化剂时可以采用。

（3）高糖（预充针芯）–组织胶–高糖（将针芯内的组织胶推到血管内）：在没有硬化剂时可以采用。

（4）硬化剂（预充针芯）–组织胶–硬化剂（将针芯内的组织胶推到血管内）：由于

最后的硬化剂有1.5ml左右在针芯内，会造成浪费，现多用盐水代替这部分的硬化剂。

（5）硬化剂-组织胶-盐水：预充针芯刺入曲张静脉内抽到回血后推注2～3ml硬化剂再注射组织胶，前面的硬化剂可将抽到针芯内的回血推到血管内，减少组织胶堵针的概率，进入血管内的硬化剂破坏血管内皮，产生静脉炎形成血栓，与盐水及高糖预充针芯相比可提高曲张静脉消失率。最后用少量盐水将针芯内的组织胶推到血管内，这也是目前使用最多的方法。

（6）硬化剂-组织胶-空气：预充针芯刺入曲张静脉内抽到回血后推注2～3ml硬化剂再注射组织胶。推组织胶时注射器内加抽针道容积的空气，推注时将注射器倒立，用空气将组织胶顶入血管内，不用换注射器即可将组织胶推到血管内，减少堵针的概率。

2．注射步骤

（1）寻找曲张静脉破裂口：胃静脉曲张出血48小时内进行组织胶注射治疗（出血后情况允许越早越好）。寻找喷血、涌血、渗血、红色血痂，白色血痂，破口显露。

（2）注射：第一针在破口或旁5mm内抽到回血注射组织胶，血止后再对胃其他曲张静脉进行精准组织胶注射。

3．组织胶注射操作过程（以硬化剂－组织胶－盐水为例）

（1）首选破口或旁边5mm内做血管内注射，先用5ml注射器抽取5ml硬化剂，随后将注射针芯充满硬化剂（需1.5～2.0ml）。选择注射点刺入曲张静脉内，抽到回血后，将剩余的3ml左右硬化剂注入，然后快速加压推入0.5～3.0ml组织胶。根据曲张静脉直径1cm注射1ml组织胶的原则选择注射量。对团块状曲张静脉分多点注射，将可见的曲张静脉完全堵塞。每个注射点注射量最多不超过3ml，超过3ml组织胶会造成前面注射的组织胶在血管内已凝固，导致后面注射的组织胶无法进入血管造成浪费。

（2）快速更换注射器，注入2～3ml盐水。

（3）随后迅速退出注射针芯，并用注射针鞘前端压迫注射点。防止刚注射组织胶还未固化而溢出，20～30秒后以相同的方法在其他部位进行注射。建议每个注射点换一个新的注射针，防止针芯内残留的组织胶遇血凝固造成堵针。

（四）注意事项

1．最好抽到回血再注射，防止组织胶注射在黏膜下而只起到压迫止血的作用，影响止血效果和曲张静脉消失率，且易发生排胶出血。

2．出血多、胃底积血量大、破口看不清时，可采用抬高床头、仰卧、右侧卧位和俯卧位等方法找到破口，在破口或旁边5mm内做血管内注射。

3. 注射后拔针出现喷血，可能因组织胶量不足未完全堵塞血管、未刺穿血管、组织胶注射在黏膜下或血管未闭塞等原因造成。用针外鞘管持续压迫出血点，快速准备注射针和组织胶，准备好后换针进行原点位或选择破口胃侧注射点，再次注射组织胶。

（五）组织胶注射中常见的问题

1. 组织胶注射过程中堵针

（1）原因：血管压力大或换注射针时针芯内压力降低，使血液回流到注射针芯内，遇到组织胶固化堵针。

（2）预防：①抽到回血后先注射2～3ml硬化剂将注射针芯内回血全部推到血管内，然后再注射组织胶；②注射组织胶时，注射器内抽3ml空气，将注射器竖起，利用空气将组织胶一次全部推入曲张静脉内。

（3）处理：一旦发生堵针，将针芯退到针鞘内，用针鞘压迫注射点数十秒，随后拔针。如果出现注射点继续出血，随后准备新针和组织胶，再次注射。

2. 注射后注射针粘在注射点血管上处

（1）原因：针芯退得太慢或组织胶外漏使针芯和外套管粘在注射点血管上。

（2）预防：助手要熟练掌握注射方法，组织胶注射完快速换注射器推注盐水，注射结束迅速退出针芯，用外套管压迫针眼，防止针芯周围组织胶固化将针芯粘住。

（3）处理：为防止拔针时撕裂血管引起大出血，不能直接拔针，先将镜头顶住穿刺点再拔针。

3. 组织胶注射时抽不到回血

（1）原因：针芯位于血管腔内才能抽到回血。抽不到回血的原因主要为两条，一是注射针刺穿血管壁针尖达到黏膜下，二是未刺破血管壁。

（2）处理：当注射针抽不到回血时，一边回抽一边慢慢退针，如仍无回血可再次深刺，再次一边回抽一边慢慢退针抽到回血进行注射。反复穿刺、负压吸引仍无回血，可换注射点重复操作，直至抽到回血后再注射组织胶。无回血注射组织胶易将组织胶注射在黏膜下产生并发症和影响疗效。

（六）术后处理

1. 禁食水12～48小时。

2. 术后使用抗生素1～3天。

3. 继续病因治疗。

（七）随访和及时补充治疗

1. 对每一位患者治疗后均进行定期随访（2周、3个月、半年、1年，以后每年随访一次，持续5~10年）。

2. 发现有需要治疗的曲张静脉再次治疗。

（八）具体病例

【病例1】

食管胃静脉曲张出血后48小时内做急诊胃镜，见胃底小弯、前壁有3条静脉曲张与食管静脉曲张相通。小弯静脉表面见小红点为破口（图5-29），对静脉曲张行注射组织胶治疗。用组织胶3ml分3点注射，第一针首选有破口的血管，在破口旁胃侧5mm内抽到回血注射组织胶1ml（图5-30）；第二针、第三针注射在其他两条血管，抽到回血各注射组织胶1ml（图5-31），注射结束见胃曲张静脉全部变硬。

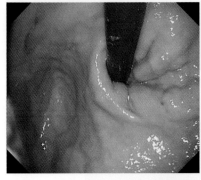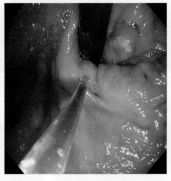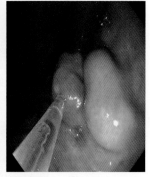

图5-29　胃底小弯、前壁见3条静脉曲张，小弯1条静脉表面见小红色破口瘢痕　　图5-30　第一针在破口旁胃侧5mm内，抽到回血注射组织胶1ml　　图5-31　第三针注射在前壁血管，抽到回血注射组织胶1ml

【病例2】

区域性静脉曲张出血24小时内做急诊胃镜。食管未见静脉曲张（图5-32），见胃底大弯团块状静脉曲张（图5-33），曲张静脉表面见凹陷样破口（图5-34），行内镜下注射组织胶治疗。共注射4点用组织胶6ml，第一针在破口旁2mm注射组织胶3ml（图5-35），第二、第三、第四针注射在未变硬可抽到回血的血管内，每点注射组织胶1ml（图5-36），注射结束见曲张静脉全部变硬（图5-37）。

【病例3】

组织胶注射治疗后复查胃镜表现。组织胶静脉腔内注射可固化闭塞血管，1周至数周后栓塞静脉表面黏膜发生变性坏死，组织胶为一种异物，2周后固化的组织胶开始排出，3~6个月组织胶完全排出，曲张静脉消失（图5-38、图5-39）。

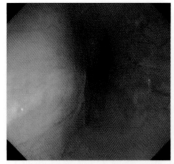

图5-32　食管未见静脉曲张

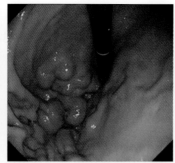

图5-33　胃底大弯见团块状静脉曲张

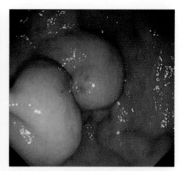

图5-34　静脉曲张表面见凹陷样破口

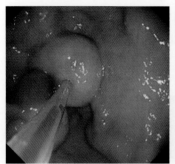

图5-35　第一针在破口旁注射

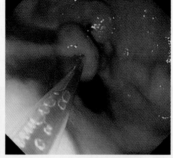

图5-36　第二针在未变硬可抽到回血血管注射

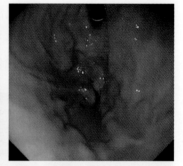

图5-37　注射完曲张静脉完全变硬

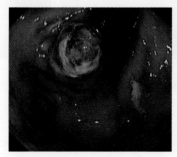

图5-38　胃底静脉曲张组织胶注射1个月后复查，见排胶后溃疡、正在排胶溃疡和尚未排胶的已闭塞的静脉曲张

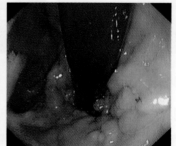

图5-39　胃底静脉曲张组织胶注射1年后复查，见静脉曲张已消失局部残留胃黏膜增生，形成的不规则隆起

【病例4】

组织胶注射治疗后1个月复查出现排胶。3个月后复查出现正在排胶的溃疡和已经部分愈合的排胶后瘢痕（图5-40～图5-42）。

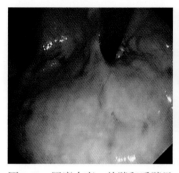
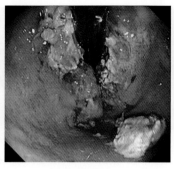
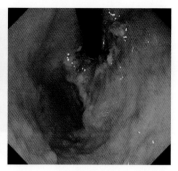

图5-40　胃底小弯、前壁和后壁见
4条静脉曲张与食管静脉曲张相通，
组织胶分4点注射

图5-41　静脉曲张组织胶注射1个
月后复查，见正在排胶的溃疡

图5-42　静脉曲张组织胶注射3个
月后复查，见正在排胶溃疡和已
排胶瘢痕

五、胃静脉曲张出血硬化剂加组织胶注射治疗

（一）急诊出血的临床评估与准备

首先评估患者的病情：依据病史、出血原因、既往有无胃镜检查提示食管–胃静脉曲张（图5-43）、腹部CT是否提示存在肝硬化（图5-44）、门静脉CTA是否提示合并门体分流（图5-45）与门静脉系统血栓（图5-46）等，既往有无肝静脉压力梯度（hepatic vehous pressure gradient，HVPG）测定的数据、有无接受过内镜下静脉曲张治疗等情况。

急诊状态下需要快速对患者进行系统化的评估，是否存在活动性出血，内镜治疗的适应证和禁忌证，有无急诊内镜治疗的条件。如果患者是首次发生消化道出血，无既往影像学及内镜检查资料，应对患者的全身状态进行综合评估，完善血常规、肝肾功能、凝血功能等检查，以及腹部CT。如有条件尽量尽早完善内镜检查明确出血原因，根据内镜检查情况，同时行急诊内镜下止血治疗。

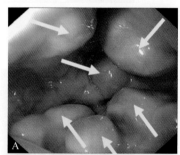
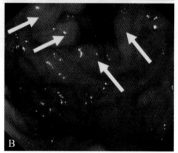

图5-43　食管胃静脉曲张
A. 食管静脉曲张；B. 胃静脉曲张（贲门周围）。

内镜检查操作前，应准备好心电监护、氧气等设备，可采用咽部麻醉、静脉麻醉或气管插管麻醉，有条件建议在气管插管麻醉保护下进行内镜操作。内镜检查前，应检查负压吸引装置、内镜角度等是否符合治疗要求，准备注射针、硬化剂、组织胶等配件和药品、耗材后进行内镜操作。如果患者生命体征平稳，病情许可，

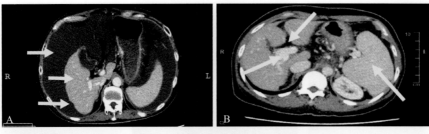

图5-44 肝硬化门静脉高压CT特征

A. 肝脏缩小，表面不平，腹水；B. 肝裂增宽，门静脉增宽，脾大。

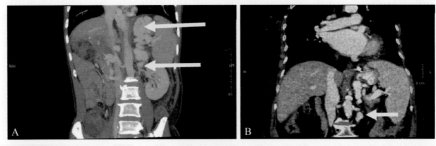

图5-45 门体分流

A. 胃底静脉团，门体分流；B. 门体分流。

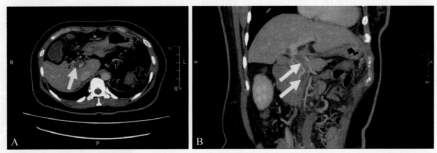

图5-46 门静脉血栓

A. 门静脉血栓（横断面）；B. 门静脉血栓（冠状位）。

建议完善门脉CTA了解内脏血管及门体分流道情况，行HVPG测定评估门静脉压力，再行内镜下检查和治疗。

（二）过程与要点

胃镜检查评估食管静脉曲张情况，排除破口或者血栓头。进入胃腔，首先清理胃腔的积血、食管和胃腔残留液体，暴露曲张静脉情况，并寻找可疑出血破口。环绕贲门周围血管（图5-47）、胃底静脉团表面（图

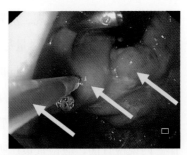

图5-47 环绕贲门周围血管贲门周围静脉曲张注射/回血显示

5-48）、弥漫胃静脉曲张凹陷（图5-49）等处是常见的出血破口位置。组织胶注射采用三明治夹心法，采用聚桂醇或25%高渗葡萄糖作为介质，聚桂醇或者高渗糖预充满注射针管道。选择目标靶血管，注射针刺入靶血管或可以看到回血，或请助手推注少量介质确认针芯位于血管内后，助手按照聚桂醇-组织胶-聚桂醇顺序推入，保证组织胶全部进入血管，助手及时拔出针芯，外套管轻轻压迫注射点数秒直至注射点无活动性出血。重复周围曲张静脉注射每次需要更换注射针，注射完备可以用注射针套管轻轻推压曲张静脉检查是否变硬。

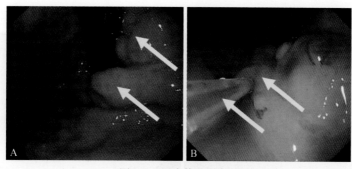

图5-48　胃底静脉团表面

A. 小弯侧静脉曲张（GOV1型）；B. 小弯注射/回血。

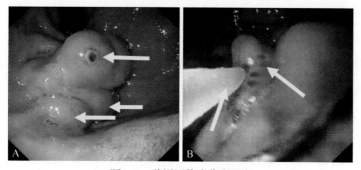

图5-49　弥漫胃静脉曲张凹陷

A. 胃底静脉团及破口显示；B. 破口旁注射组织胶。

注意事项：胃静脉曲张组织胶注射量每点0.5～2.0ml不等，总量根据胃曲张静脉的大小和数量决定，推荐少量（0.5～1.0ml）及多点注射。对于预防再出血的患者，强调完全注射闭塞全部血管。对于急诊组织胶注射可以完全，也可以仅控制出血点，待病情稳定全面评估之后，重新进行治疗方法的选择。完全注射后复查重复组织胶注射治疗预防再出血，可根据临床情况在6～8周复查胃镜再治疗。

（三）技术选择与经验体会

1. 破口处理 主要包括直接注射与金属夹处理；破口注射或者破口旁注射。若胃镜检查发现胃静脉曲张表面存在破口或血栓头，对于GOV1型的患者，可以尽早进行组织胶三明治夹心注射治疗。对于GOV2型或孤立曲张静脉团的患者，如果没有影像学资料，不确定是否存在门体分流道，应评估胃黏膜状态，可考虑使用金属夹关闭破口，争取时间行术前门静脉血管CT评估后再尽快行内镜下治疗；也可以同时通过数枚金属夹，部分阻断其来源渠道及流出道，待减缓突入胃腔的静脉血流后，行组织胶的三明治夹心注射治疗，尽量达到组织胶封堵针眼的效果（图5-50）。

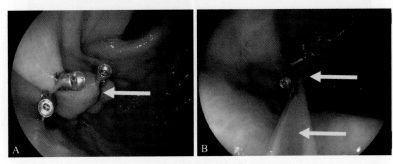

图5-50 破口注射
A. 金属夹处理破口；B. 金属夹处理后注射组织胶见回血。

2. 弥漫性静脉曲张的注射选择 主要包括多量硬化剂+少量多点组织胶或者选择套扎治疗。对于弥漫性胃静脉曲张，特别是胃体弥漫性曲张静脉的患者，推荐充分对门静脉血管CT进行评估，明确胃腔周围血管特点，推荐"多点多聚桂醇少组织胶"注射治疗，在针芯进入血管后，尽可能多地注射硬化剂，达到胃曲张静脉硬化作用，后用0.5ml组织胶封堵针眼即可。也可以考虑先行胃套扎治疗后，序贯组织胶注射治疗，从而减少组织胶的用量，减少组织胶注射后黏膜坏死、异位栓塞等风险。

3. 大团静脉曲张 主要包括联合金属夹。对于巨大的胃静脉曲张团，存在脾肾或者胃肾分流比例高、风险大，通常建议可以先行金属夹阻断部分血流，再进行组织胶三明治注射治疗，可减少组织胶用量并降低异位栓塞风险。

4. 大量积血 主要包括变换体位、择期处理及其他治疗。对急性食管胃静脉曲张破裂出血的患者胃镜检查时，发现胃腔内有大量积血，无法清晰暴露曲张静脉情况，清理血块又存在诸多困难，如果目前无活动性出血等，可以继续药物治疗，待胃腔条件允许再行内镜治疗预防再出血。也可以通过改变体位，调整获得胃底等较容易出现视野不佳的良好位置。

如果持续活动性出血而反复调整，均无法获得清晰的内镜治疗视野，应及时选取替代治疗手段，包括留置三腔二囊管、行介入下经颈静脉肝内门体分流术等其他处理措施干预。

5. **分流**　主要包括如何判断、如何预防异位栓塞。推荐每一位患者在接受内镜治疗前，都要进行门静脉血管CT检查和重建，充分评估胃及食管壁外血管团情况，包括是否存在门体分流道，门体分流道的大小和长度。对于分流道较小较长的患者，可以通过金属夹、缓慢注射、减少组织胶用量等方法减少异位栓塞风险。对于粗大分流道的患者，建议可以通过球囊闭塞逆行经静脉栓塞术辅助内镜下胃静脉曲张组织胶注射治疗，或经颈静脉肝内门体分流术，或超声内镜下辅助弹簧圈注射治疗等方法减少异位栓塞等并发症。

6. **合并食管静脉曲张**　主要包括联合套扎或者硬化，避免经奇静脉肺栓塞的发生。对于同时合并食管和胃静脉曲张，通常推荐食管连续套扎联合胃静脉曲张组织胶三明治注射治疗。尽量减少在食管注射硬化或组织胶总量，警惕存在经奇静脉等罕见的门体分流道引起的异位栓塞风险。

7. **采用超声内镜引导下硬化联合组织胶注射**　对于胃孤立性曲张静脉团，尤其是同时存在门体分流的患者，直接进行组织胶三明治夹心法注射治疗的风险大，组织胶用量也多。可以选择EUS引导下穿刺置入弹簧圈联合组织胶注射治疗，EUS可精准确定靶血管团，经穿刺针置入弹簧圈和组织胶，经EUS确认血流信号消失，可明确曲张静脉团栓塞情况（图5-51、图5-52），提高内镜治疗疗效并减少并发症发生风险。

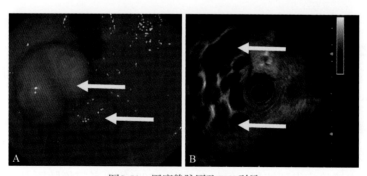

图5-51　胃底静脉团及EUS引导

A. 胃底静脉团 / 不规则，基底显示不清晰；B. EUS 显示无回声 / 房室相通。

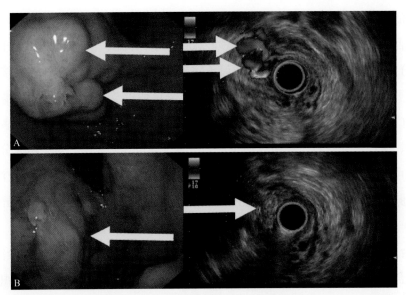

图5-52　EUS引导下硬化联合组织胶注射

A. 胃镜静脉团/EUS血流紊乱，血流方向不一；B. 注射后/血流消失。

（马颖才　孙自勤　薛迪强　陈世耀　黄晓铨　陈　炜）

第六节　食管胃静脉曲张出血内镜下止血失败的处理对策

一、三腔二囊管

对于消化道静脉曲张出血内镜止血失败的处理，各种指南、共识提及不多，但这却是临床工作不得不面对而且必须要处理好的问题。若处理不当，患者可能因失血性休克死亡，使整个治疗失败，甚至出现医疗纠纷。

发生内镜止血失败的情况，首先要评估是否再次内镜治疗，包括对套扎环早期脱环、硬化治疗后注射点溃疡脱痂、组织胶注射后早期排胶（脱胶）等进行补救。绝大多数出血能通过内镜治疗得到控制，但仍有15%～20%的患者门静脉压力过高，出血不能得到有效控制。如果门静脉压力超出内镜治疗奏效的范围，应尽快进行挽救性TIPS或外科手术。

在内镜治疗失败的情况下，三腔二囊管可以作为一种过渡方法，有时能起到一定作用。三腔二囊管压迫是食管胃静脉曲张治疗的传统方法之一，可使出血得到有效控制，但出血复发率高。在内镜治疗失败的情况下，三腔二囊管可能通过几种途径发挥作用：①在内镜治疗止血的基础上增加压迫止血，作用叠加，提高了止血效果；②暂时性压迫出血的静脉曲张，为更充分的内镜治疗争取时间（如转运到技术更强的专科中心或获得科室里经验更丰富的专家诊治）；③作为TIPS或外科手术前的过渡方法。

（一）使用步骤

1. 体外测试气囊状态 三腔二囊管外露端有3个头，2个分别通向胃囊和食管囊、1个通向胃腔做胃管用。使用前先检查气囊是否漏气，管腔是否通畅，测气囊的注气量（参考不同型号器械的具体参数，一般胃囊注气量150～250ml，食管囊注气80～150ml），试好后将气体抽尽，用止血钳夹紧进气口。观察胃囊口侧起点的刻度位置，必要时测量并在管壁标记拟插入的位置。

2. 插管将胃囊越过贲门 用液状石蜡润滑后，按留置胃管的方法，将三腔管从患者鼻腔插入。三腔二囊管比胃管粗，插入时患者痛苦较大，注意安抚患者。按事先观察好的长度，将三腔二囊管前端送达胃腔。此时能通过胃管腔抽出胃液或注气听诊有气过水声。

3. 充满胃囊后回拉压住贲门区 向胃囊注入空气、夹闭，轻轻将三腔管向外牵拉，直至感觉有弹性阻力，表明胃气囊已压于胃底贲门部，通过滑轮装置牵引固定。食管囊可先不注气，一般压迫贲门部即能阻断胃冠状静脉来源的血流。若止血效果不佳，可将食管囊注气压迫食管下段。在鼻孔外管壁做好标记以备检查是否脱出。

（二）牵拉力量和时间

三腔二囊管用0.5kg重的物品通过滑轮装置牵引固定。力量太小不能充分压迫曲张静脉，力量太大容易局部组织坏死或气囊脱出。压迫时间不宜过长，应根据病情8～24小时放气1次避免管壁压迫坏死。

（三）使用中容易出现的问题

使用三腔二囊管最容易出现的问题是在牵引力的作用下移位脱出。胃囊漏气缩小或贲门松弛后胃囊滑入食管，可压迫气管，引起窒息，或造成局部管壁坏死穿孔。置管后应密切观察，及时检测胃囊压力及三腔二囊管深度。若脱出应立即给抽尽胃囊气体，重新向胃侧插入，然后再次注气、牵拉，若三腔二囊管能停留在原来标记的部位，则继续压迫并持续观察；若不能维持在原来的位置则需撤除气囊，更换新的三腔二囊管，或改用其他治疗方法。三腔二囊管压迫止血还容易引起吸入性肺炎，这是因为气囊压迫后口腔、咽喉部分泌物无法进入胃腔，因此需要及时清理口腔分泌物。

（四）拔除时机和方法

应用三腔二囊管后，通常要评估再次内镜治疗、TIPS或外科手术，或转运至技术更强的专科中心等事宜，并密切观察患者生命体征、出血情况。若无其他后续措施而患者呈现出趋于止血的表现，可能是已达到压迫止血的效果。趋于止血的表现包括三腔二囊管的胃管引流变淡、脉搏变有力、血红蛋白稳定等。出血停止后24小时，可先放气观察24小时，若仍无出血即可拔管。拔管时，先将食管囊的气放出，再将胃囊的气放出，然后口服30ml液状石蜡，随后将管缓慢退出。若拟再次内镜下治疗，通常在内镜前拔管；若拟进行TIPS，通常TIPS后拔除三腔二囊管。

二、全覆膜金属支架

全覆膜金属支架（self-expandable metal stent，SEMS）最初用于食管良恶性狭窄及复杂性食管瘘的内镜下治疗，也有学者尝试将其用于难治性食管非静脉曲张出血的治疗并取得了满意的疗效。近十余年来其适应证逐渐拓宽，并应用于难治性EVB的治疗，治疗时应使用大直径、全覆膜SEMS。

（一）原理、适应证和禁忌证

SEMS置入后通过自身膨胀，压迫出血的曲张静脉，从而达到止血目的。起初使用的是普通的SEMS，无法锚定贲门，支架移位率高，仅见个案报道，未在临床推广应用。Hubmann等设计了一款专门适用于EVB治疗的新支架——SX-ELLA Danis支架（图5-53），该支架是一种可移动的、全覆膜、自膨式金属支架，由镍钛合金和塑料被膜组成，支架的中间和两端不透X线。支架释放后长135mm、宽25mm，有独立的置入和取出装置（PEX-ELLA），支架置入系统直径26F，长60cm，尾端有一个气囊，释放充气后可将支架远端锚定在食管胃结合部，同时胃气囊有一个保护性压力值，若向胃囊内充气冲过该压力值，气囊自动破裂，可减少高压力引起的食管破裂或穿孔风险。与传统的支架相比，该支架主要有以下优势：①可减少支架移位率及由此带来的其他风险；②可减少气管阻塞、食管壁坏死和瘘的风险；③可在无内镜或透视下进行放置。

SEMS目前主要适用于内镜和/或药物未能控制的EVB，存在内镜/TIPS治疗禁忌证或无内镜/TIPS治疗条件的EVB，EVB使用三腔二囊管治疗造成食管穿孔或破裂，也可用于胃静脉曲张弥漫性大出血的初始治疗。

其禁忌证主要包括明确存在的胃静脉曲张出血、严重食管狭窄、患者拒绝。巨大食管裂孔疝、肝性脑病或其他原因导致昏迷者为相对禁忌证。

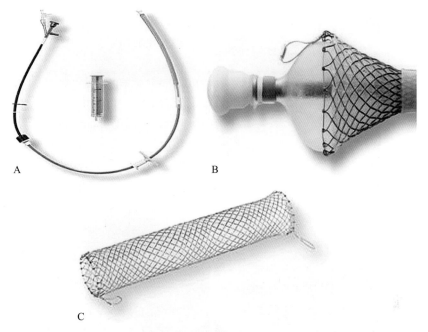

图5-53　SX-ELLA Danis支架

A. 置入系统，直径26F，长60cm；B. 尾端球囊，用于锚定在贲门；C. 支架：长135mm、宽25mm。

图片来源：Gastrointest Endosc, 2010, 71(1): 71-78.

（二）操作步骤

SEMS可在无内镜或透视情况下、内镜辅助下或X线透视辅助下进行。文献报道多在内镜辅助下置入，内镜辅助有助于更准确地将支架放置于出血部位而达到止血目的。其操作步骤如下：

（1）内镜下置入导丝。

（2）沿导丝送入支架放置系统，系统末端到达胃后，末端的气囊扩张并锚定贲门，确保支架的末端在食管胃交界处。

（3）撤出系统，内镜检查支架的位置和止血情况。

（4）回收：内镜下，用回收系统导丝勾住支架上的金属环，撤出胃镜。

（5）沿导丝将回收系统送入食管，并同时轻柔地向外拉扯导丝，使金属支架进入回收系统。

（6）确定支架完全收入回收系统后，撤出系统，内镜检查（图5-54）。

支架置入后注意事项：

（1）如果非内镜直视下或X线引导下置入，建议置入后完善X线检查确认支架位置良好。

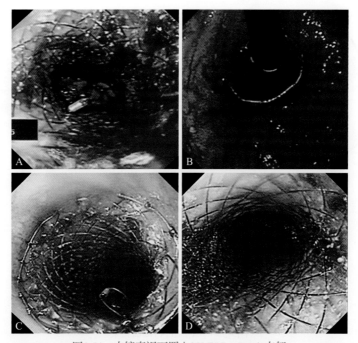

图5-54　内镜直视下置入SX-ELLA Danis支架

A. 内镜位于食管中下段，可见静脉曲张出血；B. 胃底侧支架；C. 支架上缘；D. 支架中段。

图片来源：Gastrointest Endosc, 2010, 71(1): 71-78.

（2）支架置入后，如原发病允许，可经口进食。

（3）支架放置时间根据患者情况而定，最好是出血停止、病情稳定且可过渡至有确切疗效的治疗方法为宜，建议≤14天，以7～14天为多，亦有文献报道放置达30天。

（4）放置支架期间，积极治疗原发病，改善患者一般情况及肝功能，创造条件进行进一步治疗（内镜下治疗、TIPS、肝移植等）。

（5）积极观察患者反应，评估疗效及并发症。

（三）临床疗效

自2006年Hubmann等首次报道SEMS治疗难治性EVB以来，已有十余项研究逾200例难治性EVB患者接受SEMS治疗，均获得较满意的疗效。另有6项相关系统评价和/或荟萃分析发表，一项纳入11项研究的最新荟萃分析结果显示：188例患者接受SEMS治疗，97.4%患者使的为SX-ELLA Danis支架，支架放置时间为2～12天，支架放置成功率为95%，24小时出血未控制率为10.3%，5天内出血未控制率为12.7%，5天内病死率为21.3%，6周内病死率为41.8%（其中因出血未控制而死亡的仅占12.1%），总体支架移位率为23.8%。操作相关并发症发生率较低，包括气管压迫（1/188）、食管溃疡

（10/188）、胸痛伴心动过缓（1/188）、吞咽困难（1/188）和呃逆（2/188）。

（四）与其他挽救措施的对比研究

1．SEMS与三腔二囊管的疗效对比　2016年一项随机对照临床试验研究共纳入28例难治性急性EVB患者，其中三腔二囊管（balloon tamponade，BT）15例，SEMS13例；两组间肝衰竭严重程度、内镜下出血表现、初始治疗无显著差异，研究结果显示：尽管二者6周内病死率无显著差异（SEMS *vs.* BT，54% *vs.* 40%），SEMS 15天内止血率高于BT组（85% *vs.* 47%）、平均输血量及严重并发症发生率SEMS组低于BT组（2 *vs.* 6U红细胞、15% *vs.* 47%），治疗成功率（定义为治疗后15天内无消化道出血，无严重并发症且存活）SEMS亦高于BT（66% *vs.* 20%）。基于该结果，Baveno Ⅵ共识提出SEMS治疗难治性EVB较BT更为安全、有效。一项荟萃分析（表5-2）纳入23项研究（12篇BT共570例患者，11篇SEMS共188例患者），结果显示：SEMS治疗难治性EVB效果优于BT（表5-1），而且SEMS中操作相关严重并发症和病死率显著低于BT（SEMS *vs.* BT，严重并发症：1/188 *vs.* 84/570；死亡：1/188 *vs.* 18/570）。

表5-2　SEMS与BT治疗难治性EVB荟萃分析结果汇总表

指标	SEMS（95%CI）	BT（95%CI）
24小时出血未控制率	10.3%（5.5%～16.1%）	19.8%（5%～40%）
5天内再出血率	12.7%（6.3%～20.9%）	43%（32.1%～54.3%）
6周/30天内再出血率	21%（7.3%～38.4%）	53.4%
5天内病死率	21.3%（11.7%～32.6%）	30.9%（25%～47%）
6周/30天内病死率	41.8%（28.4%～55.8%）	47.2%（32%～62.7%）
并发症	9.2%（4.3%～15.1%）	20.4%（4.5%～68.4%）

2．SEMS与TIPS的疗效对比　目前尚无SEMS与TIPS疗效对比的临床研究，2020年发表的一篇荟萃分析纳入21篇难治性EVB临床研究（12篇SEMS共176例患者，9篇TIPS共398例患者），结果显示：二者（SEMS *vs.* TIPS）的操作成功率、即时止血率、再出血率、并发症发生率、全因病死率分别为88.3% *vs.* 91%、84.5% *vs.* 97.9%、19.4% *vs.* 8.8%、36.9% *vs.* 41.4%、43.6% *vs.* 26.9%，其中SEMS支架移位率为31.8%（95%CI，22.0%～43.5%），二者技术成功率、即时止血率、并发症发生率无统计学差异，但SEMS再出血率和全因病死率高于TIPS。

（五）指南推荐

我国2016年版《肝硬化门静脉高压食管胃静脉曲张出血的防治指南》虽未做出明确推荐，但提出：经过药物或常规内镜套扎或硬化剂治疗后，仍有15%～20%患者反复出血或活动性出血不能有效控制（称为难治性静脉曲张出血），而其他挽救治疗措施（如TIPS、外科手术）不可及或没有时机，严重威胁患者生命时，内镜下覆膜食管支架挽救治疗具有一定的效果。

欧洲肝病学会《失代偿期肝硬化患者临床管理指南（2018年版）》亦指出：在EVB无法控制的情况下，可使用可回收覆膜自膨式食管支架替代BT，但必须要有相关经验的专业医生操作，并作为一种临时的"桥梁"，直至制订明确的治疗方案（证据等级：Ⅰ，推荐级别：弱推荐）。

欧洲消化内镜学会《食管支架治疗良恶性疾病临床指南（2018年版）》：推荐大直径、SEMS用于药物、内镜和/或介入治疗无效的EVB，或作为弥漫性EVB的初始治疗（证据等级：中等，推荐程度：强推荐）。

《Baveno Ⅶ门静脉高压共识》推荐：BT与SEMS均可作为难治性EVB的过渡措施直至制订TIPS等更有效方案。SEMS与BT疗效相近，但安全性更高。

（六）展望

目前的研究证据证明，SEMS可作为难治性EVB患者一种安全有效的过渡治疗方法，其疗效及安全性优于BT。但是目前多为小样本临床研究，唯一的随机对照研究为SEMS与BT治疗难治性EVB，且仅纳入28例患者。目前，尚缺乏与TIPS的对比临床研究，因此还需要更多大样本、多中心的随机对照临床研究，进一步证实SEMS在难治性EVB中的临床地位。而且使用的SX-ELLA Danis支架无法治疗胃静脉曲张出血，费用昂贵，且国内尚未开展，因此仍有进一步的改善空间，包括支架设计以及自主研发国产用于EVB治疗的支架，以满足我国EVB患者的治疗需求。

三、经颈静脉肝内门体分流术

（一）概述

经颈静脉肝内门体分流术（transjugular intrahepatic portosystemic stent-shunt，TIPS）是指经颈静脉入路从肝静脉穿刺肝内门静脉，在肝静脉与门静脉之间建立门体分流道，以达到降低门静脉压力、治疗食管胃静脉曲张破裂出血和顽固性腹水等一系列门静脉高压并发症的微创介入治疗技术。自20世纪80年代末Rossle等首次采用TIPS成功治疗

1例门静脉高压静脉曲张出血伴大量腹水患者以来，该技术广泛用于治疗门静脉高压并发症，适应证也逐步扩展。TIPS技术20世纪90年代初被引入中国，在徐克等国内最早开展TIPS的一批介入放射学专家的不懈努力下，TIPS技术得以在全国范围内大力推广，目前是治疗食管胃底静脉曲张的急性出血及二级预防的重要手段。

（二）适应证

1. 急性食管静脉曲张出血

（1）挽救性TIPS：肝功能Child-Pugh A级经药物和内镜治疗失败的急性出血，覆膜支架TIPS可以作为挽救措施。急性静脉曲张出血采用血管活性药物联合内镜治疗的标准治疗，5天内不能控制的出血或再出血，可选择挽救性TIPS治疗，TIPS对急性静脉曲张出血的出血控制率达90%~100%。

（2）优先TIPS：EV、GOV1和GOV2急诊出血，在初次药物联合内镜治疗后，符合以下任一标准，应在72小时（理想情况下＜24小时）内行覆膜支架优先TIPS治疗：Child-Pugh C级（评分＜14分），或Child-Pugh B级（评分＞7分）初次内镜下有活动性出血，或HVPG＞20mmHg，从而降低其6周内病死率。

2. 预防食管静脉曲张再出血（二级预防）　覆膜支架TIPS作为预防出血的二线措施，是NSBB或卡维地洛联合内镜治疗仍然发生再出血的治疗选择，尤其是不能耐受NSBB或卡维地洛，或有复发性腹水的患者应优先选择。

3. 胃静脉曲张出血　对保守治疗难以控制的急性胃静脉曲张出血的患者，TIPS可考虑作为挽救措施，同时还要重视栓塞曲张静脉。对出血得到控制的GOV2和IGV1患者，TIPS是预防曲张静脉再出血的重要手段。

4. 顽固性腹水、肝性胸腔积液　对静脉曲张出血合并肝硬化顽固性或复发性腹水、肝性胸腔积液的患者，TIPS能兼顾出血及胸腹腔积液，可优先选择TIPS。

5. 门静脉血栓　合并门静脉血栓（portal vein thrombosis，PVT）及门静脉海绵样变患者内镜治疗失败率较高，可考虑行TIPS。

（三）禁忌证

1. 绝对禁忌证

（1）充血性心力衰竭或重度瓣膜性心功能不全。

（2）难以控制的全身感染或炎症。

（3）Child-Pugh评分＞13分或者终末期肝病评分＞18分。

（4）重度肺动脉高压。

（5）严重肾功能不全。

（6）快速进展的肝衰竭。

（7）肝脏弥漫性恶性肿瘤。

（8）对比剂过敏。

2．相对禁忌证

（1）先天性肝内胆管囊状扩张症（Caroli病）、胆道梗阻性扩张。

（2）肝脏体积明显缩小。

（3）多囊肝病。

（4）门静脉海绵样变。

（5）中度肺动脉高压。

（6）重度或顽固性肝性脑病。

（7）胆红素＞51.3μmol/L。

（8）重度凝血功能障碍性疾病。

（四）操作流程和重要注意事项

1．**门静脉显像**　必要时先经肠系膜上动脉或脾动脉行间接门静脉造影术，有条件者可行肝静脉球囊阻断逆行CO_2造影术。

2．**穿刺、肝静脉插管**　颈内静脉穿刺成功后，将导丝送入下腔静脉，调整导丝进入肝右静脉或肝中静脉，将穿刺系统选择性插入肝静脉，测量并记录游离肝静脉压。有条件者建议准确测量HVPG。如果无可用肝静脉，可以直接从下腔静脉穿刺门静脉。

3．**门静脉穿刺常用方法**　包括影像学资料、门静脉造影、逆行CO_2造影和实时超声引导等。在这些方法的指导下，通常选择距离最短、弯曲角度最小的门静脉进行穿刺。对肝静脉萎缩、闭塞或寻找困难的门静脉高压患者，可以选择第二肝门附近的下腔静脉肝后段进行门静脉穿刺。

4．**建立门腔通道**　从肝静脉穿刺门静脉成功后，通过注射对比剂判断所穿刺管腔是否为肝内门静脉分支。判断准确无误后，用超滑导丝调整进入脾静脉或肠系膜上静脉进行直接门静脉造影，测量基线水平的门静脉压力、下腔静脉压力，计算门静脉和下腔静脉压力差，作为PPG。

5．**球囊导管扩张术及血管内支架植入术**　沿导丝送入球囊导管并扩张穿刺道，通常采用8mm球囊。结合球囊扩张时的切迹及血管造影结果选择合适的血管内支架，定位后释放。远心端覆膜部分应开始于门静脉和肝实质的汇合处，支架下端应尽可能顺应门静脉走行，近心端应到达肝静脉下腔静脉入口处，同时避免支架过度进入下腔静脉或右心房，以免增加今后肝移植手术的难度。检查血流通过支架的顺畅性，并再次测量门静脉、脾静脉及下腔静脉压力，计算PPG。

6．术后PPG和最佳阈值PPG的测量　建议选择门静脉-下腔静脉压力梯度在清醒或轻度镇静的状态下，分别在门静脉主干和下腔静脉支架引流处测量，对于急诊TIPS，建议在患者状态稳定后，重复测量PPG。对于曲张静脉破裂出血，PPG降至12mmHg或以下，或比基线水平降低50%以上可以显著降低曲张静脉再出血风险。

（五）并发症及处理

1．手术相关并发症　目前，TIPS操作相关并发症并不常见，而且会随着操作者经验的提高而减少。其中，腹腔内出血是最严重的TIPS操作相关并发症。误穿刺肝动脉、胆管、肝外门静脉或操作时导丝引起肠系膜血管壁撕裂伤，均可造成腹腔内出血，可通过植入覆膜支架进行止血。对于大出血患者应密切观察，必要时行外科开腹修补术。其他并发症（如误穿刺入胆囊胆管致门静脉胆管瘘或胆汁性腹膜炎、穿刺后感染或脓肿形成、心律失常、支架移位等）较少见。

2．术后支架功能障碍　裸支架TIPS后1年分流道狭窄率高达50%，覆膜支架TIPS后1年支架功能障碍发生率降至12%。支架位置与术后支架功能障碍的发生有密切联系，TIPS术后是否进行抗凝尚缺乏循证医学证据。

3．肝性脑病　TIPS术后1年肝性脑病发生率为15%～48%，多出现在术后1～3个月。目前对肝性脑病分级多参照West-Haven标准。年龄>65岁、肝功能较差、术前肝性脑病史或术前轻微肝性脑病是TIPS术后肝性脑病的主要预测因素。目前尚无措施可以有效预防TIPS术后肝性脑病。口服利福昔明、使用小直径支架是否可以预防术后肝性脑病的发生，目前仍在研究中。TIPS术后肝性脑病的治疗首先应积极寻找及去除诱因。主要治疗药物包括乳果糖、利福昔明、门冬氨酸鸟氨酸、支链氨基酸等，对以上治疗无效的顽固性肝性脑病患者，可以选择支架限流或封堵术改善肝性脑病，但随着门静脉压力的升高，曲张静脉出血或腹水可能会复发。目前，肝移植被认为是难治性HE的最终治疗方法。

（六）进展前景

TIPS将传统的外科分流模式改变为肝内分流模式，兼备创伤小、无须全麻及并发症少等优点。优先TIPS可以改善高危急性曲张静脉出血患者的生存。覆膜支架TIPS在改善顽固性或复发性腹水生存方面的证据逐渐增强。在其他情况下，TIPS通常作为肝硬化消化道出血保守治疗或标准治疗失败后的二线治疗方法。TIPS术后肝性脑病等并发症仍制约着TIPS的广泛应用，改良穿刺、分流路径或限制分流的支架研发值得期待（图5-55）。

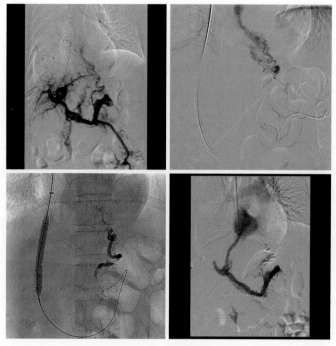

图5-55　TIPS技术

四、内镜治疗失败的经颈静脉肝内门体分流术

经颈静脉肝内门体分流术（TIPS），有的文献将其写成TIPSS，是经颈静脉插管至上腔静脉、在肝内穿刺到门静脉、并植入支架的一种放射介入治疗方法。TIPS能有效地将门静脉压力疏导至体循环，在挽救内镜治疗效果不佳的病例方面具有重要意义。有文献表明，对于肝静脉压力梯度（HVPG）>20mmHg的患者，通常内镜下治疗效果不佳，选择TIPS更为合适。

与内镜相比，TIPS优点是能有效减低门静脉系统的压力。与外科手术相比，TIPS优点是创伤小。TIPS时可以经门静脉超选择性地到达静脉曲张部位进行栓塞，达到分流、断流同时完成的效果。TIPS早期开展时，较多地发生肝性脑病、支架堵塞等。随着小直径、覆膜支架等技术改进，TIPS应用越来越有优势。本部分内容主要介绍静脉曲张出血内镜止血失败后的TIPS。

（一）TIPS应用于内镜止血失败的情形

1. 食管胃静脉曲张破裂大出血，经充分的药物联合内镜下治疗仍未呈现止血趋势，应考虑做TIPS（学术界称为挽救性TIPS）。

2. 经内镜治疗后仍然反复静脉曲张复发出血者，考虑门静脉压力过高，不进行减压难以防止再出血，可考虑进行TIPS。此种情况也可以先试行脾栓塞以减少门静脉血流，若仍无效再考虑TIPS。

3. 考虑为门静脉高压性胃病引起的反复出血，保守治疗效果不佳者，可在充分沟通后进行TIPS。

（二）不适合TIPS的情况

1. 严重的肝功能障碍。国内外多个指南均指出TIPS可作为内镜止血失败的一线挽救措施，但对于Child-Pugh评分＞13分者不推荐使用。此种情况即使降低了门静脉压力，患者也常会因肝功能衰竭而死亡。

2. 顽固性肝性脑病。TIPS后，由于门静脉血液可不经过肝细胞解毒作用，直接回流到体循环，会加重肝性脑病，使患者处于持续昏睡甚至昏迷的状态，对于患者缺少总体获益。

3. 门静脉海绵样变、肝癌、肝寄生虫囊肿、多囊肝病、胆系感染、右心衰竭等患者，行TIPS有诸多难度和隐患，因此这些情况下，即便是内镜止血失败，选择TIPS也要慎重考虑。

（三）TIPS的过程

TIPS的具体操作详见其他章节，挽救性TIPS操作除了比较紧急外，过程基本一致。简要地说，TIPS操作是先颈内静脉穿刺，经颈内静脉行肝静脉插管，显示肝静脉并选择穿刺点；然后从肝静脉穿刺门静脉分支，直接进行门静脉造影和测压；最后用球囊扩张分流道，置入支架，建立肝静脉–门静脉之间的分流道。

（四）TIPS术后观察

TIPS术后，除了观察静脉曲张出血是否趋于停止外，还要重点预防肝性脑病和支架内血栓形成。另外，TIPS穿刺的并发症如腹腔出血也要注意观察。

通常TIPS术中植入支架后，即可测得门静脉压力明显下降，术后临床上可观察到出血停止表现。文献报道挽救性TIPS止血成功率约为93%。

挽救性TIPS术后，要进行持续抗肝性脑病和抗凝治疗。抗肝性脑病治疗因根据病情转归逐渐调整。抗凝治疗通常最初1周用肝素，后期改成口服抗凝药。由于患者刚发生静脉曲张破裂出血，抗凝药物与止血药物之间平衡需要精确掌握，每天检查凝血酶原时间、凝血酶原活动度、国际标准化比值等，并结合消化道出血是趋于稳定，还是趋于加重的临床评估，进行细致观察和药物调整。

TIPS后的远期观察主要是支架是否堵塞。前期使用的无覆膜支架堵塞发生率高，应用覆膜支架后，支架堵塞发生率已明显减少。

五、球囊闭塞逆行经静脉栓塞术

（一）概况

球囊闭塞逆行经静脉栓塞术（balloon-occluded retrograde transvenous obliteration，BRTO）是指经股静脉或颈静脉途径，自肾静脉进入胃底曲张静脉与肾静脉之间的分流道，用球囊导管闭塞分流道，继而向胃底曲张静脉内注入硬化剂或组织胶，闭塞胃底静脉曲张。BRTO能够在栓塞胃底静脉曲张时，避免经胃肾分流道的异位栓塞，是合并胃肾分流的胃底静脉曲张的重要治疗手段。该技术最早在20世纪90年代初由日本学者Kanagawa等报道，并创造了术语BRTO，后该术式逐渐为亚洲及美国的学者所接受。

BRTO主要用于内镜下注射治疗GV出血失败，且术前有影像学资料提示有胃肾或胃腔分流的患者。BRTO创伤小、成功率高，具有较高的GV闭塞率和较低的再出血率，且能够改善肝性脑病和肝功能。BRTO手术通过用球囊封闭GV流出道的出口，逆行注射硬化剂进入GV。硬化剂取代红细胞并破坏静脉内皮，导致血栓形成，从而根除胃静脉曲张。尤其是近年来，针对门静脉高压症的治疗越来越个体化、精准化，胃底静脉曲张，尤其是合并胃肾分流的胃底静脉曲张的治疗更多地受到研究者的关注，BRTO作为一种针对胃底静脉曲张比较成熟的治疗方式，也越来越多地受到研究者的重视。

（二）理论基础

胃底静脉曲张系统的解剖特点不同于食管静脉曲张，其供血血管通常来源于脾静脉或门静脉的一条或多条供血血管，其引流血管有60%～80%合并自发的门体分流道，其中90%以上都是经胃底引流至左肾静脉的胃肾分流道，其他还包括经膈下静脉等直接引流至下腔静脉的分流道。

胃肾分流会导致胃底静脉曲张在行内镜下组织胶注射时存在异位栓塞的潜在风险。而这些分流道正是BRTO实施的解剖基础。通过胃肾分流道，应用球囊导管插入分流道，扩张球囊将分流道闭塞后，逆行向胃静脉曲张内注射硬化剂，并维持球囊一定时间，使硬化剂留置在胃静脉曲张内一定时间，直至血管硬化形成血栓，曲张血管闭塞，从而达到治疗胃底静脉曲张的目的。

栓塞可用材料包括5%乙醇胺油酸酯（ethanolamine oleate，EO）、3% sodium tetradecyl sulfate（STS）、聚桂醇、无水乙醇、NCBA胶、弹簧圈等。其中，5% EO在日本较常用，但是因其易引起溶血及血红蛋白尿，需应用结合珠蛋白解毒，国内难以得到，其使用受到限制。欧美国家多采用3% STS，但国内亦难以取得该材料。聚桂醇在国内常用于下肢静脉曲张的治疗，副作用小，硬化效果亦佳，是国内学者较常选择的硬化剂。另外，BRTO术中还经常选择NCBA胶和弹簧圈等栓塞剂与硬化剂联合使用。在日本，有BRTO专用的预成型闭塞球囊导管，血管选择及血管闭塞均较方便，国内目前无同类产品，临床上可以用取栓球囊导管替代。

（三）设备介绍

血管鞘（6-14F），球囊导管，造影导管（Cobra或Simon Ⅱ导管最常用），硬化剂（常选择聚桂醇注射液）。

（四）适应证

BRTO实施的基础为必须有胃底静脉曲张和胃肾分流道，最重要的指征包括胃静脉曲张出血、分流性脑病等。具体如下：

（1）活动性出血的胃底静脉曲张，伴有胃肾分流道。

（2）有消化道出血病史的胃底静脉曲张，伴有胃肾分流道。

（3）有近期出血风险的胃底静脉曲张，伴有胃肾分流道。

（4）难治的分流性脑病，伴有胃肾分流道。

（五）禁忌证

BRTO的绝对禁忌证是存在完全的门静脉血栓形成/闭塞。因此，术前必须通过多普勒超声或横断面成像检查门静脉通畅性，以确定预计闭塞的靶血管不是门静脉唯一的流出道。BRTO的相对禁忌证如下：

（1）严重的凝血功能障碍（很可能与肝衰竭相关）。

（2）静脉血栓（区域性门静脉高压）。

（3）门静脉血栓。

（4）未经控制的食管静脉曲张出血。

（六）术前准备及管理

所有患者在治疗前均应完成肝功能、凝血功能、血常规等检查，并完善备血。急性出血患者一般在经过液体复苏及药物治疗，待出血稳定后进行手术。术前应行胃镜检查，明确胃底静脉曲张程度及有无食管静脉曲张，并明确出血位置。在胃静脉曲张及分流道栓塞后，门静脉压力升高，术后有加重食管静脉曲张的可能，如果术前评估存在食管静脉曲张，BRTO术后应行预防性的内镜下食管静脉曲张套扎治疗。所以，术前均应行胃镜检查。术前高质量的增强CT及门静脉成像（CTV）评估尤为重要，在BRTO前必须明确门静脉是否通畅，胃肾分流是否存在及其大小，是否存在其他分供血血管及引流血管。患者需提前禁饮食。

（七）操作方法

BRTO的操作过程是将球囊导管插入到胃肾分流道内，用球囊闭塞分流道，然后向胃静脉曲张内注射硬化剂。应用球囊闭塞分流道的作用有两个：①球囊闭塞后可以行逆行血管造影，显示胃静脉曲张；②阻断血流，注射硬化剂后，可以使硬化剂滞留在静脉曲张中，避免向体静脉方向及门静脉方向反流。硬化剂在曲张静脉中滞留可以持续硬化血管内皮，并继发血栓形成，从而闭塞曲张血管。具体操作过程如下：

1. 血管入路 采用Seldinger方法，穿刺股静脉或颈内静脉。大多数患者选择经右侧股静脉插管，少部分情况需采用右侧颈内静脉。血管鞘选择6-14F不等，根据分流道宽度，选择不同直径的球囊导管。术前需要仔细分析分流道与肾静脉的角度，以选择合适的穿刺入路。

2. 分流道插管 常选用Cobra导管或Simon Ⅱ导管通过左肾静脉选择胃肾分流道，然后通过超滑加硬导丝交换球囊导管。若因左肾静脉与胃肾分流道角度大，球囊导管难以进入分流道，可选用长鞘支撑，以便将球囊导管送入分流道。

3. 球囊闭塞分流道 扩张球囊，闭塞分流道，国内无专用的闭塞球囊导管，常选择取栓球囊导管代替（5.5-7F，扩张后球囊最大直径12～14mm）。闭塞位置的选择可以位于分流道内任何一个狭窄的位置，能保持球囊的稳定即可。

4. 逆行造影 保持球囊闭塞，然后经球囊导管内，采用手推造影的方式，缓慢注入对比剂，直至显示胃静脉曲张及其所有的供血血管、引流血管。注意观察有无其他的引流血管，以防注射硬化剂时硬化剂反流。注意记录对比剂的用量，以确定硬化剂的用量。

5. 硬化剂注射 硬化剂注射的目标是充满胃底静脉曲张及其供血血管、引流血管，从而将其全部硬化。国内常用聚桂醇作为硬化剂，将对比剂与聚桂醇充分混合（1：2），经球囊导管直接注射，或经球囊导管内送入微导管进一步进行超选择性靶血管后注射。直至胃底静脉曲张全部显影，供血血管显影，而不向门静脉内反流。然后，保留球囊导管，将硬化剂维持在靶血管中。

6．**硬化时间** 留置球囊导管12~24小时，通常需要过夜。部分学者认为，可将硬化时间降低为4~6小时。

7．**移除球囊** 达到预定时间，硬化结束后，在X线透视下，先抽空球囊，确定硬化剂及对比剂无移位，可将球囊移除。

（八）术中和术后注意事项

1．**分流道插管技巧** BRTO成功的关键在于胃肾分流道的插管成功，术前需详细阅读影像学资料，尤其是CT静脉成像，以明确分流道位置及角度，一般经股静脉插管，采用Simon Ⅱ导管选择左肾静脉，后退导管，导管头端即可弹入分流道开口，应用导丝进入分流道。若分流道开口位于左肾静脉距离下腔静脉较远处，Simon Ⅱ导管通常难以选择，可在超滑加硬导丝引导下，先将长鞘跟进至左肾静脉，经长鞘内送入各种导管寻找分流道。

2．**进行球囊闭塞时的注意事项** 因分流道及曲张静脉壁很薄，扩张球囊时压力不应太大，避免损伤血管，一般将球囊插入至分流道内的一个狭窄部上方，扩张球囊后，略牵拉球囊，使其固定在狭窄部即可。逆行造影及硬化剂注射时，亦应轻轻推注造影剂及硬化剂，以免压力太大造成胃静脉曲张破裂出血。

3．**注意发现及处理对比剂"逃逸"** 部分患者胃底曲张静脉有多条供血血管及引流血管，单纯闭塞胃肾分流行逆行硬化剂注射时，硬化剂可经这些血管流出，造成异位栓塞，且影响硬化效果。造影时应注意发现这些血管，注意观察是否存在对比剂逃逸的情况，若对比剂通过这些血管逃逸，需要应用弹簧圈先将其栓塞后，再逆行注射硬化剂；也可采用"预硬化"的方式，先注射少量硬化剂，等待20~30分钟，待小侧支血管闭塞后，再次进行硬化剂注射。最常见的异常引流血管为膈下静脉。

4．**重视留置球囊导管的护理** 硬化过程中患者平躺卧床，穿刺肢制动，妥善固定血管鞘及球囊导管，防止球囊导管脱出，并注意观察穿刺点有无出血。

5．**术后注意事项** 术后注意水化、利尿，注意肝肾功能的变化，防止出现肝肾功能衰竭；术后观察患者生命体征的变化，注意有无并发症的发生，并予积极处理。

6．**拔除球囊导管时的注意事项** 应在X线透视下拔除，先观察球囊是否移位或破裂。若球囊正常，则先缓慢抽空球囊，注意观察有无硬化剂外溢及移位；若有移位，可立即将球囊复张；若无移位，抽空球囊后，在导丝辅助下缓慢退出球囊。

7．**术后随访** 术后随访时应密切关注食管静脉曲张有无加重。由于BRTO术后可增加门静脉压力，胃静脉曲张消失后，部分患者会出现食管静脉曲张加重的情况，有时会再次引起消化道出血。因此，BRTO术后患者应常规进行胃镜随访，一旦出现食管静脉曲张加重的情况，采取积极的内镜套扎或硬化治疗。

（九）并发症的预防与处理

1. **血红蛋白尿** 日本学者常选择EO作为硬化剂，因硬化剂破坏红细胞，产生释放较多的血红蛋白，15%～100%的患者会出现一过性血红蛋白尿，可给予水化、利尿，对症处理，可自行消失。严重时应给予结合珠蛋白结合过多的血红蛋白，减少对肾的损害。国内常选用聚桂醇作为硬化剂，血红蛋白尿的发生率较低，但仍应注意术后水化及观察尿量。

2. **一过性发热** 50%的患者会出现发热，常为一过性低热（<37.5℃），可给予对症处理。

3. **腹痛** 15%的患者可出现腹痛，多为上腹部隐痛，给予对症处理后可自行消失。若腹痛持续不缓解，应警惕门静脉血栓形成，及时给予相应检查。

4. **肺栓塞** 血栓或硬化剂经胃肾分流移位至体循环进而进入肺动脉引起。文献报道其发生率在1.5%～4.1%，有症状的肺栓塞发生率1.4%～2.5%。通常继发于球囊过早移位及破裂。术后应注意保护球囊，避免其移位，从而减少肺栓塞的发生。一旦发生肺栓塞，应进行抗凝治疗，必要时在确保胃静脉曲张栓塞彻底的情况下可行溶栓治疗。

5. **下腔静脉及肾静脉血栓形成** 操作时应轻柔，避免损伤血管，一旦出现应争取血管造影，溶栓治疗。

6. **门静脉血栓** 常因硬化剂反流入门静脉所致，注入硬化剂时应在X线透视下缓慢注入，防止反流。一旦出现应尽快开始抗凝治疗。

7. **心律失常** 经颈静脉途径时因导管通过心房，可引起一过性心律失常；经股静脉途径时，若导管需在心房成袢时应尤其小心，密切注意观察心电活动，一旦出现心律失常应立即停止操作，将导管退出心脏，待心电活动恢复正常后，再进行操作。

8. **肾衰竭** 大量对比剂及硬化剂的应用，尤其是硬化剂引起红细胞破坏，大量血红蛋白入血，可引起血红蛋白尿，进而引起肾功能损害甚至肾衰竭，术后应注意补液、水化、利尿，注意监测肾功能。一旦出现肾功能恶化，及时给予血液滤过。

（十）疗效判定

1. **疗效判定指标** BRTO的疗效常以胃镜下胃静脉曲张的程度，增强CT胃静脉曲张内血流来评价。患者的再出血率和生存率也是更重要的评价指标。

2. **术后检查方法**

（1）增强CT检查：CT可观察硬化剂或组织胶在胃底曲张静脉中的填塞情况，评价胃底静脉曲张团中血流情况，后期门静脉成像还可以精确地了解胃底静脉曲张的供血血管及引流血管是否完全闭塞，是否有血管遗漏。因此，BRTO术次日应行增强CT以了解近期疗效，术后复查时增强CT也应列为常规。

（2）胃镜检查：该检查是评价胃静脉曲张疗效的金标准，可详细地了解术后胃静脉曲张消失的情况。由于BRTO术后有加重食管静脉曲张的可能性，所以胃镜检查必须列为常规检查，以监测食管静脉曲张是否有加重，胃静脉曲张是否复发。

在胃底静脉曲张BRTO术后复查时，胃镜和强化CT检查缺一不可，密切监测胃及食管静脉曲张的情况，以及曲张血管内血流动力学的改变。

3．疗效评估

（1）近期疗效评估：BRTO术后应尽快行强化CT及胃镜对近期疗效进行评估，了解是否完全堵塞胃底静脉曲张及侧支血管。若仍有静脉曲张残留，应尽快再次行BRTO或改用PTVE、内镜下组织胶注射术等方式作为补救治疗。据文献报道，BRTO技术成功率为79%～100%。一旦成功，对胃静脉曲张活动性出血的控制率为100%。最常见的失败原因为胃静脉曲张复杂的侧支造成硬化剂外溢，难以完全硬化胃静脉曲张，其他常见的失败原因有分流道插管失败或硬化剂外溢、因球囊较小而分流道粗大、球囊过早破裂等。

（2）远期疗效评估：BRTO术成功后，应定期随访患者食管胃静脉曲张情况、肝功能的变化以及其他肝硬化并发症（如腹水、肝性脑病的情况）。此外，再出血率、生存率也是非常重要的评价指标。一般术后每3个月进行一次胃镜、强化CT、肝肾功能检查，1年以后可每年检查一次。

食管静脉曲张进展率如下。由于BRTO术后可增加门静脉压力，术后有可能加重非胃部静脉曲张（食管、十二指肠静脉曲张等）。在术后的1年、2年、3年食管静脉曲张进展率分别为27%～35%、45%～66%、45%～91%。在食管静脉曲张进展的患者中，36%～57%会再次出现消化道出血。所以BRTO术后应每年常规进行胃镜随访，观察静脉曲张，尤其是食管静脉曲张进展的情况。一旦出现食管静脉曲张加重的情况，积极采取内镜下干预，可明显降低其再出血率。

虽然术后门静脉压力升高有可能引起其他肝硬化并发症，如门静脉高压性胃病（发生率5%～13%）、腹水（发生率0～44%）、肝性胸腔积液（发生率0～8%）等。但是BRTO术后减少了分流，增加了门静脉向肝脏的血供，可以改善肝功能，并降低肝性脑病的风险。

BRTO术后的再出血率较低。BRTO成功患者术后胃静脉曲张的再出血率为3.2%～8.7%；包括技术失败的总体胃静脉曲张再出血率为10%～20%，而全因再出血率（包括胃、食管、十二指肠静脉曲张）为19%～31%。BRTO术后的1年、2年、3年、5年生存率分别为83%～98%、76%～79%、66%～85%、39%～69%。

（十一）进展前景

BRTO在控制胃静脉曲张出血方面安全有效，同时能够改善肝性脑病，尤其适合胃底静脉曲张合并分流性脑病的患者。BRTO有如下特点：

（1）经自然存在的腔道进行操作，不需要经肝穿刺，不增加额外的穿刺风险。

（2）逆行栓塞，硬化胃底静脉曲张的同时将分流道一并栓塞，术后有可能增加门静脉压力与灌注。

（3）需要使用球囊导管，且保留过夜，球囊保持较长时间。

但该术式有如下不足：

（1）需要保留球囊较长时间（4～24小时），增加留置导管相关并发症。

（2）球囊破裂导致的治疗失败。

（3）该术式需要硬化剂，故存在硬化剂相关的溶血、血红蛋白尿等并发症。

（4）该技术为逆行栓塞，闭塞引流血管，由于分流道堵塞后门静脉压力升高，术后常出现食管静脉曲张、腹水加重的情况。

近年来有学者对BRTO手术方式做了一些改良，如血管塞辅助下的BRTO、弹簧圈辅助下的BRTO（即PA-RTO术和CA-RTO术），应用血管塞或者弹簧圈先闭塞分流道，再逆行向胃曲张静脉及分流道内注射明胶海绵，可即时拔管，不需过夜，减少了留置导管相关并发症。因封堵器和弹簧圈的直径较大，能够解决分流道口径过大的问题，明胶海绵本身能够栓塞小的分流道，逆行注射后可不易出现对比剂逃逸现象。该两种改良术式的出现，有望解决上述分流道过大和侧支循环导致治疗失败的问题。另外，有些学者将其与TIPS联合起来，或作为TIPS术中的一部分，在充分栓塞胃底曲张静脉及胃肾分流的同时，行TIPS分流，避免其加重食管静脉曲张或腹水。这些改进都进一步减少了BRTO术的局限性，提高了其可靠性及远期疗效。

近年来有循证医学证据证明，BRTO较内镜下胃底组织胶栓塞术能降低胃底静脉曲张的再出血率，提高生存率，因此目前仍推荐作为胃底静脉曲张出血二级预防的重要补充方案。目前，没有证据支持推荐其可用作胃底静脉曲张出血的一级预防。

随着对门静脉高压症个体化治疗研究的不断深入，胃静脉曲张治疗经验的不断增加，基于BRTO的联合治疗手段不断出现，BRTO将成为针对特定解剖特点、临床特点的门静脉高压症患者的一种重要的个性化治疗方案（图5-56）。

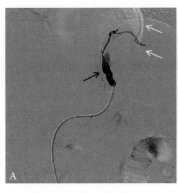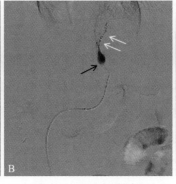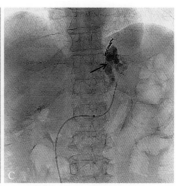

图5-56　BRTO操作过程

A. 经左肾静脉选择胃肾分流，行逆行造影，见胃肾分流及胃底静脉曲张显影（黑色箭头），可见对比剂通过左侧心包膈静脉逃逸（白色箭头）；B. 送入微导管及导丝栓塞心包膈静脉给予弹簧圈若干栓塞（白色箭头），再次造影见对比剂逃逸现象消失；C. 再次逆行注射硬化剂，见硬化剂在曲张静脉内存留良好（黑色箭头）。

六、外科手术

（一）内镜治疗失败的表现与评估

1. 再出血（治疗失败）的描述或者定义　食管胃静脉曲张再出血指肝硬化伴食管胃静脉曲张患者在前一次静脉曲张出血事件的5天内再次发生上消化道出血事件，主要临床表现为呕血、黑便或二者兼而有之，可伴有收缩压<100mmHg、心率>100次/分。

患者存在以下任一情况即可被定义为严重的再出血事件：①需住院治疗；②需输血治疗；③血红蛋白下降30g/L；④6周内死亡。

急性食管胃静脉曲张出血治疗失败指患者死亡或满足以下任一标准而亟须改变治疗方案的情况：①在内科药物治疗或内镜治疗2小时后呕鲜血或鼻胃管吸出≥100ml鲜血；②低血容量性休克；③不输血时，24小时内血红蛋白下降30g/L（血细胞比容下降9%）。

对内镜治疗失败的食管胃静脉曲张出血患者需进行状态评估、尽早处理，选择再次内镜治疗或更换治疗方案，否则将严重影响患者预后，危及生命。

2. 治疗失败患者状态评估　对保守治疗与内镜治疗失败的患者，需全面评估其状态，对患者进行个体化危险分层，为每名患者选择最合适的治疗手段并尽早进行治疗转换。

急性出血治疗失败的患者可根据出血情况分为：①急诊内镜出血无法控制；②首次出血控制，早期出血再发；③首次出血控制，长期非选择性β受体阻断剂（NSBB）联合内镜治疗后再出血。对于内镜出血无法控制的患者需进行紧急处理，评估出血量，监测生命体征（血压、心率、脉搏、呼吸），监测尿量、血红蛋白水平、血小板计数，防止低血容量性休克。尽早建立静脉通路，静脉条件较差、晚期肝病或肾衰竭的患者考虑通过中心静脉通路进行补液。

若存在活动性出血，可首先考虑三腔二囊管压迫止血，而后评估肝功能、肝脏血流动力学、HVPG等，根据患者的病因、肝功能状态、影像学特征及并发症，考虑TIPS手术、外科分流手术、断流手术或肝移植手术。对于首次出血控制后早期再出血的患者尽早进行内镜检查和治疗，若内镜治疗失败，可暂时予以三腔二囊管压迫止血，争取时间进行介入或外科手术治疗。对于长期NSBB联合内镜治疗后出血再发的患者，紧急处理后评估适应证与并发症，优先考虑介入或外科手术治疗。

对于内镜二级预防治疗失败的患者，应评估其食管胃静脉曲张程度，门静脉CTA影像学特征、HVPG和肝功能分级进行危险分层，尽早筛选不合适继续进行内镜治疗的患者。对药物联合内镜治疗后仍多次发生曲张静脉破裂出血复发的患者，应评估其治疗失败风险，及时进行介入或外科手术治疗，避免增加后续补救性手术治疗的难度和术后并发症的发生率等。

3．内镜治疗失败的处理流程　当前门静脉高压静脉曲张出血主要遵循分级治疗原则，按照患者有无静脉曲张出血史分为一级预防、急性出血与二级预防。针对急性出血与二级预防患者，若内镜治疗失败，则需根据患者状态评估，选择合适治疗方案。

对于急性出血患者，如果内镜治疗控制出血失败，国内外相关指南和共识提出当出血难以控制时建议使用血管活性药物（生长抑素、特利加压素等）及三腔二囊管作为暂时性的过渡治疗方案，直到能够再次内镜治疗或进行TIPS、手术治疗。三腔二囊管作为临时方案，最多只能持续24小时。

如患者出现顽固性的食管胃静脉曲张破裂出血，可进行覆膜支架-TIPS；如患者在经治疗成功止血后5天内又发生食管胃静脉曲张破裂出血，则再出血量不多时可尝试进行第2次内镜治疗，严重出血无法控制时，应考虑介入治疗的可能性，根据患者的具体情况选择介入下栓塞、TIPS或外科手术治疗。对于巨脾及血小板计数较低的患者，可考虑断流手术；对于肝功能较差的患者，在有条件的情况下，应尽早考虑肝移植。

如患者经治疗而出血持续不能控制，覆膜支架-TIPS是最佳的挽救治疗措施。对内镜治疗后反复大出血的静脉曲张患者，建议使用TIPS或分流术，控制急性静脉曲张出血和预防再出血。在接受TIPS治疗的患者中，有11%～30%的患者出现复发性出血。Bergamo共识和中华医学会放射学分会介入学组的专家共识均认为，对于存在内镜治疗失败高风险因素的急性食管胃静脉曲张出血患者，应在72小时内（24小时内最佳）采用覆膜支架-TIPS。如何判断进行覆膜支架-TIPS挽救治疗的时机，包括如何界定患者再出血量、早期进行覆膜支架–TIPS治疗的患者获益以及患者Child-Pugh分级之间的关系，还需有更多的临床研究提供证据。

对于食管胃静脉曲张出血接受二级预防的患者而言，Baveno Ⅶ共识指出，在NSBB联合内镜治疗失败后，可依据经验及医院条件选用覆膜支架–TIPS或外科分流手术进行挽救性治疗。关于外科门体分流手术与TIPS的选择，一项RCT研究表明外科门体分流手术治疗的效果显著优于裸金属支架–TIPS治疗，患者整体预后更好，生存率更高。但随着覆膜支架–TIPS的应用，TIPS疗效提高，目前在临床上已更多地替代了外科分流手术治疗。

（二）外科分流与断流手术的选择

1. 外科手术应用范围　食管胃静脉曲张出血的治疗手段主要包括内科药物治疗、内镜治疗（套扎术、组织胶注射、弹簧圈等）、介入手术治疗（血管栓塞治疗、TIPS）及外科手术治疗（分流手术、断流手术与肝移植手术）。药物治疗和内镜治疗是食管胃静脉曲张出血的一线治疗方案，若食管胃静脉曲张患者出现内科药物及内镜治疗难以控制的出血，可考虑TIPS治疗或外科分流手术；对于巨脾、血小板计数较低的患者，可考虑脾切除术或部分脾栓塞术；对于肝功能失代偿的患者，在有条件的情况下，可考虑肝移植手术。

（1）分流术适应证

1）门静脉为流出道。

2）重度食管胃底静脉曲张，曲张静脉粗大且多。

3）术中监测自由门静脉压（free portal pressure，FPP）在脾动脉结扎、脾切除后＞20mmHg，或断流术后≥22mmHg。

4）内镜及药物治疗无效或复发。

5）门奇静脉断流术后再出血。

6）肝功能代偿良好（Child-Pugh评分≤8分）。

（2）断流术适应证

1）门静脉血流灌注减少量为中等以下。

2）轻度或中度食管胃底静脉曲张。

3）脾动脉结扎后FPP≤20mmHg或脾切除术后FPP≤22mmHg。

4）内镜及药物治疗无效或复发。

5）因门静脉系统血栓及脾静脉血栓不能行门体分流术。

6）胃壁无明显水肿。

2. 外科手术方式及其特点（种类与特点） 多种外科手术可用于控制食管胃静脉曲张出血，包括外科分流术、断流术、分流术及断流术联合手术、断流+脾切除术、肝移植。

外科分流术目的是在门体循环之间建立人工分流，主要术式包括全门体分流术（建立门静脉腔静脉分流）、部分性分流术（限制性门腔静脉分流术、肠腔静脉侧侧分流术和传统脾肾静脉分流术）和选择性分流术（远端脾肾静脉分流术、远端脾腔静脉分流术和冠腔分流术）。全门体分流术适合门静脉成为流出道的患者。部分性分流术旨在将门静脉压力降至出血阈值以下，即FPP＜22mmHg（HVPG＜14mmHg）。该方法既可控制食管胃静脉曲张出血，又维持了门静脉的供血，从而减少了肝性脑病的发生。传统脾肾静脉分流术兼具消除脾功能亢进和降低门静脉压力的作用，因此在我国临床治疗门静脉高压症中应用较广。选择性分流术则只需要引流门静脉胃脾区和食管、胃底曲张静脉，从而有效控制出血，但不会降低门静脉压力和向肝血流。

断流术包括脾切除术、贲门周围血管离断术及二者的联合手术。断流术通过阻断门奇静脉之间的反常血流，控制门静脉压力，从而减少静脉曲张破裂出血的风险。外科断流术患者5年和10年生存率分别为91.4%和70.7%，5年和10年食管胃静脉曲张再出血率分别为6.2%和13.3%。脾切除术可以有效消除脾功能亢进而造成的血细胞破坏，缓解由于血细胞减少而产生的贫血、感染以及出血倾向。脾切除术+断流术是预防肝硬化门静脉高压再出血（二级预防）的常用措施之一，既能直接降低门静脉压力，同时还能消除脾功能亢进，术后肝性脑病的发生率较低，效果维持时间长，在我国仍有着重要的地位。但是其创伤大、风险高，手术操作复杂，对患者肝功能要求较高，同时术后有较高的门静脉血栓发生率。尽管当前内镜结合药物在食管胃静脉曲张出血的二级预防中已能起到较好的作用，但在中国外科手术仍不可被完全替代。腹腔镜下贲门周围血管离断术在临床应用范围较广，相较于开腹手术更为安全有效、损伤更小、术中出血量较少、并发症发生率较低、术后胃肠道功能恢复更快。若术中发生大出血、手术困难，应及时转为开腹手术。

联合手术是指联合应用断流术与分流术，保持一定的门静脉压力及门静脉向肝血流的情况下，疏通门静脉系统的高血流状态。但该术式对患者肝功能要求较高，且手术创伤及技术难度较大，需慎重选择。

3. 术前准备、术中处理、术后管理 手术前需对患者进行全面、详细的评估。首先需要明确肝硬化伴门静脉高压的原因和分型以决定手术术式。对于肝前性门静脉高压，在处理动静脉瘘、胰腺等病变的同时，行断流术或者脾切除术联合断流术更为合理；对于肝后性门静脉高压，需同时处理下腔静脉梗阻或者相关病因。血吸虫性和自身免疫性肝硬化患者对手术的耐受性较好，而病毒性肝炎肝硬化及酒精性肝硬化患者因肝功能损害，其对手术尤其分流耐受性较差。

此外术前需完善肝脏储备功能、门静脉高压程度（食管胃底静脉曲张大小、门静脉压力、脾大、脾功能亢进程度）、血管成像（超声、CT血管成像或磁共振门静脉系统成像）、门静脉血流动力学改变等方面的评估。门体静脉分流术和门奇静脉断流术的前提条件是有门静脉向肝的血流，否则可能引起难治性腹水、肝细胞坏死、肝功能急剧恶化、静脉曲张及异位静脉曲张破裂出血等问题。

外科分流手术在术中主要通过建立门静脉系统与体静脉通路，增加门静脉血液分流以降低门静脉压力。外科断流手术离断或者结扎上消化道的曲张静脉，现今临床主要使用的是腹腔镜下贲门周围血管离断术，分流手术更多为TIPS替代。

除外科常规护理外，对分流手术患者需监测血氨及肝性脑病发生情况。对断流手术患者，尤其是脾切除术患者，需通过定期超声、CT等检查，预防门静脉血栓，适时进行抗凝治疗。断流手术患者还需预防门静脉高压性胃病引发的上消化道出血、腹水、腹水感染、长时间发热以及消化吸收功能紊乱等的发生。

4．**手术预防再出血的争议与评价** 预防食管胃静脉曲张出血的主要手段包括药物及内镜治疗，预防的目的是控制患者急性出血、防止早期再出血。由于门静脉高压静脉曲张各类非手术治疗手段存在30%以上的失败率，尽管外科手术治疗作为内科治疗失败后的挽救治疗手段，现今在临床上依旧处于重要地位，但手术预防食管胃静脉曲张再出血也存在一定的争议。

外科门体分流手术可显著降低食管胃静脉曲张出血患者再出血的风险，有效降低门静脉压力。对于肝功能较好的患者（如Child-Pugh分级A级或B级），门体分流术的术后生存率相较于TIPS更高，既往证据显示在长期控制出血、术后肝性脑病发生率、护理成本等方面分流术均优于内镜治疗与TIPS。但外科分流手术后肝性脑病的发生率也较高。目前，分流手术预防再出血的时机、适用范围仍有待进一步研究。

外科脾切除术+断流手术治疗也可显著降低食管胃静脉曲张出血患者再出血的风险，还可以改善脾功能亢进、肝脏合成功能，对肝功能存在一定提高作用，且研究表明脾切除手术可提高患者的远期生存率。然而这类患者术后门静脉血栓形成风险较大，脾切除术+断流术后1~3个月内门静脉血栓的发生率可达4.8%~51.5%。此外，断流术创伤大、风险高，手术操作复杂，易发生腹水、腹水感染、门静脉高压性胃病胃出血等并发症。由于断流术的诸多问题，目前临床上认为断流术仅适用于符合断流术适应证且不满足分流术所需血管条件的患者。

（三）应用肝移植处理出血的适应证及其相关问题

肝移植可以从根源上解决肝硬化门静脉高压的问题，相较于其他治疗手段，肝移植的远期生存率更高且并发症更少，是门静脉高压症最理想的治疗手段。然而，肝移植目前并未成为我国肝硬化伴食管胃静脉曲张出血的主要治疗手段。由于肝移植肝源短缺、经济花费巨大、手术难度及手术风险较大、术后移植排斥反应等方面的问题，直接导致肝移植手术在门静脉高压静脉曲张患者中难以推广。此外，肝移植仍存在许多争议，如肝移植的时机、合并门静脉血栓或肝癌患者的肝移植手术处理等问题仍有待深入讨论。

1. **肝移植适应证**　肝移植可作为各类不可逆肝病的有效治疗手段。若急、慢性肝病经其他治疗无法控制或治愈、严重影响生活质量，通过手术将健康肝脏植入到患者体内，旨在使终末期肝病患者肝功能得到恢复、延长寿命并提高生活质量。按照供肝移植部位不同，可分为原位肝移植术和异位肝移植术。

肝移植被广泛应用于各类肝脏疾病，其中终末期良性肝病，包括肝硬化、非酒精性脂肪性肝病、急性肝衰竭等已成为现今主要的适应证，并且取得了满意的长期疗效。其他常见的适应证有胆汁淤积性肝病、先天性代谢性肝病和肝脏肿瘤。此外，因血管异常所致的Budd-Chiari综合征、多囊肝病等接受肝移植手术的患者也逐渐增多。表5-3显示了肝移植常见疾病适应证。

表5-3　肝移植适应证

类型	疾病
肝实质性疾病	终末期肝硬化：病毒性肝炎肝硬化、酒精性肝硬化、自身免疫性肝硬化等
	急性肝衰竭
	终末期非酒精性脂肪性肝病
	其他：先天性肝纤维化、肝棘球蚴病、Budd-Chiari综合征等
胆汁淤积性肝病	原发性硬化性胆管炎、家族性胆汁淤积病、广泛肝内胆管结石等
先天性代谢性肝病	肝豆状核变性、α_1-抗胰蛋白酶缺乏症、酪氨酸血症等
肝肿瘤	肝良性肿瘤：巨大血管瘤、肝多发性腺瘤病、多囊肝病等
	肝恶性肿瘤：肝细胞癌、胆管细胞癌、肝血管内皮肉瘤等

食管胃曲张静脉破裂出血是肝硬化门静脉高压最常见的并发症之一，也是患者死亡的主要原因之一，预防及控制食管胃曲张静脉破裂出血也是治疗门静脉高压症的主要目的。肝移植作为治疗肝硬化门静脉高压的最佳且唯一有效的根治性手段，能够通过移除硬化的肝脏降低门静脉压力、有效预防再出血。若慢性肝病患者出现反复食管胃曲张静脉破裂出血，应考虑肝移植；若其他治疗无法控制，应尽早考虑肝移植。

2. **肝移植术前、术中、术后管理** 因终末期肝病进行肝移植手术的受者，围手术期多存在严重的凝血功能障碍和出血倾向，合并食管胃曲张静脉破裂出血或既往有食管胃静脉曲张破裂出血史的患者，更加需要警惕出血及血管并发症的发生。肝移植受者面临术后并发症及原发病复发等风险，应注意监测和管理出血以改善患者预后。出血（包括门静脉高压食管胃静脉曲张破裂出血）是肝移植的主要挑战之一，严重影响受者的预后，减少及预防出血是肝移植围手术期的重要环节。因此，临床应对肝移植受者进行科学、合理、有效的围手术期管理，及时判断出血的原因至关重要，表5-4列出了可能的出血问题。

表5-4 肝移植受者发生出血的原因

时期	原因
术前	凝血功能障碍：受者多存在肝衰竭
	病史：合并门静脉高压症、既往接受上腹部手术、长期服用糖皮质激素等
术中	手术相关：手术时间长、创面大、麻醉管理等
	肝病相关：门静脉高压症引发的内脏血管扩张与高动力循环状态
	供肝相关：再灌注后凝血因子截留、初始功能不良合成凝血因子不足等
术后	供肝相关：肝质量、血流灌注状态等
	术后并发症：肝断面组织缺血坏死等引起的腹腔内出血、应激性溃疡等引起的消化道出血、门静脉血栓等
	肝病复发：肝硬化门静脉高压症等
	其他：药物、排斥反应、为预防血栓形成采用抗凝治疗等

肝移植围手术期应高度重视凝血功能的监测和治疗，防止出血倾向，同时避免对低凝状态的纠正过度导致血栓形成。采用常规凝血指标包括血常规、PT、APTT、D-二聚体等进行凝血功能的筛查与评估，对于存在明显凝血功能障碍的患者采用血栓弹力图等进一步评价和分析。合理用药及输血。根据监测结果使用阿伐曲泊帕等药物或输注红细胞、新鲜冰冻血浆、纤维蛋白原等改善凝血功能。术前注意纠正贫血和改善低凝状态；

术中监测低凝、高纤溶性出血发生，及时进行纠正；术后关注患者凝血功能变化和出血风险，尽快明确诊断和病因并予以干预，特别是在应用抗凝药物避免血栓并发症的患者中。

3. **移植患者再出血**　肝移植术后需要定期复查，包括基础疾病、移植肝状态等。尽管肝移植能够有效根治肝硬化所致门静脉高压症，术后血管并发症、移植肝病变等因素都可能导致患者发生再出血。在排除溃疡等出血因素后，再次出现门静脉高压食管-胃静脉曲张破裂出血仍可以按照一般门静脉高压出血处理，但需要更加关注门静脉高压的原因：是否移植肝排斥反应；是否移植肝基础疾病复发（如乙型肝炎、丙型肝炎或者自身免疫肝病）；是否移植术后门脉吻合口狭窄或者血栓形成；是否其他原因导致的静脉回流受阻等。

对于术后复发食管胃底曲张静脉破裂出血，在明确病因进行治疗、扩容、抗感染的同时，采用药物、内镜治疗、介入治疗、外科手术综合的策略及方法处理再出血，需要时三腔二囊管压迫也是措施之一。①药物控制：血管活性药物包括生长抑素、奥曲肽、特利加压素等能够降低心输出量、收缩内脏血管，达到降低门静脉压力、控制出血的目的，移植肝不影响上述药物的应用。②内镜治疗：内镜下曲张静脉套扎术、内镜下注射组织胶治疗等操作简便、有效止血。移植肝状态下内镜治疗仍然有效。③介入治疗：若患者发生大出血或存在药物联合内镜治疗失败的高风险因素，应采用TIPS治疗，但需要考虑病因、关注血管条件。④外科手术：反复食管胃底曲张静脉破裂出血时，应考虑和评估二次肝移植。

（李长政　刘德良　谭玉勇　张春清　陈世耀　姜思雨　艾英杰）

第七节　少见静脉曲张的内镜下治疗

一、十二指肠静脉曲张

十二指肠静脉曲张（duodenal varices，DV）是一种罕见的门静脉高压并发症，是胃肠道出血的少见原因，占所有静脉曲张出血的2.0%～2.5%。DV出血危及生命，病例报道病死率高达40%。DV出血的临床表现包括呕血、便血和黑便。十二指肠球部和降部是DV最常发生的部位，在十二指肠的其他部位比较少见。在欧美地区，DV最多见于十二指肠球部。但在一项日本的回顾性分析中，多数患者（8/12）于十二指肠降部发现DV。由于内镜技术和诊断放射成像技术的进步，近年来发现和报道了更多的DV病例。尽管对病情的认识有所增加，但目前尚未确定最佳的治疗方案。

（一）病因及病理生理机制

DV发生最直接的病因是各种原因所致的门静脉与腔静脉侧支开放，汇入十二指肠静脉的血流增多，最终形成静脉曲张。其中，门静脉高压为最常见病因，尤其是肝硬化合并门静脉高压的情况，占所有DV的30%。一项来自日本的研究发现，在门静脉高压患者中DV的发生率约0.5%。

1．门静脉高压　引起门静脉高压的因素较多，包括肝硬化、肝外门静脉系统闭塞（胰腺炎、肿瘤、血栓、感染引起脾静脉/门静脉闭塞）和血管畸形，升高的门静脉压力可使门静脉与腔静脉间的侧支循环开放，十二指肠静脉血流增多，进而导致DV。若门静脉高压患者合并食管胃底静脉曲张，出血原因通常容易被误诊为食管或胃底来源。

2．非门静脉高压因素　手术粘连（如腹部术后引起肠管与腹壁或其他组织结构粘连），会形成门静脉到体静脉的侧支；腹膜后门体分流术可导致肝外门脉系统血流通过分支过多汇入幽门静脉、胃十二指肠静脉、胰十二指肠上静脉、肠系膜下静脉，从而引起DV的发生。

（二）解剖

从解剖学的角度来说，DV起因于异常的腹膜后门体分流，DV的输入静脉多为门静脉主干或肠系膜上静脉发出的胰十二指肠上或下静脉、肠系膜上静脉的囊性分支、幽门静脉及胃十二指肠静脉，DV多通过生殖腺静脉（多为右侧）、肾包膜静脉、脊柱旁或腹膜后无名静脉汇入下腔静脉这一输出静脉，而这些门体交通支又称Retzius静脉。在肝硬化患者中，门静脉系统还可能通过肋下静脉或腰升静脉与奇静脉系统交通，最终汇入上腔静脉。

对于有多次硬化剂注射治疗史的患者，应高度怀疑DV合并出血的可能性，因为在门静脉压力不变的情况下，常见部位的曲张静脉被消除后，势必需要其他部位的静脉承受压力并形成曲张。区域性门静脉高压（如脾静脉/肝外门静脉闭塞）所致DV多见于十二指肠球部，而系统性门静脉高压（如肝硬化）引起的DV则多见于降部，来源于水平部及升部DV合并出血非常罕见，原因在于十二指肠由近端到远端，DV的走行逐渐趋于浆膜层，而食管静脉曲张则始终位于黏膜下层。

（三）诊断

DV患者的症状多为血便、黑便、呕血等活动性上消化道出血表现。想要及时有效地进行DV诊断，需要在结合病史及临床表现基础上，具备足够的诊断意识和认真细致的上消化道内镜检查。若患者黑便未合并呕血，应当警惕DV出血的可能，特别是对于存在门静脉高压的患者。

传统的上消化道内镜检查只能到达十二指肠降部远端，因此单靠上消化道内镜彻底排查DV不够，而推进式小肠镜对于发现十二指肠远端的DV能够起到很好的补充作用。对于急性出血的患者，由于经验所限、内镜视野欠清等原因，即便DV出血病灶已被定位，仍有可能被误诊为肿瘤、溃疡或血管畸形等。因此，CT血管造影成像，尤其是薄层CT扫描联合多平面重建技术，是发现和辅助诊断DV的另一利器。胶囊内镜耐受性好、操作简便，一定程度上可使十二指肠远端及空回肠的肠腔可视化，然而拍摄图片的随机性、难以及时有效清洁肠道，也使胶囊内镜在急性大出血患者中的诊断价值有所下降。在临床需要而常规内镜又无法评估DV层次（黏膜下层/浆膜层）时，超声内镜可能是不错的选择，超声评估也可能对于后续治疗的选择有较大的参考意义。对于上述手段未能明确而又高度怀疑DV的情况，可以结合实际情况，适时将介入血管造影甚至外科手术探查纳入考虑（图5-57）。

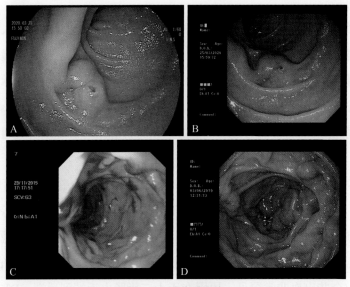

图5-57　消化道内镜

A、B为同一个患者，41岁女性，十二指肠降部远端静脉曲张，曲张静脉表面可见血管破口。A. 经口小肠镜视图；B. 普通胃镜视图；C. 十二指肠降部静脉曲张伴活动性渗血；D. 十二指肠降部近端向远端延伸的静脉曲张，约分布于乳头对侧。图片均来源于广东省人民医院消化内镜团队。

（四）治疗

DV出血的治疗包括药物治疗、内镜治疗、介入治疗和外科手术。本文将着重介绍内镜治疗和介入治疗方式。此外，还将简要介绍一些新的药物和非药物治疗方法，包括他汀类药物、抗凝药、微血管栓塞（MVP）、线圈辅助经静脉逆行闭塞（CRATO）、经皮经脾栓塞术（PTE）和肠系膜上静脉再通等。

1. **药物治疗** 血管升压素又称精氨酸血管升压素、垂体后叶加压素，是由下丘脑（主要是视上核、室旁核）的神经细胞合成，神经垂体储存并释放的九肽激素。静脉滴注血管升压素可收缩肠系膜血管和减少门静脉血流量，缓解由静脉曲张破裂引发的消化道活动性出血。

特利加压素是一种人工合成的多肽药物，为血管升压素的类似物，注射进入人体后，经内皮肽酶断开甘氨酰残基，缓慢转化为有活性的赖氨酸加压素，后者可收缩内脏血管，减少静脉血流流向肝门静脉系统，从而降低门静脉压力，发挥止血作用。

生长抑素及其类似物奥曲肽缓解DV出血的主要机制是抑制血管舒张肽（主要是胰高血糖素）的释放，间接引起血管收缩从而降低门静脉压力，是治疗消化道静脉曲张出血的常用药物。

非选择性β受体阻断剂（如普萘洛尔、萘多洛尔和噻吗洛尔）通过阻断β_1心脏受体导致心输出量减少以及阻断β_2血管受体导致血管收缩而发挥作用，主要用于预防静脉曲张出血，延缓门静脉高压及其并发症的进展。有研究表明，以卡维地洛为代表的选择性β受体拮抗剂比常规非选择性β受体阻断剂更能明显地降低门静脉压力。

目前已有循证医学证据表明，他汀类药物除发挥降血脂作用之外，也可通过抑制肝Ras同源基因家族成员A/Rho激酶信号传导和激活内皮一氧化氮合酶途径，改善内皮功能，降低肝内阻力，同时还通过调节Rho激酶活性和Kruppel样因子2表达降低肝纤维化。尽管如此，他汀类药物在肝硬化静脉曲张出血患者的使用仍然需要大规模的随机对照试验来证实。

抗凝药可以预防肝硬化患者门静脉血栓的形成，还可以改善肝内微循环，降低肝内阻力，从而降低门静脉高压。然而，对于失代偿性肝硬化患者，抗凝药的使用可能打破凝血平衡，进而导致或加重出血，因此还需要进行更多研究，以确定该患者群体的最佳药物时机和剂量。

2．非药物治疗

（1）内镜下治疗

1）内镜下静脉曲张套扎术：内镜下静脉曲张套扎术（endoscopic variceal ligation，EVL）是一种公认的、快速、有效和微创的静脉曲张出血疗法，经常作为静脉曲张出血的一线治疗。然而，EVL可能不适合某些DV患者。食管-胃-十二指肠镜检查只能到达十二指肠降部，因此无法发现十二指肠降部远端的DV。更为重要的是，EVL的成功在很大程度上取决于操作医生的专业知识和经验。由于严重静脉曲张出血的可见度和侧支血管通路较差，所以EVL对于急性严重出血患者并不是最佳选择。由于较高的再出血率，对某些DV患者仅使用EVL是不够的。这些患者将需要额外的操作治疗，阻止进一步出血。韩国的一项病例研究中，临床医生在EVL失败后成功地对患者进行了经皮经脾栓塞术（PTE）。Copelan等对32例DV出血病例进行了一系列研究，发现在内镜治疗不成功且存在TIPS禁忌证的情况下，血管造影闭塞可能是有效（止血率87.5%）和安全（主要并发症发生率3%）的替代疗法。在另一项研究中，临床医生尝试应用特利加压素控制EVL和硬化治疗失败后HVPG正常患者的出血症状。

2）内镜下止血夹封闭术：内镜下止血夹封闭术是治疗静脉曲张破裂出血的有效方法，特别是对于伴有凝血功能异常的患者。Yol等报道指出，考虑到最初的止血率和出血风险，内镜下止血夹可能比套扎更为有效。然而，这项研究主要集中在食管静脉曲张，而在DV中的应用效果仍有待进一步研究。止血夹通过对出血部位直接施加机械压力控制出血，能立即起效。而且，由于止血钳由金属制成，因而不会因炎症反应而被清除。但注意放置止血夹的过程要小心谨慎。放置止血夹前，应仔细检查静脉曲张的行走路径，如果止血夹放错位置，可能会引发十二指肠穿孔并加剧出血。一些病例报告指出，由于不成功的止血夹操作而导致再次出血时，可以采取其他补救措施（如十二指肠切除术、明胶海绵栓塞、血管造影治疗等）。

3）内镜下硬化剂注射治疗：内镜硬化疗注射治疗是一种成熟的方法，可用于静脉曲张止血。自20世纪70年代以来，它已被广泛使用，文献报道该治疗在80%～90%的患者中成功实现了止血。但其并发症发生率也可高达40%，主要包括穿孔和狭窄。此外，该疗法还与高再出血风险相关，并且有可能导致严重的致命性出血。Rei Suzuki报道了1例有酒精性肝硬化病史的出血性DV的50岁男性患者的案例，他接受了腹部增强CT以确定出血的来源，然后在内镜下用氰基丙烯酸酯和硬化剂进行治疗。尽管腹部造影增强CT可以提高注射定位的准确性并降低异位栓塞的风险，但这种DV出血通常不使用CT，在某些情况下可能也不容易使用CT。为数不多的个案报道了内镜下硬化剂注射治疗在DV中的临床应用，效果也因人而异。但也有学者报道应用改良三明治夹心法（注射顺序为硬化剂–组织胶–硬化剂）处理DV合并出血的案例，效果满意。然而，还需要进一步的研究，以便推动标准化和改善内镜下硬化剂注射及组织胶注射在DV出血治疗中的应用。

4）内镜下组织胶注射治疗：通过内镜注射组织胶成功治疗DV出血的案例在国内外均有报道，但它也可能带来严重的并发症（如异位栓塞事件或注射部位组织胶脱胶而引起的再出血和门静脉高压性胆病）。Mora-Soler A等报道的病例中使用了氰基丙烯酸酯治疗5例DV出血的患者，3例首次止血成功，3例在随访过程中死亡（1例因出血死亡，另2例因肝衰竭和呼吸道感染死亡）。

（2）介入治疗

1）经颈静脉肝内门体分流术：经颈静脉肝内门体分流术（TIPS）是一种影像引导下的微创干预技术，用于静脉曲张出血的二级预防和急性出血的抢救治疗。由于DV主要由门静脉高压引起，因此TIPS是降低门静脉高压、缓解静脉曲张出血的有效治疗方法，也是目前DV个案报道数量最多、近期效果最好的介入治疗手段。据报道，TIPS的出血控制率可高达95%。有研究显示，通过TIPS治疗DV出血患者的7天生存率达到96%，6个月生存率达到65%。TIPS还可用于严重肝功能不全的患者。但是，它不适用于静脉解剖结构不良或严重肝萎缩的患者。此外，TIPS还可能诱发或导致严重的并发症（如肝性脑病或脑栓塞）。

2）微血管栓塞辅助的经颈静脉肝内门体分流术：与传统的栓塞技术（如线圈）相比，微血管栓塞（MVP）提供了及时且稳定的目标血管阻塞方案。它可与导管一同使用，因而便于被传导运送。在Richa Bhardwaj病例报道中，一名有酗酒史的68岁男性出现黑便、恶心和呕吐，检查显示他患有肝硬化和十二指肠降部静脉曲张。该患者通过MVP和TIPS成功治愈，3天后出院，没有进一步的出血事件。已有的病例报道表明，MVP具有较好的使用前景，特别是在静脉曲张位置欠佳的情况下可考虑使用。因此，有必要进行更深入的研究，以探索MVP的适应证、作用持续时间以及潜在的风险和并发症。

3）线圈辅助经静脉逆行闭塞：线圈辅助经静脉逆行闭塞（CARTO）是从球囊闭塞逆行经静脉闭塞术（BRTO）改良而来。BRTO是治疗静脉曲张破裂出血公认有效的方法，具有很高的临床成功率。在BRTO中，将留置的闭塞球囊充气数小时，并注射硬化剂以引起静脉曲张和分流的硬化阻塞，而CARTO则采用微囊和明胶泡沫替代球囊和硬化剂用于止血。使用明胶泡沫可避免硬化剂相关的并发症（如肺栓塞、门静脉血栓形成、过敏反应、肺水肿和肾衰竭）。CARTO处理血管迂曲也特别有效，但由于采用逆行方法，其缺点是在线圈栓塞之前无法看到整个血管结构。

4）经皮经脾栓塞术：经皮经脾栓塞术（PTE）是无法接受经肝栓塞治疗且具有解剖学变异患者的另一种治疗方式。它为进入DV和静脉曲张的分支提供了更为直接的途径。PTE的操作是在超声引导下使用针头经皮进入脾静脉，然后沿脾静脉内的针头推进导丝，导管随后穿过导线。在获得脾静脉和肠系膜上静脉造影后，用胶水和碘油混合物（1：3的比例）栓塞由微导管和金属丝选定的十二指肠曲张静脉。该方法不适用于有大量腹水、肝周围血肿或主门静脉完全闭塞的患者。对于有大型或弥漫性肝癌的患者，该治疗会增加肿瘤扩散的风险。

5）线圈栓塞辅助肠系膜上静脉再通：门静脉高压会引起异位静脉曲张。线圈栓塞术辅助肠系膜上静脉再通是一种相对新颖且有效的方法。目前，其使用仅见于个案报道。在Yadav A等的病例报道中，该操作主要通过Seldinger技术，使用血管鞘插入门静脉中进行，门静脉造影显示主门静脉阻塞。使用导丝穿过阻塞部分并到达近端肠系膜上静脉内腔，通过导丝放置导管获取上肠系膜静脉造影，可显示从肠系膜上静脉延伸至主门静脉和多个侧支血管闭塞。然后，使用线圈选择性栓塞曲张静脉，并通过放置无覆膜的自膨胀金属支架实现闭塞的肠系膜上静脉和门静脉的再通。该方法已被用于治疗由胰腺神经内分泌肿瘤和坏死性胆源性胰腺炎引起的DV出血，其治疗由肝硬化所致DV的有效性仍不清楚（图5-58）。

（3）手术治疗：主要包括十二

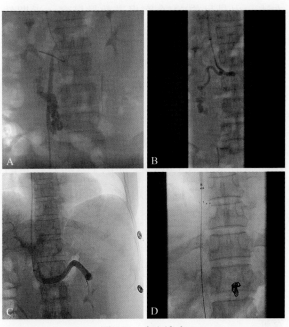

图5-58　介入治疗

A. TIPS术中造影提示门静脉主干旁发出的回收十二指肠－胰腺的粗大迂曲静脉曲张；B. 使用组织胶及碘油栓塞后造影提示末段迂曲静脉已无明显显影；C. 脾静脉造影时胃底静脉迂曲的显现；D. TIPS术后支架置入及使用弹簧圈栓塞胃底静脉曲张后的显像情况。图片均来源于广东省人民医院介入微创治疗团队。

指肠切除术、手术结扎和静脉曲张切除术、脾肾分流术等。

十二指肠切除术是内镜治疗失败或不充分后控制出血的抢救性手术。Vincent Khor 报道了1例62岁的肝硬化患者，表现为严重的DV出血。经肾上腺素注射和内镜下止血夹治疗失败后，该患者接受了十二指肠切除术并恢复良好。

若内镜治疗失败，或在紧急剖腹术而不是内镜检查时发现DV，可以使用手术结扎和静脉曲张切除术。这两种手术方法均能达到良好的效果，复发率较低，但由于手术创伤较大，患者的恢复时间可能会更长。

脾肾分流术是将脾远端静脉连接至左肾静脉的一种外科手术。它主要用于治疗门静脉高压引起的并发症。此外，还有其他类似的方法，包括门腔分流术、肠腔分流术和脾腔分流术。脾肾分流术已经使用了半个世纪，在降低门静脉压力和治疗食管胃静脉曲张出血中发挥了有效作用。然而，与内镜治疗相比，患者在SRS术后患肝性脑病的风险更高。

（五）总结

由于病例数有限且缺乏随机对照试验，目前尚无标准化的DV出血治疗指南可供参考。尽管存在针对DV出血的多种治疗选择，但大多数是从食管胃底静脉曲张出血的治疗中借鉴而来。如上所示，DV的管理缺乏证据基础，且严重依赖于案例报道的有限经验。目前，内镜技术仍然是十二指肠静脉曲张的首选治疗方法。尽管也介绍了一些有应用前景的新方法，但主要还是来源于个案报道。需要强调的是，每个患者的治疗方案均应基于其既往病史和临床表现，并强烈建议采用多学科讨论的方法，确定最佳的个体化治疗策略。接下来需要进一步提高DV的诊断率并进行随机对照临床试验，为书写DV治疗指南提供更多的依据。

二、其他少见静脉曲张

少见曲张静脉是指门静脉高压于食管胃底以外发生的曲张静脉，可单独存在或伴有其他部位的曲张静脉。其可发生于除食管胃底以外的消化道任意部位，不同部位的异位出血包括十二指肠、空回肠、结肠、直肠、胆道系统、吻合口、腹膜、脐周、肝镰状韧带、肝脏裸区、脾脏韧带、膀胱、横膈、卵巢和睾丸，而膀胱、阴道、腹膜、肝胃韧带、脾周等的发生率很低。

（一）病因及发病机制

在肝外门静脉高压或门静脉分支栓塞时，门静脉血流可以经门静脉与体循环之间的交通支流入体循环，这即为少见静脉曲张发生的本质。构成门静脉系统的静脉以及由这些静脉引流的器官如图5-59所示。

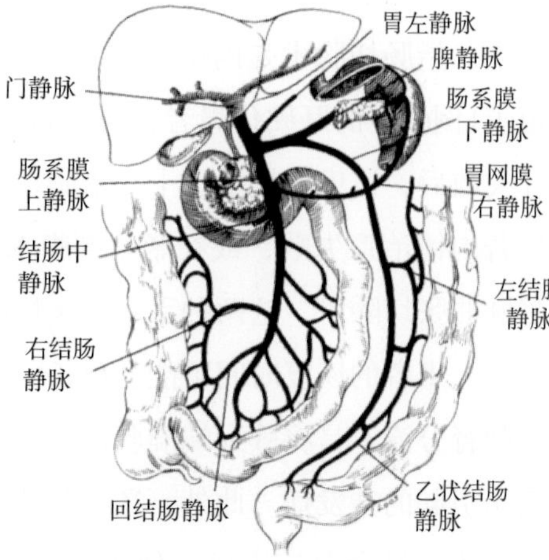

少见曲张静脉的病理特点即静脉壁更薄，管径更大，可造成较大的管壁张力，这是其破裂出血率较高的原因。少见静脉曲张破裂导致的出血约占门静脉高压性出血的5%，但病死率可达到40%。因为出血部位不明确，其诊治具有挑战性，尤其最佳治疗的方案很少。

图5-59 门静脉系统

（二）内镜下治疗

若患者有消化道出血的表现（如呕血、便血），一旦其血流动力学稳定，应该尽快行内镜检查，条件允许时应同时进行治疗。有文献推荐在12小时内进行内镜检查和治疗。常规内镜治疗包括内镜下硬化剂注射、组织胶注射及套扎治疗，目前多个个案、回顾性研究表明，常规静脉曲张治疗手法对少见静脉曲张仍然有效。治疗方式的选择多取决于静脉曲张的部位、患者的具体情况、医师生经验和当地的设施情况等。在不同的个案报道中，均显示了满意的效果和较低的不良事件（图5-60～图5-65）。

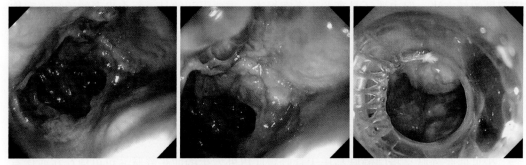

图5-60 全胃切除术后食管小肠吻合口静脉曲张并套扎治疗

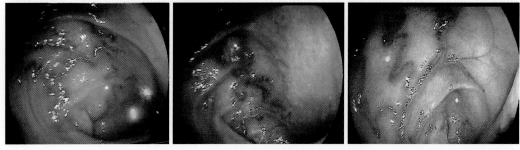

图5-61 小肠静脉曲张

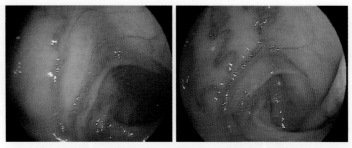

图5-61 小肠静脉曲张（续）

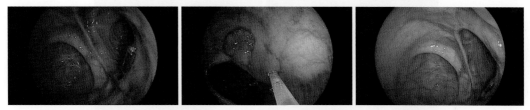

图5-62 大肠小肠吻合口静脉曲张并行硬化剂注射及钛夹止血术

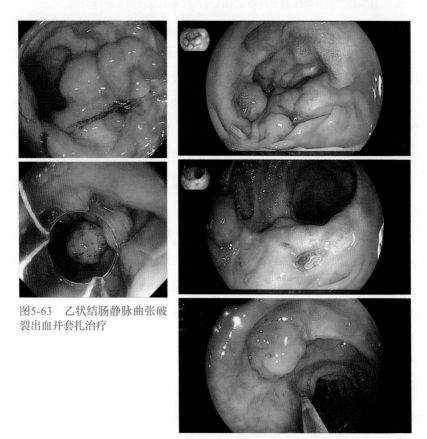

图5-63 乙状结肠静脉曲张破裂出血并套扎治疗

图5-64 小肠直肠静脉曲张破裂出血注射术

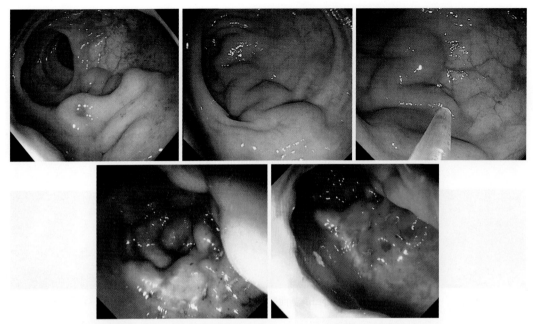

图5-65　直肠静脉曲张行硬化剂注射治疗术后复查曲张静脉消失

1．空肠、回肠静脉曲张　空肠和回肠静脉曲张破裂往往出血量很大，而且很难早期诊断，大多数都是在开腹手术中发现；小肠镜及胶囊内镜检查也可发现空回肠静脉曲张。门静脉高压患者术后粘连是小肠静脉曲张形成的一个危险因素。小肠静脉曲张临床特点包括门静脉高压、便血不伴呕血、腹部手术史。因此，若门静脉高压患者发生消化道出血而胃镜和结肠镜检查均找不到出血部位，此时应当考虑空肠或回肠异位曲张静脉破裂出血可能，应完善胶囊内镜或小肠镜检查，内镜下治疗方法同样可选硬化剂、组织胶注射治疗，这些治疗方式都有成功的病例报道。

2．结肠静脉曲张　结肠静脉曲张临床很少见，常于结肠镜检查以及因下消化道出血检查偶然发现。有报道表明在结肠静脉曲张破裂出血期间，行结肠镜检查的价值有限，检出率仅69%，可能是因为大量出血掩盖了曲张静脉。内镜下套扎、硬化剂注射、组织胶注射都是常用方法，有一定的止血效果。另外，门体分流术、血管栓塞术、结肠切除术等也可在内镜治疗效果不佳时采用。

3．直肠静脉曲张　约40%门静脉高压患者伴有直肠静脉曲张，但是门静脉高压患者很少发生直肠曲张静脉破裂出血，一旦破裂时出血量往往很大，甚至威胁生命。治疗方法同结肠静脉曲张，内镜下注射硬化剂、组织胶及套扎术均是常用治疗方法。有文献建议用TIPS治疗难治性直肠静脉曲张破裂出血，必要时外科手术治疗。

4．胆道静脉曲张　当门静脉主干压力升高导致胆管壁静脉异常扩张，可形成胆道静脉曲张，常见于门静脉栓塞。很多原因可以导致胆道曲张静脉破裂出血，最常见的原因是外科手术过程中损伤到曲张的静脉，其他原因包括感染、胆石症、血管畸形及肿瘤。胆道曲张静脉破裂出血相对罕见，截至目前，文献报道胆道出血的案例极少。只有当胆道静脉曲张出现临床症状时才予以相关治疗。因曲张静脉压迫引起胆道梗阻的可行门体分流术和肝管空肠吻合术。

5．吻合口静脉曲张　肠吻合口可导致肠系膜上、下静脉网与腹壁静脉网交通支形成，各种原因引起的门静脉高压均可并发吻合口静脉曲张。腹壁造瘘口静脉曲张最多见，大肠小肠吻合口、食管小肠吻合口均可出现静脉曲张。吻合口出血一般不难发现，但容易误诊，因此若吻合口反复出血应警惕是否存在曲张静脉。少量的吻合口出血可通过钛夹止血。内镜下硬化剂注射、套扎也可治疗吻合口静脉曲张。也有文献建议用APC灼除术治疗吻合口静脉曲张获得成功。若出血量较大，也可通过手术缝扎、剥离曲张静脉达到止血目的。

6．其他部位静脉曲张　少见静脉曲张还可发生于腹膜、腹腔、心膈角、心包。在进行这些部位的有创操作前要排除少见静脉曲张可能，避免出现意外大出血。由于目前关于少见静脉曲张的内静下治疗的对照研究较少，因此内镜治疗的选择主要取决于个人专业知识、曲张静脉的位置和技术可行性。

（三）总结

门静脉高压症患者食管胃底未发现出血部位时需警惕少见静脉曲张破裂出血，有外伤、外科手术病史及肿瘤的患者如有不明原因的消化道出血，应仔细检查有无吻合口曲张静脉及出血情况，并结合具体情况选择治疗方案。少见静脉曲张破裂出血的理想治疗策略是找到病灶并消除病因或改变血流动力学。少见静脉曲张破裂出血的治疗策略可如图5-66所示。

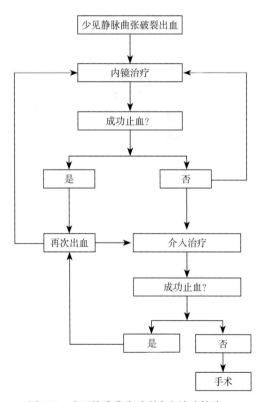

图5-66　少见静脉曲张破裂出血治疗策略

（沙卫红　李弼民）

第八节　伴发其他疾病的消化道静脉曲张的处理对策

一、伴食管狭窄的食管静脉曲张

食管狭窄是指内镜下评估狭窄部的直径<1cm，或常规型号内镜镜身（直径约1cm）不能通过，常伴有不同程度的吞咽困难，可分为良性狭窄和恶性狭窄。肝硬化食管静脉曲张（EV）患者出现食管狭窄的原因大致可分为3种，分别是EV治疗相关并发症、食管原发疾病或其治疗带来的并发症、腔外病变侵袭或压迫所致狭窄。EV治疗包括内镜下静脉曲张套扎术（EVL）、内镜下静脉曲张硬化剂注射术（EIS）和外科手术，其中以EIS后常见。文献报道EIS治疗后食管狭窄发生率为0~25.6%，其中大多数报道为2%~10%。EVL所致食管狭窄多为暂时性，随套扎环脱落及炎症消退后通常可自行解除。外科治疗后食管狭窄常见于贲门周围血管离断术后、食管下段切除术后等情况。EIS所致狭窄与治疗次数、硬化剂用量、术后是否使用质子泵抑制剂、瘢痕体质等相关，因此严格把握EIS治疗适应证、合理掌握EIS治疗次数及硬化剂剂量、EIS治疗后常规使用质子泵抑制剂可减少食管狭窄的发生。

若EV伴有食管狭窄，应根据EV严重程度及食管狭窄的性质和程度综合选择治疗方法。对于食管良性狭窄，如EV已消除或程度较轻，可采用球囊扩张或内镜下电切法治疗（图5-67），扩张时不主张高压扩张；如狭窄段较长，可考虑使用全覆膜金属支架；若EV直径仍较粗或存在Rf1/2，建议先处理EV，根据具体情况选择EVL、EIS或小剂量组织胶注射治疗，待曲张静脉消除或基本消除后再行处理食管狭窄，此时以流质、半流质饮食或肠外营养为主。对于食管恶性狭窄，如为腔外病变所致狭窄，在积极处理腔外病变的同时，腔内可根据EV严重程度进行针对性处理，其间套扎器一般难以推进，因此以EIS或小剂量组织胶注射治疗为主。若为食管癌所致狭窄，应结合患者医院及其他检查结果综合判断是否可行手术或放化疗：EV直径较粗同时存在Rf1/2时，如患者有手术条件，可先行内镜下治疗以减少EV出血风险，也可直接进行手术治疗（同时行贲门周围血管离断术或食管下段及贲门切除术）；如无手术条件，建议先行内镜下EV治疗，然后再行放化疗或者支架置入术；如EV位于肿瘤下方5cm以上，也可同时进行内镜下EV治疗及支架置入术（图5-68）；如EV程度较轻，可直接先行食管癌相应治疗，定期复查胃镜，监测EV情况，必要时追加治疗。

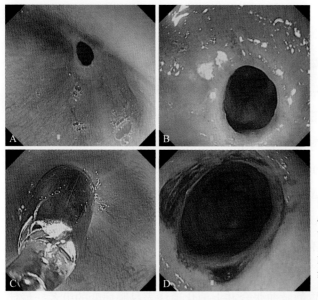

图5-67 EV合并食管良性狭窄

43岁，女性，诊断肝硬化食管胃静脉曲张。就诊前EV曾行3次EVL、1次EIS（10ml）。A. 距门齿约30cm见一直径0.6cm环形狭窄（远景图）；B. 狭窄肛侧端可见曲张静脉（近景图）；C. 球囊扩张治疗；D. 狭窄扩张后，可见轻度EV且无明显出血。

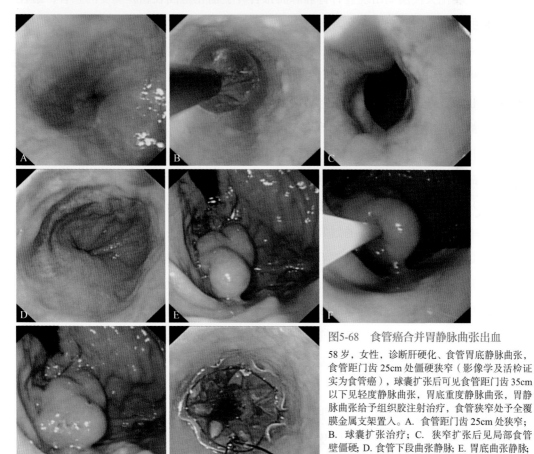

图5-68 食管癌合并胃静脉曲张出血

58岁，女性，诊断肝硬化、食管胃底静脉曲张，食管距门齿25cm处僵硬狭窄（影像学及活检证实为食管癌），球囊扩张后可见食管距门齿35cm以下见轻度静脉曲张，胃底重度静脉曲张，胃静脉曲张给予组织胶注射治疗，食管狭窄处予全覆膜金属支架置入。A. 食管距门齿25cm处狭窄；B. 球囊扩张治疗；C. 狭窄扩张后见局部食管壁僵硬；D. 食管下段曲张静脉；E. 胃底曲张静脉；F~G. 胃底静脉曲张组织胶注射治疗，治疗后曲张静脉固化；H. 食管癌并狭窄处置入支架。

二、伴上消化道浅表黏膜病变的静脉曲张

消化内镜技术发展日新月异，染色内镜、电子染色内镜、放大内镜、共聚焦内镜等的广泛使用，极大提高了早期食管癌、早期胃癌、癌前病变等消化道浅表黏膜病变的诊断率。消化道病变的内镜下治疗方法更是层出不穷，如内镜下黏膜切除术（endoscopic mucosal resection，EMR）、内镜黏膜下剥离术（endoscopic submucosal dissection，ESD）、内镜黏膜下隧道剥离术（endoscopic submucosal tunnel dissection，ESTD）、多环套扎黏膜切除术（multi-band mucosectomy，MBM）、射频消融术（radiofrequency ablation，RFA）、光动力疗法（photodynamic therapy，PDT）等，其中应用最广泛的ESD在治疗消化道浅表黏膜病变具有创伤小、整块切除率高、病理学精准分期等优点，被国内外指南普遍优先推荐。

对于肝硬化失代偿期出现食管胃静脉曲张合并上消化道浅表黏膜病变的患者，最佳治疗策略的选择上需要全面综合考量。

（一）食管胃静脉曲张合并上消化道浅表黏膜病变治疗难点

当各种原因引起的肝硬化进展到失代偿期出现门静脉高压症时，除了形成食管胃静脉曲张，也可出现腹水、血小板减少、肝脏储备功能减退、凝血时间延长等各类并发症，这些都显著增加了腹部手术的难度与风险。有文献报道，Child-Pugh B级肝硬化患者行腹部开放手术的并发症发生率与病死率总和高达30%。

在处理肝硬化食管胃静脉曲张患者合并的上消化道浅表黏膜病变时，内镜下治疗相比于传统开腹手术的侵袭性较低，很大程度上可作为首选的治疗手段，特别是ESD在适合的病变中可达到根治性切除的效果。但同时，相比于非肝硬化患者，此类患者行ESD治疗浅表黏膜病变时并发出血、穿孔的风险仍较高，甚至可能发生危及生命的大出血。出血一方面源于脾功能亢进导致的血小板减少、肝功能下降导致凝血时间延长，另一方面当浅表黏膜病变与食管胃静脉曲张的位置邻近甚至相接触时，ESD术中的不慎操作可导致曲张血管的破裂出血。早期食管癌等浅表黏膜病变的位置越低，其周围的食管静脉曲张数量越多、直径越粗、密度越大，在ESD治疗时出血风险越高，因此需要术者做好充分术前准备和术中精细操作。

使用硬化剂治疗根除食管静脉曲张，可能导致黏膜下纤维化；使用套扎治疗根除食管静脉曲张，可能会导致黏膜溃疡及瘢痕形成，均可使内镜下治疗的复杂化，包括黏膜下注射时抬举不良、病变的不完全切除，甚至发生穿孔。可见，无论是对静脉曲张处理

还是黏膜病变的治疗，操作难度均较大，需要高年资经验丰富的操作者来完成。

（二）食管胃静脉曲张合并上消化道浅表黏膜病变临床实践

国内外有多项小样本的临床报道描述了内镜下硬化、套扎或组织胶注射治疗联合ESD或EMR治疗食管胃静脉曲张合并上消化道浅表黏膜病变的安全性与有效性。

中国人民解放军总医院报道过7例食管胃静脉曲张合并上消化道浅表黏膜及黏膜下病变的病例，均成功行内镜下治疗，且术中、术后均未发生出血、穿孔等严重并发症，病变完整切除，静脉曲张得到根除。7例患者中，除1例食管曲张静脉出血风险较低，仅对同时存在胃底静脉曲张进行了组织胶注射治疗，其他6例均先行内镜下食管胃静脉曲张治疗，待复查曲张静脉血栓化、基本消失或出血风险显著下降后，再处理合并的黏膜和/或黏膜下病变。同时考虑到内镜下硬化治疗可能造成的黏膜下纤维化，对食管静脉曲张均采用套扎治疗。

韩国学者Choe等进行的一项多中心回顾性研究，通过对比43例合并早期胃癌的乙型肝炎肝硬化患者与47例合并早期胃癌的非肝硬化慢性乙型肝炎患者行ESD治疗早期胃癌，证明ESD是治疗早期胃癌合并肝硬化患者的一种安全有效的方法，术后未发生开放性手术后常见的肝功能恶化等并发症。

除对伴发的浅表黏膜病变行ESD治疗以及对静脉曲张行硬化、套扎或组织胶注射治疗外，各国学者也积极探索了不同的治疗方法。

中国学者Zheng-Guo XU等在对6例早期食管癌行ESD或射频消融前，分别行套扎术与TIPS治疗食管静脉曲张，发现行套扎治疗的患者在ESD术中出血更多，黏膜下形态发生改变，且未能根除更深层的曲张静脉。因此认为对于早期食管癌位于静脉曲张附近或是食管静脉曲张位于黏膜下层或肌层的患者在处理黏膜病变前，建议使用TIPS缓解门静脉高压、治疗食管静脉曲张。该研究也提示ESD或射频消融可以安全地应用于伴发早期食管癌的肝硬化食道静脉曲张患者的治疗。

中国台湾学者Wen-Lun Wang等认为射频消融的最大穿透深度仅达黏膜肌层，理论上不会损伤位于黏膜下层的静脉曲张。因此，在对8例合并平坦型（0～Ⅱb型）早期食管癌的食管静脉曲张（红色征阴性）患者的治疗中，仅1例在套扎治疗食管静脉曲张2个月后对早期食管癌行内镜下射频消融治疗，其余7例患者则直接行射频消融治疗，均未出现大出血、狭窄、穿孔等并发症。

日本学者Chise等曾报道过1例罕见的Barrett腺癌合并F1级（小而直的静脉曲张）食管静脉曲张患者的治疗方法。术者直接对位于食管胃交界处的病变行ESD治疗，在进行黏膜下注射后，使用止血钳夹住曲张静脉进行电凝止血治疗，直接切断静脉曲张供血血管，同时认为ESD术后形成的瘢痕可能具有与套扎或硬化治疗后序贯氩等离子凝固术预防静脉曲张复发相似的效果。

日本学者Tsutomu等应用腹腔镜-内镜联合手术（laparoscopic-endoscopic cooperative surgery，LECS）的方式治疗了1例与胃底静脉曲张非常邻近的胃浅表弥漫型肿瘤患者，在胃壁内外可同时观察、协调操作，逐层剥离胃壁与曲张静脉，有效避免了出血等并发症的发生。

荷兰学者Kunzli等在对1例早期食管癌位于曲张静脉之上的患者治疗时，采用直接对该黏膜病变处静脉曲张行套扎治疗，观察后发现静脉曲张消失，肿瘤病变坏死脱落。

（三）食管胃静脉曲张合并上消化道浅表黏膜病变治疗策略

对于肝硬化失代偿期出现食管胃静脉曲张合并上消化道浅表黏膜病变患者的治疗策略选择，要比单一疾病复杂许多。

首先，需要充分评估凝血功能及全身情况是否能够耐受手术，积极做好围手术期管理。

肝硬化失代偿期患者可出现血三系减低、凝血时间延长、肝功能下降、腹水、肝性脑病等多种并发症，特别是肝功能进展到Child-Pugh C级。因此，无论是针对静脉曲张的治疗还是黏膜病变治疗，做好围手术期管理尤为重要。

有研究认为将INR＜1.5和血小板计数＞50×10^9/L作为肝硬化患者能安全地耐受侵入性手术的临界值。在临床实际工作中，一般认为血小板计数＞30×10^9/L可以维持人体最低生理需要，故需要根据患者全身状况以及病变情况综合评估，若出血风险高则在术前给予输注血小板制品、成分血浆等纠正凝血功能，并做好备血工作。

同时，术前需要积极减少腹水、改善低蛋白血症，纠正水电解质紊乱、酸碱平衡失调，维持Hb＞70g/L，必要时输注悬浮红细胞，避开肝性脑病急性期，降低门静脉压力等治疗。对于此类患者的治疗，要求术者经验丰富，术中给予精细操作、严密止血，根据情况对处理黏膜病变后创面使用组织夹进行夹闭、喷洒生物蛋白胶等措施。根据手术方式、静脉曲张及病变治疗具体情况等，术后给予密切监护，适当给予禁食、抑酸、补液、预防感染、降低门静脉压力等治疗。

其次，权衡利弊，选择静脉曲张与黏膜病变的最佳治疗时机。食管胃静脉曲张与上消化道浅表黏膜病变处理时间的优化选择，是提高治疗成功率、减少并发症发生的关键所在。因此，对于此类患者的处理上要综合衡量食管胃静脉曲张近期自发破裂出血的风险、处理黏膜病变时术中损伤静脉曲张的风险、黏膜病变择期治疗的风险以及静脉曲张与黏膜病变的相对位置关系等因素。

为最大限度地降低静脉曲张出血的风险，同时预计黏膜病变的择期处理也不显著影响患者预后，优先行食管胃静脉曲张治疗。有研究发现，对食管静脉曲张行内镜下套扎治疗后1个月，食管溃疡一般可愈合，此时对黏膜病变行内镜下治疗时间适宜。

如上消化道浅表黏膜病变为需要限期处理的消化道早期肿瘤，择期处理有可能出现浸润加深、肿瘤转移及其他严重风险，同时应预计食管胃静脉曲张近期破裂风险较低、术中损伤可能性小，则可优先处理黏膜病变。

若患者为孤立性胃静脉曲张合并食管黏膜病变，或是食管静脉曲张合并胃黏膜病变，或是病变同在食管或胃部但二者相距较远，行超声内镜检查可以明确黏膜病变处的黏膜下层、固有肌层等无曲张静脉穿通支时，两者处理的先后顺序及间隔时间均可放宽要求，若条件允许甚至可同时进行治疗。

最后，根据黏膜病变及静脉曲张的临床特征，各自选择最优化的治疗手段。

对于胃底静脉曲张的处理，根据我国指南的建议，选择内镜下组织胶注射治疗。在处理伴发食管黏膜病变的食管静脉曲张时，考虑到硬化治疗可能会导致黏膜下纤维化甚至瘢痕形成，进而使ESD术中黏膜下注射后抬举不良，并增加了完整切除的难度，因此优先选择内镜下套扎治疗。

有学者通过对少数病例的临床治疗发现，TIPS治疗伴发早期食管癌的食管静脉曲张优于套扎治疗，一方面未造成黏膜下形态改变，利于ESD顺利操作，另一方面能够根治更深层的静脉曲张。尽管部分研究提出了early-TIPS的概念，但目前国际上对于TIPS治疗食管胃静脉曲张的最佳时机仍未达成共识。笔者认为，对于Child-Pugh A级、B级的患者，如黏膜病变附近存在较多影响ESD操作的深层曲张静脉、内镜下静脉曲张治疗后短期反复出血、治疗失败或合并内镜下静脉曲张治疗禁忌证，可优先考虑TIPS。

对黏膜病变行ESD等治疗时发现的黏膜下曲张静脉，如直径在0.3cm以下，在不影响后续手术操作前提下，可使用止血钳电凝止血、组织夹夹闭相结合的方法；如静脉曲张直径粗大，则不宜直接行电凝固术，建议使用套扎、硬化、组织胶注射等常规治疗方法。

在对食管胃静脉曲张治疗合并的上消化道浅表黏膜病变的患者治疗前，需要使用内镜联合放大内镜、超声内镜、胸部CT等对黏膜病变本身及周边血管情况充分评估，治疗方案的选择基于病变的形态类型、浸润深度及邻近静脉曲张情况。

大量临床研究表明，ESD的顺利实施受黏膜病变位置、大小等因素影响相对较小，相比于传统的EMR更容易实现黏膜病变的完整切除，从而有利于进行准确的病理学评估。特别是处理合并食管胃静脉曲张的浅表黏膜病变时，EMR由于不能直接观察黏膜下层曲张静脉而进行黏膜直接切除，增加了误伤曲张静脉引起大出血的风险，ESD则可直视下进行操作，很大程度上避免了出血、穿孔等并发症的发生。因此，对此类患者的黏膜病变进行治疗时，ESD是应用最为广泛的方法。

对于局限于黏膜固有层（M2）的平坦型（0～Ⅱb型）浅表黏膜病变，特别是分布广泛、形状不规则的早期肿瘤、癌前病变等，可考虑使用内镜下射频消融术进行治疗。射频消融术消融深度均匀，仅达黏膜肌层，理论上不会损伤位于黏膜下层的静脉曲张，不良反应发生率低。

由于胃黏膜病变的自身特征，或是病变与胃静脉曲张毗邻关系，或是两种因素同时存在造成的预计ESD困难的患者，腹腔镜-内镜联合手术（LECS）也是一种可供选择的治疗方式。在胃镜下行黏膜及黏膜下层切开，腹腔镜下行浆膜、肌层切开，可以同时对黏膜病变与静脉曲张精细解剖剥离，一定程度上提高了病变完整切除率，也降低了并发症的发生风险。

若消化道浅表黏膜病变恰好生长在静脉曲张之上，相对于二者位置上无紧邻关系而言，在治疗黏膜病变时操作难度和风险显著增加，因此对于此类患者的术前充分评估和合理化方案选择尤为重要，对术者的技术要求较高，术中需精细操作，止血应更为确切。若生长在食管静脉曲张之上的早期食管癌面积较小、范围较局限，且能被套扎器前段透明帽完全吸引，可试行国外学者的经验，直接对该黏膜病变处静脉曲张行套扎治疗，可达到同时治疗静脉曲张与黏膜病变的效果。

三、伴门静脉血栓的静脉曲张

门静脉血栓（portal vein thrombosis，PVT）定义为肝外门静脉系统内血栓形成，并可向肝内门静脉分支或向上游肠系膜静脉或脾静脉延伸。PVT是肝硬化的常见严重并发症之一，且与肝功能损害严重程度相关。PVT可能增加肝硬化患者出血、腹水、急性肾衰竭等失代偿事件及死亡风险。肝硬化患者PVT发病隐匿，PVT越早开始治疗再通率越高，临床医生需高度警惕肝硬化患者PVT危险因素，早期识别肝硬化PVT的高风险人群有助于尽早启动预防措施。此外，部分肝硬化PVT患者可自发再通，即肝硬化一过性PVT，如何识别此类患者尚不清楚。肝硬化患者常存在食管胃静脉曲张破裂出血等出血风险，且常伴有血小板减少等凝血功能异常。肝硬化静脉曲张的患者并发门静脉血栓时，一方面静脉曲张的内镜治疗可能损伤局部血管并影响门静脉血流，导致门静脉系统内的凝血激活，促进PVT形成；另一方面PVT本身可增加门静脉阻力，加重门静脉高压，进而促进静脉曲张形成，而PVT的抗栓治疗，也可能增加静脉曲张出血风险。因此，肝硬化静脉曲张的患者并发PVT是否需要治疗，何时启动治疗、采用何种治疗方式、如何有效监测出血风险以及随访血栓动态变化仍是一种临床难题。目前，国内外尚无专门针对伴PVT的消化道静脉曲张管理的指南或共识。本文对《肝硬化门静脉血栓管理专家共识（2020年，上海）》中相关内容予以解读，旨在帮助临床医生在肝硬化的诊疗和预防工作中做出合理决策。

（一）发病机制

PVT的形成与多种因素相关，包括局部因素和全身因素。肝硬化患者门静脉高压，脾切除术、静脉曲张内镜治疗以及继发于肠源性内毒素水平增高的炎症环境，可导致门静脉血流速度降低、门静脉血管内皮细胞直接或间接损伤，是PVT形成的主要局部因素。易栓症使血液呈高凝状态，被认为是肝硬化PVT形成的主要全身危险因素（图5-69）。

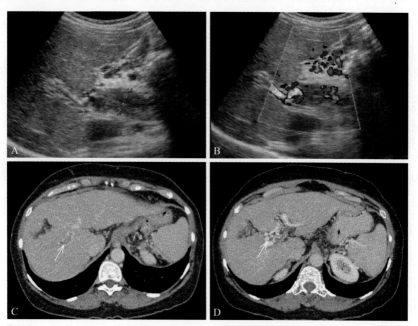

图5-69　肝硬化非肿瘤性门静脉血栓的影像学表现

A. 腹部超声显示扩张的门静脉内有高回声物质，提示PVT；B. 腹部多普勒超声显示门静脉主干内彩色血流减少，肝门周围彩色充盈地扩张侧支血管，与海绵样变一致；C. 门静脉期腹部CT显示门静脉右支充盈缺损（箭头），提示有血栓；D. 增强CT扫描显示门静脉血栓形成后的门静脉海绵样变性（箭头）。

1．**门静脉血流速度降低**　肝硬化患者肝内纤维组织增生肝窦破坏、肝内阻力增加，导致门静脉血流受阻、血液瘀滞。非选择性β受体阻断剂是肝硬化门静脉高压患者最常用的药物之一，可以降低门静脉血流速度，导致肝硬化PVT发生风险增加。

2．**局部血管损伤**　脾切除术、肝脏手术、内镜下组织胶注射治疗等，均可能进一步加重局部血管的损伤。脾切除术是我国治疗肝硬化门静脉高压和脾功能亢进的最常用的外科治疗方式。脾切除术后，门静脉、脾静脉栓塞率可高达25%，脾切除术是肝硬化PVT形成最主要的局部血管损伤因素。

3．**炎症**　肝硬化患者常存在肠源性内毒素水平增高，其与肝硬化患者门静脉系统的凝血酶生成潜力增强有关，可导致血液高凝状态。肝硬化静脉曲张并发PVT形成的患者IL-6及TNF-α水平均明显增高。门静脉、腹腔和肠道炎症可能是肝硬化PVT形成的重要危险因素。

4．**易栓症**　易栓症是继发于止血缺陷的血液高凝状态。易栓症可能是部分肝硬化患者发生PVT的潜在危险因素。主要包括骨髓增殖性肿瘤、抗磷脂综合征、妊娠、产后、口服避孕药、阵发性睡眠性血红蛋白尿症、高同型半胱氨酸血症等。伴有脾大的肝硬化PVT患者，如出现血小板计数正常或升高，应警惕骨髓增殖性肿瘤的可能。

（二）辅助检查

多普勒超声是诊断肝硬化PVT临床筛查和评估的首选方法。PVT在超声图像中表现为管腔内高回声或等回声填充物，急性期可表现为血管腔扩张。门静脉海绵样变表现为门静脉周围多发小血管影，但超声检查易受操作者水平、腹水和气体的影响。CT和MRI检查有助于明确诊断，对肠系膜静脉血栓和脾静脉血栓的诊断更具优势。新发PVT在CT和MRI扫描下可表现为门静脉管腔内高密度影，缺少侧支循环；门静脉海绵样变提示慢性PVT，其在CT和MRI扫描下表现为阻塞的门静脉周围有多个细小、迂曲的侧支血管。CT检查还可评判肠缺血和肠坏死。

（三）诊断及病情评估

1．**诊断及鉴别诊断**　根据慢性肝病病史和典型的影像学表现可诊断肝硬化PVT。肝硬化PVT需要与非肝硬化PVT和门静脉癌栓鉴别，常可通过临床病史、影像学特征和血清甲胎蛋白水平进行初步鉴别。门静脉癌栓常表现为门静脉扩张、血栓强化、新生血管、邻近血栓的肿瘤形成或血清甲胎蛋白>1000μg/L，若满足以上3个或3个以上表现，则考虑为门静脉癌栓。

2．**病情评估**　根据是否存在PVT相关的临床症状进行分期。若存在急性腹痛、恶心、呕吐等PVT相关症状，则为急性症状性PVT；非急性症状性PVT则无相关症状。肝硬化PVT的严重程度分级主要包括附壁、部分性、阻塞性和条索化。附壁PVT指血栓占据门静脉管腔的50%以下；部分性PVT指血栓程度介于附壁和阻塞性之间；阻塞性PVT指血栓完全或接近完全占据门静脉管腔；条索化PVT指血栓长期阻塞门静脉而发生机化，影像学检查无法探明门静脉管腔。阻塞性和条索化PVT常伴有门静脉海绵样变。

　　肝硬化PVT的转归评判主要包括新发、部分再通、完全再通、进展、稳定和复发。新发指既往影像学检查提示无血栓，本次首次诊断为血栓；部分再通指血栓严重程度较前降低至少1个等级，但仍存在血栓；完全再通指原有血栓完全消失；进展指血栓的严重程度较前加重至少1个等级；稳定指血栓的严重程度较前无明显变化；复发指原有血栓完全消失后再次出现血栓。

　　（四）治疗

　　1. 治疗流程　　肝硬化PVT是否需要治疗、何时启动治疗以及治疗方式需全面评估，取决于PVT的分期、严重程度、范围、临床表现、门静脉高压并发症、出血风险以及随访期间血栓动态变化转归等。

　　对于急性症状性PVT应尽早启用抗凝药物治疗，如抗凝治疗无效或出现肠缺血、肠坏死表现，应积极请外科医生会诊评估手术。对于非急性症状性PVT，患者可能长期存在PVT，进一步促使门静脉压力升高而出现一系列门静脉高压症状，故应首先确定是否存在门静脉高压症状；其次，需评估PVT阻塞程度及肠系膜静脉血栓情况。对于不存在门静脉高压症状的PVT，如血栓占据门静脉管腔<50%且血栓尚未累及肠系膜静脉的患者，可随访观察无须治疗，其中部分患者的血栓可能在随访期间减轻或消失而无须抗凝药物治疗，而另一部分患者的血栓发生进展后可酌情启用抗凝药物治疗；若血栓占据门静脉管腔≥50%或伴肠系膜静脉血栓，则需考虑启用抗凝药物治疗。伴有静脉曲张破裂出血或高危食管胃静脉曲张的肝硬化PVT患者，抗凝或介入治疗的临床获益尚不明确，应在控制静脉曲张后再酌情启用抗凝药物治疗。经内镜和药物治疗后食管胃静脉曲张仍反复出血的肝硬化PVT患者应积极考虑行经颈静脉肝内门体分流术（TIPS）。

　　2. 治疗方法　　肝硬化PVT的治疗方法主要包括抗凝治疗、内镜治疗、溶栓治疗及TIPS。

　　（1）抗凝治疗：主要适应证为急性症状性PVT、等待肝移植、合并肠系膜静脉血栓形成；主要禁忌证包括近期出血史、严重的食管胃静脉曲张、严重的血小板减少症。因此，肝硬化PVT患者抗凝治疗前应进行内镜和血液学检查。

　　抗凝药物包括维生素K拮抗剂、肝素类和新型直接口服抗凝药物3类。维生素K拮抗剂主要是华法林，治疗常需监测INR，而终末期肝病患者基线INR已较高，故肝硬化患者华法林的药效评估较为困难。低分子量肝素发生肝素诱导血小板减少症和出血风险低，对代偿期肝硬化伴PVT患者相对安全、有效，但肾功能不全者慎用。低分子量肝素需皮下注射，患者依从性差。新型直接口服抗凝药物包括直接Ⅹa因子抑制剂（如利伐沙班、阿哌沙班）和直接Ⅱa因子抑制剂（如达比加群），此类抗凝药物具有可口服、半衰期短以及无须实验室监测等优势。轻、中度肾功能不全者可以正常使用直接Ⅹa因子抑制剂。但因存在一定肝毒性，直接口服抗凝药物对于Child-Pugh C级肝硬化患者的安全性和疗效需进一步评估。

抗凝治疗疗程建议至少6个月，如PVT无明显改善可尝试持续抗凝治疗至12个月。伴肠系膜上静脉血栓、肝移植候选者，建议长期抗凝治疗。对于肠系膜静脉血栓形成或既往有肠缺血、肠坏死、等待肝移植、存在遗传性血栓形成倾向的患者，可考虑长期抗凝治疗。抗凝治疗过程中发生出血事件，根据出血严重程度延缓使用或停用抗凝药物；发生消化道出血时应尽早进行内镜检查和治疗；发生致命性大出血时，及时使用拮抗剂，并进行红细胞、新鲜冰冻血浆、血小板输注等替代治疗。抗凝治疗成功后应定期监测血管通畅情况。

（2）内镜治疗：在抗凝治疗前，存在静脉曲张高危出血风险的肝硬化PVT患者，建议应用非选择性β受体阻断剂和/或内镜下治疗进行静脉曲张破裂出血的一级预防。在抗凝治疗前，既往有静脉曲张破裂出血的肝硬化PVT患者，建议应用非选择性β受体阻断剂和内镜下治疗进行静脉曲张破裂出血的二级预防。在抗凝治疗过程中发生消化道出血时应尽早进行内镜检查和治疗。

内镜治疗是肝硬化PVT形成的可能危险因素之一，但具体机制尚不完全清楚。内镜治疗本身一方面可致门静脉血流量增加，加重门静脉高压，使门静脉血流速度减慢；另一方面可造成局部血管内皮损伤，门静脉系统内的凝血激活，进一步促进血栓形成。对肝硬化食管胃静脉曲张合并PVT患者采用不同内镜术式治疗后门静脉血栓的变化进行比较发现，不同内镜治疗术式对PVT的影响无显著性差异。因此，对于伴PVT的肝硬化食管胃静脉曲张患者的内镜治疗决策可依据《肝硬化门静脉高压症食管、胃底静脉曲张破裂出血诊治专家共识（2019年）》制订。食管胃静脉曲张的内镜治疗主要包括内镜下静脉曲张硬化剂注射术（EIS）、内镜下静脉曲张套扎术（EVL）、内镜下静脉曲张栓塞术（endoscopic variceal obturation，EVO）。EVL和EIS适应证包括急性食管静脉曲张破裂出血；中、重度食管静脉曲张破裂出血史手术治疗后食管静脉曲张复发。EVL和EIS禁忌证：①有上消化道内镜检查禁忌证；出血性休克未纠正；②肝性脑病≥2期；③过于粗大或细小等曲张静脉。EVO适应证：①急性胃底静脉曲张出血；②胃静脉曲张有红色征或表面糜烂且有出血史。

（3）溶栓治疗：会导致出血的潜在风险高，肝硬化患者作为高出血风险人群，溶栓治疗并非作为一线治疗方案。对于确需溶栓治疗的患者必须首先排除禁忌证，充分评估患者的意愿和整体情况，最后再考虑适应证。溶栓治疗禁忌证包括近期大手术史、近期创伤史、近期未控制的活动性出血、严重高血压、主动脉夹层等。溶栓治疗适应证包括急性症状性PVT，伴有血浆D-二聚体水平升高，且门静脉高压症状轻，无门静脉海绵样变。条索化PVT或广泛门静脉海绵样变不适合溶栓治疗。溶栓治疗期间需密切动态监测血浆D-二聚体水平和凝血功能；溶栓治疗3~5天后评估血管通畅情况；最长溶栓治疗时间≤2周。溶栓治疗后可根据门静脉再通情况和患者整体情况判断是否需要继续口服抗凝药物。

（4）TIPS：肝硬化PVT患者行TIPS的主要适应证包括抗凝治疗效果欠佳或存在抗凝治疗禁忌证、合并食管静脉曲张出血但常规内科止血疗效不佳、急性症状性PVT合并食管静脉曲张出血。TIPS术后应警惕发生腹腔内出血和肺栓塞的可能。另外，TIPS支架将增加未来肝移植手术的难度。

四、门静脉高压性胃肠病并出血

门静脉高压性胃肠病是门静脉压力升高后的一种常见继发症，常见于窦性门静脉高压症患者，最常见于肝硬化发生门静脉高压患者。但是，发生在窦前和窦后疾病患者也不少见，如门静脉血栓形成、血吸虫病、静脉闭塞性疾病和心力衰竭。门静脉高压性胃肠病最常导致慢性胃肠道出血。然而，表现为急性消化道出血也不少见，其中门静脉高压性胃病约占所有上消化道出血原因的10%。由于既往认为少见且经常与其他可能表现类似的疾病相混淆，特别是与其他类型的胃肠道炎症性黏膜疾病出血（如刺激性或炎症性胃炎或结肠炎）类似，临床通常漏诊、误诊，因此内镜下诊断对明确病因，治疗选择极为重要。虽然目前的指南认为门静脉高压性胃肠病急慢性出血的患者主要是药物治疗，机制是降低门静脉压力；静脉注射生长抑素、奥曲肽、特利加压素和加压素已被证明可减少门静脉高压性胃病患者的胃血流量和控制出血，但对于急性大出血，内镜治疗仍发挥着急诊止血或者桥接治疗的不可替代作用。下面将详细介绍门静脉高压性胃肠病内镜下诊治。

（一）门静脉高压性胃病内镜下诊疗

1. 定义及诊断

（1）定义：门静脉高压性胃病（PHG）是在各种原因引起的门静脉高压症的背景下，由胃部静脉血回流受阻引起的胃黏膜继发性宏观和微观变化的组合，主要发生于胃体及胃底。

（2）诊断：PHG主要基于内镜诊断。可表现为细网格改变、红点、红斑、黑棕色斑点等。内镜下特征为胃黏膜充血形成弥漫小红斑，伴有白色边界分割呈网格样分布，如蛇皮样改变、马赛克征等。特征性红斑常位于胃体和胃底，胃窦部罕见，轻症患者常呈细小粉红色斑点如蛇皮状或马赛克征，重症患者多为聚集性猩红热样红斑，极为严重者可见弥漫性出血性病变和/或黑棕色斑点。PHG内镜表现如图5-70所示。

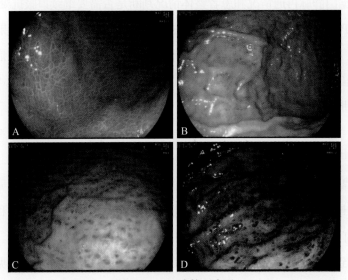

图5-70　PHG内镜下表现

A. MLP：马赛克征，细小网格状改变，形似蛇皮；B. RPL：细小红点灶，直径＜1mm，平坦状红点；C. 散在的樱桃红斑点，直径＞2mm，类圆形红色突起；D. 黑棕色斑，形状不规则黑色或褐色斑点，内镜冲刷困难。

图片来源：Herrera S, Bordas J M, Llach J, et al. The beneficial effects of argon plasma coagulation in the management of different types of gastric vascular ectasia lesions in patients admitted for GI hemorrhage[J]. Gastrointest Endosc, 2008, 68: 440-446.

（3）内镜征象评价：2013年，De Macedo GF对临床常用的PHG内镜征象表现的可靠性进行了研究分析（表5-5），结果提示内镜下红斑样变、马赛克征、樱桃红样斑对PHG诊断的特异性和准确性较高。

表5-5 常用PHG内镜征象表现的可靠性

内镜下特征	灵敏度（%）	特异度（%）	准确性
细小粉红色	56.0	76.6	不满意
马赛克征	100.0	92.2	高
红斑样变	47.8	90.9	高
浅表性红晕	69.6	66.2	不满意
樱桃红样斑	39.1	96.1	高
分离型红斑样变	43.5	88.3	高
融合型红斑样变	21.7	100.0	不满意

（4）内镜评估分型：基于PHG内镜下表现，临床常用的严重程度分类法有3种：McCormack 二分法、NIEC（the New Italian Endoscopic Classification）二分法、Baveno Ⅱ共识二分法。其中McCormack 二分法根据红斑情况将内镜下观测到水肿胃黏膜分为轻度：①细小粉红色斑点或猩红热样疹；②黏膜皱襞表面条状发红；③蛇皮样变或马赛克征；重度：①散在的樱桃红色斑；②弥漫出血性融合病变。NIEC二分法将PHG黏膜基本病变分为4种，分别为马赛克样改变指伴有黄白色边界的多形性小病变区；红斑是指约1mm的小且平的红色点状病变；粉红斑是指2mm左右的红色稍圆状隆起病变；黑褐斑是指经内镜冲洗后仍有黏膜内出血的不规则黑或褐色病变。出现马赛克征者为轻度；一旦有红斑、粉红斑或黑褐斑出现归为重度。Baveno Ⅱ共识二分法采用积分方式将PHG分为轻度（≤3分）、重度（≥4分）。计分方法为：轻度黏膜马赛克型=1分，严重黏膜马赛克型=2分，红斑分离=1分，红斑融合=2分，并存GAVE=2分。

2．**内镜下治疗** 对于急性出血，内镜治疗有一定疗效，可分为局部出血和弥漫出血（图5-71）。

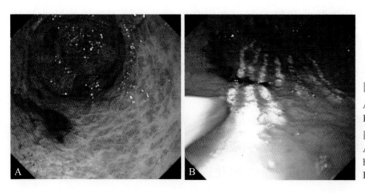

图5-71 PHG内镜下治疗

A. PHG 内镜图像，胃中有新鲜血液；
B. 应用APC治疗，胃窦黏膜浅凝血线。
图片来源：Smith LA, Morris AJ, Stanley AJ. The use of hemospray in portal hypertensive bleeding: a case series[J]. J Hepatol, 2014, 60: 457-460.

（1）局部出血：氩等离子体凝固术（APC）是一种治疗出血和组织异常失活的电外科技术。其原理是通过非接触热凝实现的，其中通过氩等离子体射流将高频电流应用于目标组织，产生有效的止血和有限渗透深度的均匀表面热凝。APC组成设备包括一个来自内镜工作治疗辅助通道末端的管腔，一个气体源和一个高频发生器。氩气流量一般设置为2.5L/min。电力输出调至60~90W，可避免局部穿孔的风险。APC操作手法是APC应用于所有可见的黏膜血管病变区域，持续时间为1~3秒，APC探针与胃黏膜病变之间的距离约为5mm。该探针可以在轴向或横向上应用。成功的内镜治疗的终点是创面发白，局部无渗血。APC适应证主要用于局部出血。因为PHG的问题是其经常弥漫性出血模式和模糊视野限制了内镜止血的作用，目前仅对于出血部位局限或门体分流有禁忌证时主要使用APC治疗。

【疗效证据】

1）改善PHG患者贫血，减少输血需求及重症入院：一项最新的队列研究对130例严重PHG的患者进行APC与卡维地洛的疗效比较研究发现两组患者在Hb水平、血清铁和血清铁蛋白均显著升高，总铁结合力（TIBC）均显著降低，因此认为APC在控制PHG患者出血、改善PHG患者贫血、减少输血需求及重症入院方面优于卡维地洛，可改善严重PHG患者IDA并降低了输血需求且安全性良好。

2）联合NSBB更好控制严重PHG出血及贫血：一项对在188例PHG进行APC治疗，同时常规应用普萘洛尔治疗后随访1年疗效观察发现。APC可有效控制PHG出血且无并发症，术后内镜118例贫血和对输血需求完全改善，剩余70例也有部分改善，说明APC联合普萘洛尔治疗能有效控制PHG出血。推荐NSBB及APC联用控制急慢性出血收益更大。

3）APC具有较好的二级预防效果：Herrera的小样本研究提示APC对PHG出血控制有效率达到81%，且术后跟踪随访22个月，患者未再发生出血事件。

4）辅助降低原发病肝硬化静脉曲张复发率：有研究发现，内镜下食管静脉曲张结扎术根除食管静脉曲张后行食管远端黏膜APC对降低静脉曲张复发率安全有效。考虑到PHG很多患者均有静脉曲张及套扎病史，在PHG出血患者中使用APC可能有一定额外收益。

（2）弥漫性出血：止血喷雾剂（TC-325）是一种新型止血剂，在欧洲和加拿大获准用于非静脉曲张上消化道出血的内镜止血。血液喷雾装置包括一个通过胃镜的工作通道、一个含有约20g粉末的腔室和一个推进剂二氧化碳罐。粉末应用于主动出血病变；

其作用机制是快速吸水，在出血点上形成一个机械屏障，导致止血。在小样本对PHG引起的急性出血显示出良好的止血效果（图5-72）。《欧洲胃肠内镜学会（ESGE）指南（2021年版）》建议对于标准止血方式难以治愈的持续性出血患者，应考虑使用局部止血喷雾/粉末。该喷雾目前成功应用于控制消化性溃疡、静脉曲张、胃肠道肿瘤引起出血，非常具有应用潜力。有研究认为止血喷雾可有效阻止门静脉高压性黏膜疾病引起的急性出血。虽然它对门静脉压力或潜在原发疾病进展没有影响，但可被视为一种内镜工具，可在急性情况下止血；并被作为进行更确切的治疗前的过渡措施，如β受体阻断剂、TIPS或纠正失代偿的可逆因素，如败血症、凝血功能障碍或血小板减少症。但目前仍缺乏对于PHG的大型前瞻性研究（图5-73）。

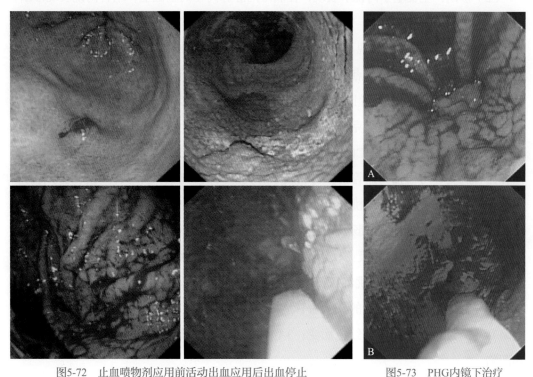

图5-72　止血喷物剂应用前活动出血应用后出血停止

图片来源：Smith LA, Morris AJ, Stanley AJ. The use of hemospray in portal hypertensive bleeding: a case series[J]. J Hepatol, 2014, 60: 457-460.

图5-73　PHG内镜下治疗

A. APC 治疗 PHG 失败；B. 止血喷雾挽救性治疗成功。

图片来源：Smith LA, Morris AJ, Stanley AJ. The use of hemospray in portal hypertensive bleeding: a case series[J]. J Hepatol, 2014, 60: 457-460.

（3）其他：还有一种内镜冷冻疗法已用于所有其他治疗方法均失败后的PHG出血。在内镜下将液氮冷冻喷雾通过专门的冷冻导管快速喷射于目标区域，并重复多次，导致细胞快速冷冻、逐渐融化和随后的坏死来消融出血组织，出血组织局部脉管系统中的出现暂时性止血和进行性血栓形成，从而实现止血。

（二）门静脉高压性肠病内镜下诊疗

1. 定义及诊断

（1）定义：门脉高压性肠病是在各种原因引起的门静脉高压症的背景下，由肠静脉血回流受阻引起的肠黏膜继发性宏观和微观变化的组合，包括小肠（PHE）与大肠病变（PHC）。是否纳入直肠病变目前有争议。

（2）诊断：主要基于内镜下表现，在满足门静脉高压的基础上，结合内镜表现诊断。

（3）内镜表现

1）PHE小肠内镜：表现可分为黏膜炎症样异常，如水肿、红斑、颗粒感、脆性和血管病变，包括樱桃红色斑点、毛细血管扩张、血管发育不良样病变和静脉曲张。一项单中心研究报告称，PH患者比无PH的患者更多见具有网状模式的黏膜区域。在另一项研究中，小肠黏膜可见马赛克征和严重充血/红斑，具有鲑鱼子外观。

2）PHC结肠内镜：PHC的特征可能不如PHG明显，分为水肿、红斑、颗粒度、脆性和血管病变，可概括为血管扩张与黏膜水肿炎症两大类型改变，具体可表现为结肠黏膜红斑、血管病变，包括樱桃红斑、毛细血管扩张或血管增生不良等病变。

（4）内镜评估分级：结肠经典的内镜分级系统按照美国胃肠病学会对血管和黏膜病变的划分，将严重程度分3级：1级为结肠黏膜红斑；2级为结肠黏膜红斑呈镶嵌状红斑；3级为结肠血管病变包括樱桃红斑、毛细血管扩张或血管发育不良样病变。其中血管病变可细分为3型：1型为扁平的铁状血管病变（蜘蛛样病变）；2型为直径<10mm的扁平或略升高的红色病变或樱桃红色病变；3型为黏膜下略升高的肿瘤样病变，中央呈红色和凹陷。

Abdelaal等报道了使用CE的PHE评分系统的实用性较好，其可将内镜表现分为炎症样病变、红斑、血管扩张和小肠静脉曲张，当出现一种病变时，该病变如果超过两处，则计2分，如果不是，则计1分，最高8分。评分与PHG、食管静脉曲张、Child-Pugh C级肝硬化和EVL史相关（图5-74～图5-80）。

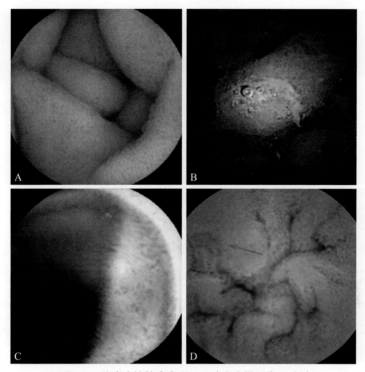

图5-74 胶囊内镜检查发现PHE（炎症样异常，1级）

A. 黏膜网状图案；B. 具有网状图案的水肿黏膜；C. 黏膜颗粒充血变化；D. 鲑鱼卵外观充血（蓝色箭头）。

图片来源：Jeon SR, Kim Jin-Oh. Capsule Endoscopy for Portal Hypertensive Enteropathy[J]. Gastroenterol Res Pract, 2016, 2016: 8501394.

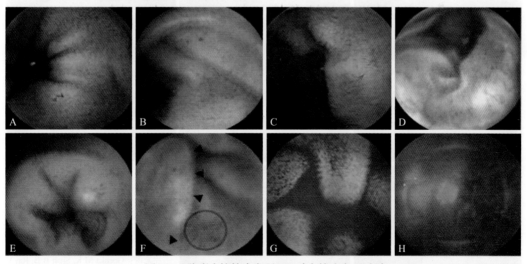

图5-75 胶囊内镜检查发现PHE（血管病变，2级）

A. 红色斑点；B. 具有黏膜颗粒的红色斑点；C. 血管扩张（蓝色箭头）；D. 带有蓝色颜色的静脉曲张；E. 带有蓝色颜色变化和发光表面的小囊状静脉曲张；F. 囊状静脉曲张（黑色箭头），有光泽和蓝色，充血（蓝色圆圈）；G. 蓝色静脉曲张，小肠有新鲜血液；H. 小肠静脉曲张引起的活动性出血。

图片来源：Jeon SR, Kim Jin-Oh. Capsule Endoscopy for Portal Hypertensive Enteropathy[J]. Gastroenterol Res Pract, 2016, 2016: 8501394.

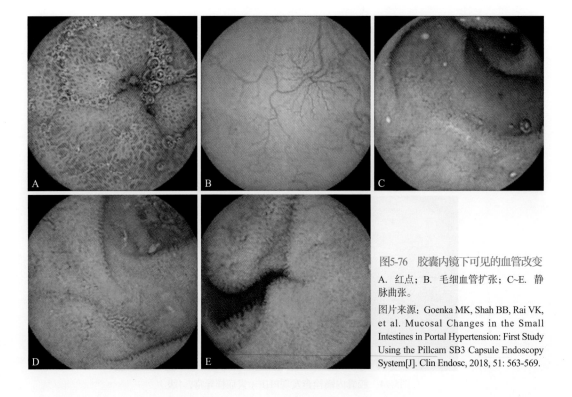

图5-76 胶囊内镜下可见的血管改变

A. 红点；B. 毛细血管扩张；C~E. 静脉曲张。

图片来源：Goenka MK, Shah BB, Rai VK, et al. Mucosal Changes in the Small Intestines in Portal Hypertension: First Study Using the Pillcam SB3 Capsule Endoscopy System[J]. Clin Endosc, 2018, 51: 563-569.

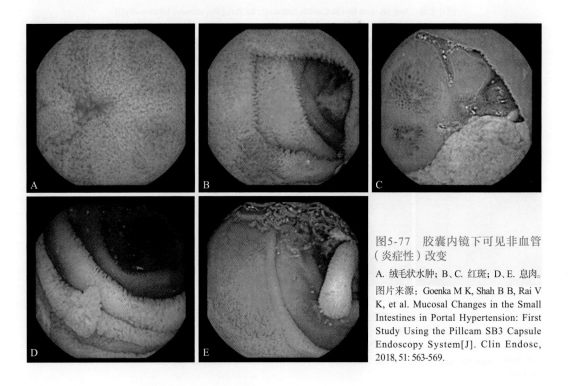

图5-77 胶囊内镜下可见非血管（炎症性）改变

A. 绒毛状水肿；B、C. 红斑；D、E. 息肉。

图片来源：Goenka M K, Shah B B, Rai V K, et al. Mucosal Changes in the Small Intestines in Portal Hypertension: First Study Using the Pillcam SB3 Capsule Endoscopy System[J]. Clin Endosc, 2018, 51: 563-569.

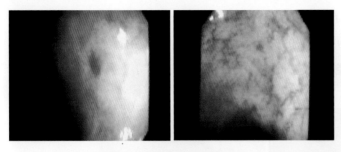

图5-78　左为红斑样改变；右为弥漫性血管扩张

图片来源：Ito K, Shiraki K, Sakai T, et al. Portal hypertensive colopathy in patients with liver cirrhosis[J]. World J Gastroenterol, 2005, 11: 3127-3130.

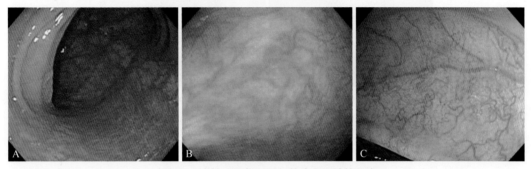

图5-79　内镜下图像显示门静脉高压性结肠病

A. 结肠炎样弥漫性红斑伴水肿；B. 混合性血管发育不良样病变伴多发性小斑片状红斑；C. 血管发育不良样血管病变。

图片来源：Jeong IB, Lee TH, Lim SM, et al. Endoscopic findings and clinical significance of portal hypertensive colopathy[J]. Korean J Gastroenterol, 2011, 58: 332-337.

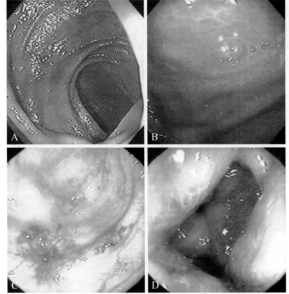

图5-80　一种用于对门静脉结肠病黏膜病变的严重程度进行分级的分类系统

A. 1级：结肠黏膜红斑；B. 2级：结肠黏膜红斑伴马赛克样改变；C. 3级：结肠血管病变；D. 3级：结肠血管病变，水肿、红斑和樱桃红点。

图片来源：Bini EJ, Lascarides CE, Micale PL, et al. Mucosal abnormalities of the colon in patients with portal hypertension: an endoscopic study[J]. Gastrointest Endosc, 2000, 52: 511-516.

2．内镜下治疗 由于目前没有针对症状性门静脉高压性肠病的标准化治疗指南且总体上关于PHE和PHC的内镜治疗方法的资料很少。因此，内镜治疗方式在很大程度上是由当地的专业医师的知识和经验来选择的（图5-81、图5-82）。

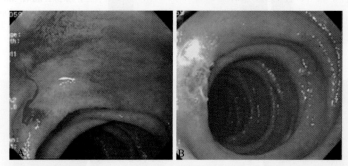

图5-81 血管扩张伴小肠活动性渗血（A）及APC止血（B）

图片来源：Fan GW, Chen TH, Lin WP, et al. Angiodysplasia and bleeding in the small intestine treated by balloon-assisted enteroscopy[J]. J Dig Dis, 2013, 14: 113-116.

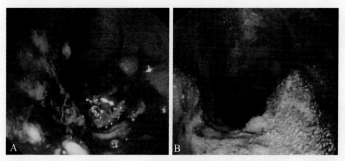

图5-82 门静脉高血压性结肠病活动性出血（A）及止血喷雾使用后止血（B）

图片来源：Smith LA, Morris AJ, Stanley AJ. The use of hemospray in portal hypertensive bleeding: a case series[J]. J Hepatol, 2014, 60: 457-460.

（1）小肠静脉曲张：可使用小肠镜下的静脉曲张硬化疗法，可以有效治疗大静脉曲张。目前，尚无针对门静脉高压引起的小肠静脉曲张的大规模研究，考虑到小肠静脉曲张和小肠毛细血管扩张的临床及病理生理的相似性，因此通常参考对于小肠血管扩张的文献研究，一篇关于小肠血管扩张内镜治疗的研究发现肝硬化是小肠血管扩张显著的独立主要预测因素，并根据Yano-Yamamoto分型将小肠静脉曲张的患者分为1A型血管扩张（35例）和1B型血管扩张（29例），1A型血管以点状红斑（＜1mm）为特征，伴有或不伴有渗出，1B型血管以斑片状红斑（2~3mm）为特征，伴或不伴渗出。11例无渗出的1A型病例采用保守治疗，24例渗出的1A型病例采用聚多卡醇注射液（PDI）治疗。2例

1A型病例（6%）发生再出血。17例1B型病例接受PDI治疗，12例1B型病例接受PDI联合APC或夹闭治疗。5例1B型病例（17%）发生再出血，所有病例均在额外的内镜下止血后消退，据此认为伴有渗出的1A型血管扩张适用于聚多卡醇注射液（PDI）治疗，1B型血管扩张适用于伴有APC或夹闭的PDI。另一篇更早的报道称BAE下单独使用APC内镜治疗小肠血管扩张的效果尚可，但考虑到样本量低，单独使用疗效尚不肯定。

（2）结肠病变出血：根据出血的严重程度和血管病变的数量，局部治疗，如APC可能是有效的。其他局部治疗硬化或套扎，甚至线圈栓塞，可以尝试。冷冻疗法甚至止血粉末可能是有效的。

五、肝硬化门静脉血栓的抗凝治疗

肝硬化是一种由不同病因长期作用于肝脏引起的慢性、进行性、弥漫性肝病的终末阶段。门静脉血栓（PVT）是指门静脉主干和/或门静脉左、右分支发生血栓，伴或不伴肠系膜静脉和脾静脉血栓形成。急性PVT易导致肠系膜缺血，甚至肠坏死等严重不良结局；慢性PVT可导致门静脉闭塞或门静脉海绵样变，继发门静脉高压。两项分别来自日本和瑞典的大样本尸检研究数据显示，PVT患病率为0.6%～1.0%。在日本的研究中，肝硬化患者的PVT患病率为6.58%，而瑞典研究中28%的PVT患者基础疾病是肝硬化。PVT在普通人群中的发病率为（0.7～1.0）/10万，患病率为3.7/10万，PVT在肝硬化患者中的患病率为2.1%～16.2%，在肝移植手术患者中的患病率为5.5%～26%。

（一）病因及发病机制

根据Virchow定律，静脉血栓的形成取决于血流瘀滞、血管内皮损伤、血液高凝状态三大要素。此外，主要的PVT危险因素目前认为有肝脏疾病严重程度（定义为Child-Pugh分级）、门静脉血流速度、脾切除术、门静脉直径增粗、D-二聚体、脾厚度，既往腹部手术、门体分流术也被认为是PVT重要的危险因素。食管静脉曲张内镜下治疗（硬化剂治疗或套扎）也是PVT相关危险因素，特别是在有遗传性血栓倾向的患者中。其他的危险因素有男性、低血小板、低血红蛋白水平、肥胖、糖尿病等。

在肝硬化患者中，由于肝脏纤维组织增生及小叶结构重构，导致门静脉回流受阻。Zocco等发现门静脉血流速度减缓是PVT唯一重要的危险因素，门静脉血液流速<15cm/s可以预测PVT的发生，其敏感度为85.7%，特异度为78.0%。PVT又会加重门静脉高压，阻碍门静脉血液回流，降低血液流速，进一步加重PVT。

肝硬化患者门静脉循环存在有别于外周循环的特殊高凝状态。与外周循环相比，门静脉血小板活化程度较高，因子Ⅷ更高，蛋白C更低，APTT偏低、D-二聚体偏高。

脾切除术是PVT的重要原因。已有研究表明，脾切除术后PVT的发生率为20% ~ 80%。脾切除术是临床上改善肝硬化脾功能亢进的常规治疗方法，但术后PVT的发生率高，是该手术最常见的并发症。脾切除引起PVT的原因并不清楚，目前主要认为与以下原因有关，包括门静脉系统血流动力学改变、血液高凝状态、手术引起的局部血管损伤导致内源性凝血途径激活、术后局部炎症反应以及术后使用止血药物等。

门静脉高压增加血管剪应力、菌群易位、感染、腹腔手术操作或血管介入治疗（如TIPS等）可损伤门静脉系统血管内皮细胞，启动凝血系统，引起血管性血友病因子（vWF）与血栓调节蛋白（TM）的增加，后者可增强血小板在局部黏附与聚集，形成血栓。

（二）临床表现

PVT可发生于任何年龄，以儿童多见。在肝硬化或门静脉高压患者中其发病率为5% ~ 10%，在肝细胞癌患者中可高达30%。有报道门静脉高压由PVT引起者占7.8%。急性症状性PVT合并急性腹痛、恶心、呕吐等PVT相关症状，而非急性症状性PVT无特征性症状。对肝硬化患者发生腹痛持续24小时以上，无论是否合并发热或肠梗阻，均应高度警惕急性症状性PVT发生，并进行影像学检查确诊。急性或亚急性发展时，存在中重度腹痛、脾大、顽固性腹水，严重者出现肝性脑病、上消化道出血和暴发性肝衰竭。

（三）实验室和其他辅助检查

1. **彩色多普勒超声** 该检查安全无创、经济、方便，常被推荐作为一线影像学检查。PVT超声表现是管腔内强回声团，或管腔内血流信号部分或全部缺失的征象（图5-83）。彩色多普勒超声还可提示血流速度及方向。彩色多普勒超声诊断PVT的灵敏度和特异度在80% ~ 100%；多普勒超声血管造影则可更准确的评估PVT特征，敏感度可超过95%，并对可能存在的肝癌进行分期。

2. **CT和MRI** PVT的典型CT表现为门静脉管腔内出现不强化低密度条状或团块状阴影，对比多普勒超声优势在于评估门静脉主干及肝内分支血栓更准确，增强CT则能更准确地评估肠系膜上静脉、门体分流、肾静脉、下腔静脉以及血栓范围，且有助于诊断肝癌及缺血性肠病（图5-84）。增强CT缺点是可能导致对比剂过敏及对比剂肾病。MRI是CT之外的另一种选择，增强MRI和增强CT一样有助于评估门静脉系统血流及血栓累及范围、转归，而3D对比增强MRA(CEMRA)相对于超声和CT能更好地了解门静脉系统解剖及血流情况(血流方向及血流量)、侧支血管分布情况。CEMRA可避免CT相关

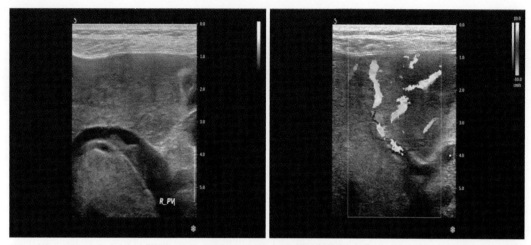

图5-83　PVT超声表现

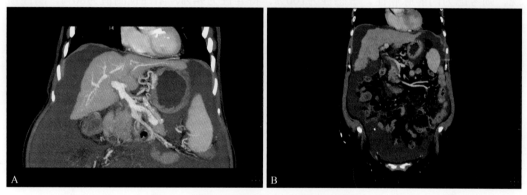

图5-84　增强CT示肝癌（A）和缺血性肠病（B）

的电离辐射是其优势，对于要多次检查的年轻患者尤为适用。

3．血管造影　门静脉血管造影是诊断PVT的金标准，一般在介入治疗前评估门静脉系统及测量门静脉压力时进行，分为间接和直接门静脉造影两类。门静脉造影属于有创性的非常规检查，目前很少用于PVT的诊断，而主要用于血管介入治疗前的评估。此外，血管造影对附壁或部分性PVT的诊断未必优于增强CT检查。间接门静脉造影经肠系膜上动脉和经脾动脉途径，造影可直观显示局部血栓病灶及侧支循环情况。动脉造影的全部功能几乎可被脉冲多普勒代替，而且后者为非创伤性方法。直接门静脉造影则分为经皮经肝门静脉、经脐静脉门静脉、经皮经脾静脉门静脉、TIPS途径等，直接门静脉造影侧支循环血管显示率高，有利于评估门静脉系统血流动力学，更准确地了解静脉出血与侧支血管关系。

（四）诊断

通常根据慢性肝病病史和典型的影像学表现诊断肝硬化PVT。在包括腹痛、腹部脓血症、门静脉高压、上消化道出血等在内的许多不同状态下，应考虑本病的诊断，但确诊的首选影像学检查方法为多普勒超声，增强CT和MRI检查也可确诊肝硬化PVT，并确定血栓范围，血栓是急性或慢性。

为了确定治疗条件，改善治疗效果，了解造成或加重血栓形成的因素非常必要，如腹部CT检查、内镜超声检查、血小板检测、骨髓象或骨髓活检等检查也可提供帮助。肝硬化PVT需要与非肝硬化PVT和门静脉癌栓鉴别，常可通过临床病史、影像学特征和血清甲胎蛋白水平进行初步鉴别。门静脉癌栓常表现为门静脉扩张、血栓强化、新生血管、临近血栓的肿瘤形成或血清甲胎蛋白水平＞1000μg/L；若满足以上3个或3个以上表现，则考虑为门静脉癌栓，敏感性为100%，特异性为94%，阳性预测值为80%，阴性预测值为100%。

肝硬化PVT的严重程度Yerdel分级是当前最常用的PVT分级系统，包括4个等级。

（1）血栓占据门静脉管腔的50%以内，伴或不伴轻度肠系膜静脉血栓。

（2）血栓占据门静脉管腔的50%以上或完全占据门静脉管腔，伴或不伴轻度肠系膜静脉血栓。

（3）门静脉和近端肠系膜静脉完全血栓。

（4）门静脉、近段和远端肠系膜静脉完全血栓。

Yerdel分级主要用于肝移植术前评估手术成功率及术后并发症风险，对于抗血栓治疗选择的价值有待商榷。

（五）治疗

肝硬化PVT的治疗方法主要包括抗凝治疗、溶栓治疗、TIPS和手术治疗等。一部分肝硬化PVT患者在未应用任何抗血栓药物或其他血管介入治疗的情况下可自发再通，即肝硬化一过性PVT，但如何准确预判此类患者尚不清楚，影像学检查随访间隔和观察时限也未明确。由于PVT再通率在很大程度上取决于从诊断到启动治疗的时间间隔，越早开始治疗再通率越高，目前仍需更多研究明确肝硬化PVT启动治疗的最佳时机。

1. PVE 的抗凝治疗

（1）PVT抗凝治疗的适应证、禁忌证和疗程

1）抗凝治疗的适应证：当确定是否对肝硬化合并PVT患者进行抗凝治疗时，需要综合考虑以下情况：血栓形成的急慢性、血栓的分级（部分或完全闭塞）、累及范围、

患者基础肝病的严重程度、患者的临床症状、是否伴有易栓疾病、出血风险如何，以及患者是否准备进行肝移植。尽管抗凝治疗安全性较高，对食管胃静脉曲张破裂出血患者或高危患者，作者仍推荐抗凝治疗前应先进行内镜套扎治疗。

结合Baveno Ⅵ共识意见，目前认为，急性或亚急性PVT、血栓持续进展或延伸至肠系膜上静脉、等待肝移植患者，以及有易栓或高凝基础疾病的患者需要进行抗凝治疗。而对于无症状、慢性、部分闭塞型PVT患者不推荐进行常规抗凝治疗。一般认为，合并海绵样变的患者不会从抗凝治疗中获益。未接受抗凝治疗的患者，都需要密切监测血栓进展情况。

2）抗凝治疗的禁忌证：主要禁忌证包括近期出血史、严重的GEV、严重的血小板减少症。界定严重血小板减少症的阈值仍存争议；国外学者认为血小板计数$<50×10^9$/L的肝硬化患者出血风险增高，但国内有学者发现血小板计数$<50×10^9$/L的肝硬化患者采用抗凝治疗并未增加出血风险。进展期肝硬化患者，特别是Child-Pugh C级患者，需谨慎考虑抗凝治疗。

3）抗凝治疗的疗程：Baveno Ⅵ共识及欧洲肝病学会临床实践指南推荐抗凝治疗疗程常为6个月以上；门静脉完全再通后仍需继续抗凝治疗数月或直至肝移植手术；对于肠系膜静脉血栓或既往有肠缺血或肠坏死、等待肝移植、存在遗传性血栓形成倾向的患者，可考虑长期抗凝治疗。部分肝硬化PVT患者经6个月的抗凝治疗后门静脉未再通，但继续抗凝治疗至12个月可实现门静脉再通。因此，若条件允许，对于抗凝治疗6个月后PVT无明显改善的患者，可尝试持续抗凝治疗至12个月。

（2）抗凝药物的选择：抗凝药物包括维生素K拮抗剂、肝素和新型直接口服抗凝药物。

1）华法林：用于抗凝治疗时须及时监测国际标准化比值（international normalized ratio，INR），且用药需个体化。根据华法林抗凝指南，华法林抗凝一般选择中强度抗凝（2.0≤INR≤3.0），但因肝硬化患者维生素K依赖性凝血因子合成减少及肝功能不全，其INR与健康人不同，所以常作为监测凝血指标的凝血酶原时间INR并不适用于肝硬化合并PVT患者，这使凝血酶原时间或INR在基线凝血试验结果异常的肝硬化患者中难以作为准确的监测指标。因此，用常规INR监测华法林治疗PVT患者的效果及预后可能存在一定缺陷。华法林抗凝剂治疗失败或与剂量控制困难而增加出血倾向有关，所以在用药期间除监测INR外，还需观察皮肤、牙龈出血征象及大便潜血等。

2）肝素类药物：主要包括普通肝素、低分子量肝素和磺达肝癸钠。普通肝素剂量达标常需密切监测活化部分凝血活酶时间（activated partial thromboplastin time，APTT），传统认为将APTT升至正常参考值上限的1.5～2.5倍为达标。值得注意的是，普通肝素可引起血小板减少症，常于应用肝素5天后出现，建议在使用后第3～10天复查血小板计数；低分子量肝素发生肝素诱导血小板减少症（heparin-induced thrombocytopenia，HIT）和出血风险低于普通肝素，常无须监测血小板计数，但肾功能不全者慎用。低分子量肝素抗凝用量的指标为因子Ⅹa，但肝硬化抗凝血酶Ⅲ合成减少可致抗因子Ⅹ水平降低，出血风险可能升高，因此抗因子Ⅹa活性并未真实反映抗凝水平，其对于抗栓作用及出血风险的预测效果不佳。因此有学者认为，血栓弹力图较因子Ⅹa活性能更准确地反映患者的低分子量肝素用药情况。

3）新型直接口服抗凝药物：包括直接因子Ⅹa抑制剂（如利伐沙班、阿哌沙班）和直接Ⅱa因子抑制剂（如达比加群），此类抗凝药物的安全性和有效性可能优于传统抗凝药物，轻、中度肾功能不全者可以正常使用直接Ⅹa因子抑制剂。与传统抗凝药物相比，利伐沙班的作用时间为30分钟，比华法林（36～72小时，需要与肝素联合使用）快，这为肝硬化合并PVT患者的抗凝治疗提供了新选择。达比加群的药物动力在肝硬化B级（Child-Pugh分级）和健康人群中未见明显差异。达比加群约80%在肾脏清除，严重肾功能不全的患者应用需减量，肝硬化合并肾功能不全时应慎用。达比加群半衰期为12～14小时，急性出血事件发生时仅停药不能止血。有研究提示可经洗胃或吸附治疗逆转达比加群的抗凝作用，严重出血时可实施血液透析治疗。

2. 溶栓治疗　常用的溶栓药物是尿激酶、链激酶、重组组织型纤溶酶原激活物。对于无溶栓禁忌患者，目前常用的是直接全身静脉给药、经股动脉间接注入肠系膜上动脉、经皮经肝门静脉给药和经颈静脉途径介入给药。肝硬化患者作为高出血风险人群，循证医学证据表明溶栓治疗肝硬化PVT的疗效和安全性缺乏相关证据支持，目前尚无肝硬化PVT溶栓的推荐方案，溶栓治疗并非作为肝硬化PVT患者一线治疗方案。对于确实需溶栓治疗的患者必须首先排除禁忌证，充分评估患者的意愿和整体情况，最后再考虑适应证。急性症状性PVT患者，伴有血浆D-二聚体水平升高，且门静脉高压症状轻，无门静脉海绵样变性，被认定为溶栓治疗的最佳适应证。条索化PVT或广泛门静脉海绵样变性不推荐溶栓治疗。溶栓治疗后是否序贯口服抗凝药物及其疗程，仍然需要根据门静脉再通情况和患者整体情况判断。

3. TIPS　主要的适应证包括抗凝治疗效果欠佳或存在抗凝治疗禁忌证、合并食管胃底静脉曲张破裂出血但常规内科止血疗效欠佳、急性症状性PVT合并食管胃底静脉曲张破裂出血。对于高危食管胃底静脉曲张破裂出血但未出血的PVT患者，及早行TIPS是否能改善患者的预后仍需进一步研究。对于某些失代偿性肝硬化患者来说，TIPS是一种有效的慢性PVT抗凝治疗的替代治疗，主要适用于：①症状性门静脉高压症（静脉曲张出血或大量腹水，不需要事先使用抗凝剂）；②扩展至闭塞性血栓且对常规抗凝药物无反应；③对β受体阻断剂或结扎无反应的静脉曲张，而抗凝治疗会增加出血风险。

4. 手术治疗　多用于治疗各种无法实现门静脉再通的难治性PVT且明确存在肠梗阻、肠缺血或穿孔、急性腹膜炎、肠出血等的患者，但手术创伤较大，且发生此种情况的患者肝功能极差，易出现严重并发症。目前肝硬化并PVT患者行肝移植仍存在争议，且治疗效果也不明确，因此在大部分情况下不考虑此治疗。

（六）转归

肝硬化PVT的转归评判主要包括新发、部分再通、完全再通、进展、稳定和复发。新发指既往影像学检查提示无血栓，本次首次诊断为血栓；部分再通指血栓严重程度较前降低至少1个等级，但仍存在血栓；完全再通指原有血栓完全消失；进展指血栓的严重程度较前加重至少1个等级；稳定指血栓的严重程度较前无明显变化；复发指原有血栓完全消失后再次出现血栓。

（七）预防

目前，仍有许多尚未解决的问题，需要大样本的双盲随机对照研究证实，如预防性抗凝治疗的适宜人群，抗凝药物、剂量的选择，以及预防性抗凝治疗的疗程等。非选择性β受体阻断剂通常用于预防肝硬化门静脉安全地耐受出血，可能会减少肝硬化患者PVT的发生。

（刘德良　谭玉勇　刘迎娣　张　帅　黄留业　陈建勇　杨小军）

第九节　内镜治疗新尝试

一、小血管的钳夹治疗

在医学界不断探索的食管胃静脉曲张的众多方法中，内镜治疗是首选的治疗方法。无论是内镜下套扎治疗、硬化治疗、还是组织胶注射治疗，急诊止血率均可达90%以上。内镜下食管胃静脉曲张的根除，可明显降低食管静脉曲张的复发率，改善患者生活质量的同时，延长了患者的生存期。但遗憾的是，临床工作中，内镜治疗疗程结束，只有约80%的患者达到静脉曲张的根除，即有20%患者的静脉曲张未得到根除，在以后3～6个月内可能会发生静脉曲张的复发，并随着疾病的进展，出现食管胃静脉曲张的出血；即使达到根除的患者，也会由于门静脉高压的持续存在，不可避免地发生静脉曲张的复发。影响内镜治疗效果的因素很多，包括肝病的严重程度、门静脉高压的程度、静脉曲张发现的时期、治疗方法的选择和对治疗的耐受与反应性、治疗彻底与否等。因此，提高静脉曲张的根除率，减少复发率以及针对复发静脉的积极治疗，对降低患者的复发出血有着非常重要的作用。

无论是内镜下套扎治疗、硬化治疗还是组织胶注射治疗，食管静脉曲张的残留是内镜医生面临的一个较大的难题；另一个难题是较为细小的食管静脉曲张的复发。目前，对于残留静脉曲张的治疗方法中较为常用的内镜下硬化治疗，旨在使无法行套扎治疗的小血管发生硬化，最终达到根除的目的。对于内镜治疗后复发的细小的血管（直径<3mm），临床上尝试的方法有微波、APC、PDT等治疗方法，但对于曾经行硬化治疗或套扎治疗后瘢痕广泛形成的直径在3～5mm的静脉曲张患者，无论何种治疗方法都很难达到理想疗效，且治疗风险较大，治疗效果难以保证。而经内镜下金属夹治疗，对于此类病变是可选择的治疗方法之一。

金属夹首先应用于外科手术止血，而后应用于经内镜金属夹治疗非静脉曲张出血，近年来偶有应用于食管静脉曲张治疗的报道。最先流行的金属夹由日本奥林巴斯公司于1995年生产，其在内镜下治疗方面的应用主要包括：①溃疡出血；②血管性病变：Dieulafoy病、Mallory-Weiss综合征；③黏膜破损的应用，黏膜切除EMR、息肉切除术后预防出血（某些高危人群，如粗蒂息肉、服用抗凝药物等）；④辅助固定作用：支架、营养管；⑤穿孔部位的夹闭，EMR或息肉切除后穿孔局部夹闭；⑥瘘口部位的夹闭；⑦NOTES；⑧配合其他器械如较大穿孔者联合套扎、尼龙圈等；⑨定位。

对于食管静脉曲张的残留血管以及复发的较为细小的静脉的治疗，是应用金属夹治疗的新的临床研究。令狐恩强教授报道了1例金属夹治疗再生贲门血管的内镜下治疗，取得了良好疗效。中国人民解放军总医院曾进行一项内镜下金属夹及硬化剂注射治疗残留和/或复发性细小的食管静脉曲张临床对比研究，二者均可达到有效治疗残留静脉曲张的疗效；在并发症发生率、平均住院日及直接费用方面，金属夹组明显优于硬化治疗组。

金属夹治疗静脉曲张操作技巧如下：①使用金属夹夹闭小静脉最好在透明帽保护下进行。在透明帽下进行金属夹治疗，不但可以增加内镜的稳定性，还可以减少对黏膜或血管的损伤。②采用两枚金属夹交叉夹闭可保证静脉夹闭效果。由于金属夹用于止血的设计初衷是针对组织中血管的夹闭，而突出于黏膜表面的静脉曲张夹闭后，其金属夹之间的组织过少，势必会造成夹闭不完全而导致容易复发，因此两枚金属夹的交叉夹闭克服了此缺陷，血管得以完全阻断，保证疗效。③虽然内镜下操作时长较短，由于需要在视野较好的情况下进行治疗，过程中注气较多，有条件的单位可以采用CO_2气泵给气，减少腹胀等不适。操作过程及复查结果见图5-85。

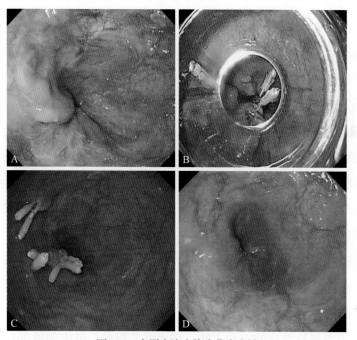

图5-85 金属夹治疗静脉曲张疗效

A. 食管下段再生小静脉；B. 内镜金属夹治疗；C. 金属夹治疗后1周复查；
D. 治疗后1个月小血管较前好转。

金属夹夹闭治疗食管静脉曲张的残留血管以及复发的较为细小静脉与传统硬化治疗相比，其静脉曲张消失率及复发率虽无明显差异，但并发症发生率明显低于硬化治疗，金属夹治疗后很少出现胸骨后疼痛及进食阻塞感，治疗过程及随访复查期间也无食管溃疡及食管狭窄发生。EIS治疗后可有程度不同的胸骨后疼痛或不适，部分可伴有进食阻塞感、低热等；复查期间大部分患者伴有食管溃疡，重者可伴有食管轻度狭窄；其次，金属夹组平均住院时间显著少于EIS组。正是由于金属夹不引起组织黏膜的凝固变性、坏死，只引起伤口周围黏膜最小限度的损伤，不会导致食管溃疡产生，且其与组织相容性较好，夹部组织形成瘢痕的时间充足，不会产生过早脱落而导致出血。因此，金属钛夹治疗可以显著减轻患者术后痛苦，降低并发症发生率和减少住院时间，其成本明显低于硬化治疗，患者多能承受。

总之，经内镜下金属夹治疗为治疗残留及复发的较为细小的食管静脉曲张，提供了一种价廉、方便、安全、有效的治疗途径。但要选择相应的适应证，并由有经验的内镜医生与护士熟练操作、密切配合，才能充分发挥其优势。

二、再生小静脉的光动力疗法及氩等离子体凝固术

食管静脉曲张经过急诊止血、二级预防治疗后，食管静脉曲张可以达到完全消失或基本消失。完全消失是指内镜下显示曲张静脉消失、残留纤维条索或瘢痕；基本消失是残留白色厚壁静脉。

即使根除了曲张静脉，大多数肝硬化患者由于门静脉高压仍然持续存在，会逐渐出现再生静脉。食管静脉曲张硬化治疗后静脉再生有两种方式：①在食管壁内逐渐出现一些网状再生的小静脉，一般直径<0.3cm；②原曲张静脉再通。套扎治疗后多以节段性静脉为主，胃静脉曲张再生多数是在原组织胶注射部位周围又出现柔软的静脉团。

静脉曲张的复发往往是从细到粗、从轻到重，食管内再生静脉可以追加小剂量硬化剂注射，也可以追加套扎，胃静脉曲张再生可以内镜下注射组织胶治疗。再生的小静脉纤细，硬化剂注射、套扎治疗或组织胶注射治疗都较难。但再生小静脉不予消除有可能导致大出血，用光动力疗法、氩等离子体凝固术、微波等即可消除。

光动力疗法（photodynamic therapy，PDT）是利用光敏剂的光动力学反应产生的细胞毒作用对靶组织进行治疗的一种方法，在皮肤、眼科、肿瘤领域都有应用。PDT可消除皮肤的鲜红斑痣和眼底的新生血管，在食管内可以对小血管进行普遍照射，无须像注射或套扎需要对准靶静脉。据食管静脉曲张发生发展的机制、病理解剖及实际观察可以得出结论，食管静脉曲张复发及出血部位绝大部分位于食管下段5cm范围，所以激光治疗的范围也选择在食管下段5cm的范围，首先在食管下段黏膜下层注射吲哚菁绿（ICG），其作用是保护食管黏膜下组织免受激光照射损伤，同时增加激光治疗疗效。激光照射使食管下段黏膜变性发白为止，接下来食管下段照射部位出现变性坏死、瘢痕增生修复、再生静脉得以消除。但PDT比较昂贵，且治疗后数天患者需要避光，使其应用受到限制。

另一种消除小静脉的方法是用氩等离子体凝固术（APC）。日本学者报道采用氩气刀消除再生小静脉的方法，称为地固法。本法使用APC（高频输出40W，氩气流量1L/min），

对下部食管黏膜进行全周性烧灼，形成全周性溃疡，伴随其治愈，用纤维组织置换食管黏膜或黏膜下层，使静脉瘤的发生母地硬化，从而防止复发。日本学者观察通过地固法的完全消失病例的累积无复发率，1年为95.2%，3年为90.5%，5年为89.5%，效果良好，对于复发的再生小静脉仍可用APC治疗（图5-86）。

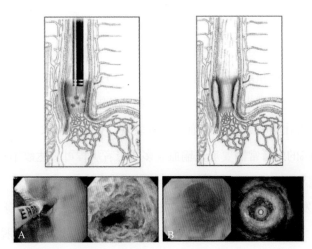

图5-86　地固法

A. 将食管下部进行环周性 APC 烧灼，形成环周性溃疡，以烧灼后的白色创面不留间隙为佳；B. 溃疡痊愈后食管壁被厚的纤维组织置换，EUS 下可见黏膜至黏膜下层呈无结构的肥厚增生。

图片摘自日本学者小原胜敏的《食管静脉瘤之治疗策略》。

氩气刀破坏整个黏膜层，与PDT由内向外破坏血管内皮不同，APC能很好地消除小静脉，但容易导致食管狭窄。鉴于此令狐恩强教授改良了该方法，并不是普遍地进行电凝，而是沿血管走行方向电凝，可有效减少食管狭窄，消除再生静脉。

内镜治疗通过阻断食管胃底曲张静脉的血流，从而达到预防和/或治疗出血的目的，由于肝硬化门静脉压力的持续增高，食管胃底再生毛细血管会逐渐变粗，因此通常要求定期复查胃镜，发现增粗的小血管及时处理，以避免发生上消化道大出血。总之，坚持序贯治疗，内镜治疗达到静脉曲张基本根除后采用硬化、APC或金属夹的方法堵塞分支血管或残留血管，减少静脉曲张复发。

三、胃窦毛细血管扩张症氩等离子体凝固术治疗

胃窦毛细血管扩张症（gastric antral vascular ectasia，GAVE）是一种原因不明、主要累及胃窦的毛细血管畸形，又称西瓜胃，约占非静脉曲张上消化道出血的4%，主要

表现为反复上消化道出血和/或慢性缺铁性贫血，常需长期输血，诊断有赖于内镜检查。该疾病最早由Rider等于1953年在1例老年女性隐性消化道出血患者的内镜活组织检查中被首次描述，并发表于*Gastroenterology*杂志。1984年Jabbari等描述了GAVE的内镜下特征，胃镜表现为胃窦部红斑或红点状病变，呈放射状红色条纹状，或红斑弥散样分布，多数聚集于胃窦，少数分布于胃肠道其他部位。

（一）病因和流行病学

GAVE病因及发病机制复杂，目前认为，GAVE与自身免疫系统紊乱、系统性红斑狼疮、原发性胆汁性肝硬化和系统性硬化等有关。GAVE患者可同时患有慢性肾衰竭和心脏病，也可见于一些骨髓移植术后患者。该病好发于老年女性（约占71%），平均发病年龄73岁。以消化道隐性出血和缺铁性贫血为临床表现，少有显性失血，多数患者对铁剂治疗无效，60%～70%的患者常需要反复输血。多数患者病程可长达数年甚至数十年。

（二）发病机制

针对GAVE的发病机制有多种假设，如机械应力、体液因素及自身免疫因素学说。

1．**机械应力**　机械应力学说是指较强的胃肠蠕动诱发胃窦黏膜脱垂，胃黏膜牵拉后继发胃黏膜损伤及间歇性供血不足，导致肌纤维反应性增生及血管扩张，可能与幽门功能失调有关。

2．**体液因素**　Quintero等研究表明，在GAVE患者中，促胃泌素、儿茶酚胺、血管活性抑制性肽、前列腺素及其他血管活性物质分泌增加，此类物质对血扩张及周围渗出至关重要，如促胃泌素水平升高可导致梭形细胞增殖、增生，括约肌松弛及毛细血管扩张，该学说即为体液因素学说。

3．**自身免疫因素**　Gostout等发现62%的GAVE患者有自身免疫性疾病，同时研究证实，抗着丝点抗体、抗核抗体与GAVE发病关系密切，有学者证实GAVE患者ANA阳性率达100%。Watson等证实GAVE患者抗核抗体阳性率为100%。Garcia等和Valdez等在GAVE患者血清中发现了可特异识别RNA Ⅱ的抗核仁抗体，这种抗体可与胃黏膜层和黏膜下层的特殊蛋白质发生交叉反应。

（三）诊断

GAVE目前无统一的诊断标准，主要通过内镜及病理诊断。典型GAVE的主要临床表现是隐性消化道出血及缺铁性贫血，Hb可低至40～60g/L，重度患者每周可降低10～20g/L不等，通常合并慢性疾病，约30%病例中发现肝硬化，无肝硬化的患者通常合并自身免疫性系统疾病，自身免疫性抗体（如抗核仁抗体）阳性。凝血常规、尿常规、血电解质和肝功能均可正常。钡餐检查胃窦黏膜不规则或为阴性表现。

GAVE的诊断主要靠胃镜，极少数可通过腹部血管造影发现胃窦部毛细血管增多。GAVE有条状和点状两种类型。条状胃窦毛细血管扩张症（striped gastric antral vascular ectasia，S-GAVE）在胃镜下表现为红色条状血管扩张，沿胃长轴自幽门向胃窦部呈辐射状排列，大小不等，星状结构或羊齿状边缘，外观类似西瓜皮条纹，故称西瓜胃。点状胃窦毛细血管扩张症（punctate gastric antral vascular ectasia，P-GAVE）在胃镜下表现为胃窦弥漫分布的红色斑点，呈弥散蜂巢样改变，常合并门静脉高压性胃病（portal hypertensivegastropathy，PHG），多见于肝硬化患者。GAVE的病理表现为胃窦部微血管血栓形成，黏膜固有层血管扩张，梭形细胞增生及纤维组织玻璃样变性。超声内镜表现为胃窦部肥厚，可见黏膜层、黏膜下层海绵状改变和固有肌层完整。

（四）治疗

GAVE治疗方案包括药物治疗、内镜治疗及外科手术。药物治疗包括补铁、抑酸、保护胃黏膜及止血治疗，单纯补充铁剂治疗无效。内镜治疗包括氩等离子体凝固术（APC）、热凝固、冷冻、内镜下套扎术（EBL）、射频消融术（RFA）、Nd-YAG激光等。若内科治疗无效或内镜治疗效果不佳者，可考虑外科手术，且手术被认为是唯一可治愈GAVE的方式。

APC是近年来GAVE内镜下治疗的一线选择，成功率40%～100%，它是一种非接触式电凝装置，它使用氩气将热能均匀分布的等离子体输送到与探头相邻的组织区域，从而以均匀的方式对目标血管进行治疗，穿透深度为1～3mm，足以凝固浅表血管。成功的APC治疗会导致黏膜发白凝固和潜在的血管结构消失。组织学上，迂曲扩张的血管在黏膜下层表面延伸，40～60W的电力输出和0.8～2L/min的氩气流量可有效消除病变，对于出血性血管扩张的止血安全有效。

为了确保APC的安全性和有效性，可以调整APC探头与目标血管之间的距离以及应用的持续时间，以达到令人满意的效果。因此，操作者的经验和技术对于APC治疗的成功至关重要。APC治疗GAVE的优点在于使用简单，更易控制，且价格相对便宜，最重要的是比较安全，治疗成功率70%～90%。APC治疗后不良事件的发生率为0～20.5%，最常见的不良反应是上腹痛、腹胀、轻度溃疡出血，口服质子泵抑制剂和非处方镇痛药可在数日内缓解。严重不良反应并不常见，包括Mallory-Weiss综合征、溃疡瘢痕形成和败血症。不足之处在于费力、耗时，需多次治疗，且易复发，再出血率及再次输血率高达10%～78.9%，患者需要多次治疗才能达到持续止血（图5-87）。

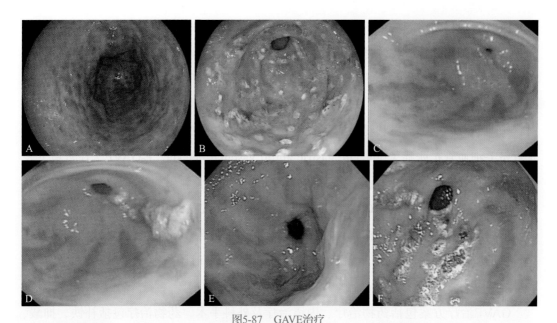

图5-87　GAVE治疗

A. GAVE APC治疗前；B. GAVE APC治疗后；C. GAVE APC治疗前；D. GAVE APC治疗后；E. GAVE APC治疗前；F. GAVE APC治疗后。

四、球囊闭塞逆行经静脉栓塞术与内镜联合治疗胃静脉曲张

食管胃静脉曲张是肝硬化门静脉高压常见的并发症之一。胃静脉曲张（gastric varices，GV）的发生率明显低于食管静脉曲张，在门静脉高压症患者中的发生率10%～50%，出血率10%～36%，再出血率达34%～89%，但病死率高达25%～55%，因此根除胃静脉曲张至关重要。GV的解剖结构复杂，且因患者而异。治疗方法可能受多种因素的影响，如患者潜在的肝功能、肝性脑病程度、同时存在食管静脉曲张的严重程度、胃肾分流（gastric renal shunt，GRS）以及GRS分流的大小或角度等。目前，GV的治疗方法包括药物治疗、内镜治疗、手术治疗和介入治疗。

内镜治疗食管胃静脉曲张包括内镜下硬化术（EIS）、内镜下套扎术（EVL）和内镜下组织胶注射术。硬化术是一种将硬化剂（如油酸乙醇胺、无水乙醇和硫酸十四烷酯等）注入曲张静脉中，破坏血管内皮、使其发生纤维化进而闭塞的治疗方法。硬化术治疗EV有效；然而，治疗GV时再出血发生率高，也有与此相关的不良事件报道。EV推荐内镜套扎术，应用于GV时即可止血率较低，再出血率较高。内镜下组织胶注射术是Baveno Ⅵ共识研讨会推荐的止血和预防胃静脉曲张再出血的治疗方法，止血率高达90%，被认为是GV的标准一线治疗方法。然而，单纯内镜下组织胶注射术与一些并发

症的发生有关。由于80%～85%的GV存在自发的胃肾分流道，因此组织胶有通过GRS进入下腔静脉继而进入体循环引起异位栓塞的风险，脑栓塞，肺栓塞、脾梗死和肠梗死均有报道。一些研究报道，肺栓塞和脑栓塞的发生率高达2%～3%。孤立性胃静脉曲张（isolated gastric varices，IGV）常通过粗大的胃肾分流与肾静脉相连，继而与体循环相通，在治疗时更容易出现异位栓塞等并发症。因此，大多数GV不能单独通过内镜治疗来有效地治疗。

介入治疗包括经颈静脉肝内门体静脉分流术（transjugular intrahepatic portosystemic shunt，TIPS）和球囊闭塞逆行经静脉栓塞术（BRTO）。TIPS可以降低门静脉压力，有助于减压和控制静脉曲张出血。然而，研究显示，根据终末期肝病（model for end-stage liver disease，MELD）评分模型，肝功能储备较差的患者3个月的病死率明显高于MELD评分较低的患者。此外，GV倾向于发生在较低的门静脉压力下，这就对通过TIPS整体减压对GV管理的有效性提出了争议。而且，TIPS术后肝性脑病发生率明显增加。

BRTO可能在伴有自发性分流道（胃肾分流道或脾肾分流道）的胃静脉曲张的治疗中更有优势，但BRTO需要保留球囊较长时间（4～24小时），给患者、护理带来不便；另外，在治疗过程中，与内镜下组织胶注射不同，BRTO的技术机制是完全消除GV的自发门体分流，因此门静脉高压症并发症的加重并不意外，术后常出现食管静脉曲张及腹水加重的情况。

虽然内镜、介入治疗都有了新的进展，但控制胃静脉曲张仍然比食管静脉曲张更困难，尤其对于合并分流道的胃静脉曲张，其最佳治疗方法尚无全球共识。单纯的内镜或介入治疗胃静脉曲张都有其优势，也有其不足。因此，将风险降到最低，同时以最优化方案治疗胃静脉曲张尤为关键。

（一）胃底静脉曲张解剖学分类

为了了解胃静脉曲张的各种治疗，首先必须熟悉GV的解剖学，因为解剖结构决定了治疗方法。大多数胃静脉曲张由胃左静脉、胃后静脉、胃短静脉或胃上静脉提供的输入静脉形成。输出静脉包括经左肾静脉的胃肾分流（85%）、经下腔静脉（inferior venae cava，IVC）的胃腔静脉分流（10%），或经胃底膈下静脉的胃心分流（5%）。Kiyosue等根据静脉引流模式将胃静脉曲张分为4种类型（图5-88）。

（1）A型胃静脉曲张与单一引流分流道相连，最常见的是胃肾分流道。

（2）B型静脉曲张与一个分流道和至少一个或多个侧支静脉相连。

（3）C型静脉曲张伴有多个分流道，最常见的是胃肾和胃腔分流。

（4）D型静脉曲张经小侧支血管引流，不伴有胃肾分流道。

（二）BRTO技术

BRTO是一种成熟的治疗胃静脉曲张出血的方法，在亚洲与美国已得到越来越多的应用。BRTO的基本原理是采用闭塞球囊阻断门体分流（如胃肾分流），然后通过血管内入路将硬化剂直接注射到静脉曲张中。之后留置球囊在胃肾分流道内，一是用以止血，二是可以防止硬化剂通过分流道进入体循环，具体操作细节详见有关章节。

BRTO用于治疗胃静脉曲张有诸多优点，同时也存在不足：虽然BRTO是治疗GV出血的有效治疗方法，但该手术通常需要数小时的术后监测，因为留置闭塞球囊需要停留足够长的时间才能达到GV的完全消失。长时间的手术操作、球囊破裂和硬化剂的不良反应是与BRTO相关的一些并发症，以及由此带来的门静脉高压症相关并发症的加重。

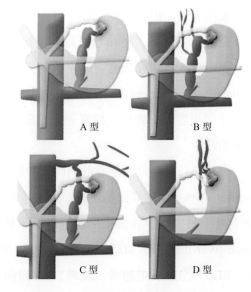

图5-88　胃静脉曲张分为4种类型

A型：胃静脉曲张与单一引流分流道相连，最常见的是胃肾分流道；B型：静脉曲张与一个分流道和至少一个或多个侧支静脉相连；C型：静脉曲张伴有多个分流道，最常见的是胃肾和胃腔分流；D型：静脉曲张经小侧支血管引流，不伴有胃肾分流道。

内镜治疗有优势，同样存在不可忽视并发症的可能（如异位栓塞）。下面介绍将二者相结合的治疗方法。

1. BRTO与内镜联合治疗胃静脉曲张　2016年，Wu Qiong等报道了一种BRTO与内镜联合治疗合并胃肾分流的胃静脉曲张新技术。所有患者的GV均位于胃底，同时均合并EV。采用增强CT扫描评估GRS的直径。根据其直径选择合适大小的球囊导管来封堵分流道。之后通过内镜下注射组织胶治疗GV，术后再放松球囊。BRTO辅助内镜下组织胶的基本入路如图5-89所示。

2. BRTO操作　球囊闭塞导管通过右股静脉插入GRS。首先造影评估球囊闭塞时GV和GRS的大小和位置。根据GRS的直径选择封堵球囊的大小（9~20mm）。血管造影显示所有患者均有GRS，侧支静脉数量小而少。此后，放置导管约24小时，然后施行内镜下组织胶注射。术后持续使用抗生素3天。

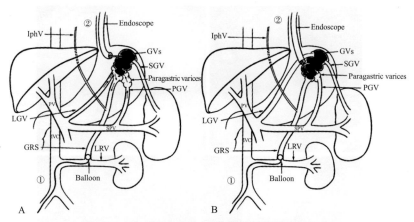

图5-89 BRTO辅助内镜下组织胶注射的基本入路

① BRTO 球囊通过经股静脉入路进入 GRS；②用球囊暂时封堵 GRS 后，内镜下注射组织胶；其中图 A 和图 B 显示了适合该治疗的两种胃静脉曲张系统；PV：门静脉；SPV：脾静脉；IVC：下腔静脉；LGV：胃左静脉；PGV：胃后静脉；SGV：胃短静脉；LRV：左肾静脉；IphV：膈下静脉；GRS：胃肾分流；GV：胃静脉曲张。

3. 内镜下组织胶注射 球囊封堵GRS后，GV成为一个没有引流静脉的封闭环路。胃底静脉曲张采用常规直视内镜检查。然后内镜下向靶静脉中注射组织胶。首先用碘油冲洗钳道和针，然后将针刺入胃底静脉曲张。将碘油和组织胶（体积比为1：1）的混合物注射到静脉曲张中，然后用生理盐水冲洗通道和针头。可反复注射组织黏合剂，直到GV完全消失。内镜下注射组织胶后12～24小时，在透视下将闭塞的球囊放气并取出。在拔除球囊闭塞导管前，重复逆行血管造影以确定静脉曲张闭塞。放射学检查显示该混合物的定位稳定。封堵球囊阻塞GRS的时间为36～48小时（图5-90）。

术后1周和每3个月复查内镜评估GV清除情况，复发情况，再出血，食管静脉曲张是否加重，术后并发症及生存率。所有11例患者均成功完成BRTO和内镜下组织黏合剂的注射。虽然1例患者在手术后7天由于残留静脉曲张接受补充组织胶注射，但单一治疗足以使10例患者减轻或消除静脉曲张，每个患者平均组织胶注射剂量为（4.1±1.5）ml。1例发生术中出血，补充注射组织黏合剂后停止。有1例术后出现治疗相关的感染性并发症：该患者术后2天的最高体温为39℃，其血培养为白念珠菌。根据病原体鉴定和药物敏感试验，经抗真菌治疗后体温恢复正常。其他并发症包括腹痛（3/11，27.3%）、发热（4/11，36.4%）、胸闷（3/11例，27.3%）和腹胀（4/11例中4例，36.4%）。所有并发症均为短暂性并发症，保守治疗后72小时内得到缓解。

在该研究的所有患者中，内镜检查结果显示GV缩小或完全消失。增强CT扫描显示，所有患者治疗后胃壁黏膜和黏膜下层GV均完全消失。未发现患者的肝肾功能恶化。

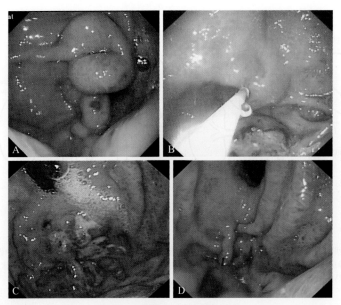

图5-90　胃静脉曲张治疗前后

A. 内镜下明确静脉曲张位置及体积；B. 组织胶以三明治夹心法（50%葡萄糖注射液–组织胶–50%葡萄糖注射液）分多点注入曲张静脉球内；C. 治疗后3个月复查见原曲张静脉基本消失，黏膜充血伴排胶；D. 治疗后1年复查见胃静脉曲张完全消失。

治疗后所有患者的Child-Pugh评分没有变化。在平均随访时间（228±153）天内，均无一例出现再出血、GV复发或死亡。内镜检查随访每3个月1次。通过随访，发现所有患者的GV均已消失或缩小。有1例患者（9%）观察到原有EV的加重，但并没有恶化到需要进行治疗的程度。该研究得出结论，BRTO辅助内镜下注射组织胶是合并胃肾分流的高危GV的一种安全、有效的治疗方法。

笔者也采用类似的方法治疗合并GRS的GV患者，并对一些技术细节进行了调整。球囊封堵与内镜下组织胶注射同步进行，即患者在导管室进行球囊封堵后即刻换体位进行内镜治疗，注射组织胶后通过注射针的碰触评估静脉曲张治疗效果，之后更换为平卧位，通过导管造影的方法再次评估治疗效果，减少了球囊留置时间以及由此带来的烦琐的护理流程、患者的不适感，并取得了较好的治疗效果。

从有限的、小样本量的回顾性研究得出结论，BRTO与内镜的联合，可以提高合并GRS的GV的治疗效果，同时可以减少异位栓塞等相关并发症，提高手术安全性。未来，期待可开展前瞻性的对照研究，系统评估该方法的有效性、安全性，为高危GV的治疗提供新的选择（图5-91）。

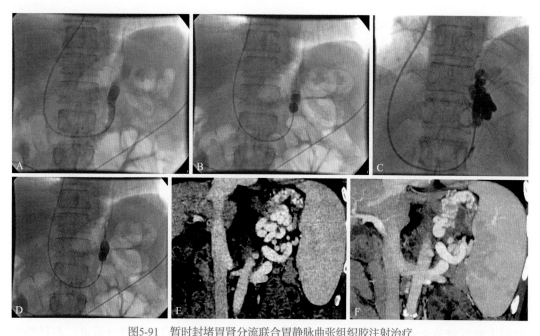

图5-91　暂时封堵胃肾分流联合胃静脉曲张组织胶注射治疗

A. 血管造影明确胃肾分流位置；B. 球囊导管置于胃肾分流道适当位置，充盈球囊封堵分流道；C. 造影评估胃静脉曲张位置及大小；D. 治疗后再次造影确认胃静脉曲张消失；E. 治疗前腹部CT见胃静脉曲张；F. 治疗后复查胃静脉曲张基本消失。

五、超声内镜引导下消化道静脉曲张治疗

超声内镜（endoscopic ultrasonography，EUS）主要应用于胆胰疾病、消化道肿瘤与黏膜下隆起等非血管领域。随着EUS技术的发展，其临床应用逐渐开始拓展到内脏血管介入治疗领域，主要体现在对消化道静脉曲张的EUS诊断评估与介入治疗。内镜下皮圈套扎术、硬化剂或组织胶注射术等能够对绝大部分食管、胃曲张静脉破裂出血进行成功止血，但是预防再发出血难度较大，有许多患者虽经积极、多次内镜下治疗，仍有反复发作的食管、胃曲张静脉破裂出血。另外，胃底静脉曲张、十二指肠等少见静脉曲张由于组织胶注射术有潜在发生肺栓塞的风险而大幅限制了其临床应用。近年来的临床实践表明，EUS引导下介入技术在消化道静脉曲张治疗中具有非常明显的先天优势。

EUS能够在消化道腔内进行超声扫描而获得消化道管壁内外的断面解剖信息，并能通过多普勒血流成像功能敏感而又直观地显示管壁内外曲张静脉的血流信号。由于超声扫描实时进行，因此在EUS引导下的整个注射过程是"超声可视化"的，不但能够准确地引导注射针刺入血管腔内，而且能够监控整个注射过程中的血管腔内回声变化，这种"靶向"的精准注射既可以有效避免普通内镜直视下"盲目"注射可能发生的血管外

注射，又可以随时监测曲张静脉的管腔闭塞与血流消失情况。假如，注射后仍有彩色血流残留，可随时进行额外的补充注射。另外，通过EUS扫描观察，可以准确地找到消化道曲张静脉来源支的血管进行处理，可以起到事半功倍的疗效，而且可以明显减少组织胶的用量，大幅降低因组织胶带来的异位栓塞风险。此外，一旦EUS进入胃腔，超声扫描可以不受内镜下视野的影响，这一点能为常规胃镜止血时无法暴露出血部位的临床困境提供解决方案，此时可在EUS引导下，对可疑出血部位的胃壁内曲张静脉进行穿刺注射、闭塞治疗后往往能够有效止血，为抢救赢得时机。最后，通过EUS的引导，可以在较大的曲张静脉内置入弹簧圈后再行组织胶注射，从而提高血管闭塞的效果。

（一）超声内镜引导下弹簧圈置入联合组织胶注射术

对于Sarin分型中IGV1型胃静脉曲张，内镜下组织胶注射虽然能够达到较好的即刻止血效果，但是很难完全消除曲张静脉，原因是这种类型的胃底曲张静脉通常体积巨大，内镜下组织胶注射很难完全阻断血流。另外，这种类型的胃底曲张静脉往往存在非常粗大的胃肾分流道而且流速较快，组织胶内镜下直接注射有经胃肾分流道、左肾静脉流向下腔静脉发生肺栓塞的风险。目前国际上指南一般推荐应用分流道球囊闭塞逆行经静脉栓塞术（BRTO）和/或经颈静脉肝内门体分流术（TIPS）进行IGV1型胃静脉曲张破裂出血的二级预防。近年来，有关EUS引导下弹簧圈置入联合组织胶注射术在IGV1型胃静脉曲张治疗中的临床研究显示出其独特的临床优势。这是由于弹簧圈的特殊构造是由不锈钢丝和人造纤维制成，不锈钢丝盘曲于血管腔内、人造纤维漂浮于血流中大幅增加黏附性，可以网罗血小板，最终形成血栓。但是单纯应用弹簧圈填塞血管完全阻断血流的速度较慢，如果在置入弹簧圈后追加注射组织胶，则可即刻形成"钢筋水泥"样的牢固结构，通过多普勒血流图可以实时地观察到完全栓塞血管后血流即刻消失的效果。

血管栓塞用弹簧圈有多种规格，EUS引导下弹簧圈置入时需要注意选用合适的型号使弹簧圈的直径与穿刺针匹配，0.018英寸直径的弹簧圈可以选用22G穿刺针，而0.035英寸的弹簧圈则应选用19G的穿刺针；弹簧圈的大小也应与目标血管相适应，弹簧圈的大小应该略大于目标置入静脉曲张的内径为宜。预装弹簧圈的穿刺针针尖进入胃曲张静脉靶部位后可以通过向前推送针芯将弹簧圈缓慢推出针腔并置入曲张静脉腔内，弹簧圈在血管腔内展开后会形成弧形强回声。为了提高栓塞效果可以分次置入多个弹簧圈，但需注意弹簧圈在针腔内前进时偶尔可能会出现钢丝卷曲而无法继续推进的意外情况发生。

IGV1型胃曲张静脉位于胃底穹隆部居多，此时若要在EUS引导下穿刺目标血管获得成功，超声内镜的探头位置一般位于食管下端，穿刺路径从食管黏膜面经过His角到达胃底曲张静脉。注水充盈胃腔有利于胃底曲张静脉的EUS显示，如果位置合适也可尝试在胃腔黏膜面直接穿刺曲张静脉。文献认为，经过His角穿刺由于有食管固有肌层的保护不太容易发生穿刺拔针后的背向出血，理论上应该比胃黏膜面直接穿刺曲张静脉更加安全。笔者的临床实践体会是，胃黏膜面直接穿刺法在EUS下弹簧圈置入后如果同步注射组织胶可以达到即刻断流的效果，这时拔针一般并不会造成针眼活动性出血；即便是穿刺针穿过栓塞位点的下游血管，此时针眼可能会有少量、缓慢滴血，一般也都能自行停止。但是，如果穿刺点是在栓塞位点的上游血管穿透进入，拔针时有可能会诱发针眼活动性出血；另外，IGV1的来源血管一般是胃短静脉或者胃后静脉，如果栓塞位点距离脾门过近，非常容易引发逆向栓塞造成脾静脉血栓形成。因此，经胃黏膜面直接穿刺法选择穿刺进针点和栓塞位点需要根据彩色血流图仔细研判后决定。经His角法穿刺胃底曲张静脉时，需要注意充分注水充盈胃腔以便区分胃壁内、外的曲张静脉，避免误将混杂在壁外曲张静脉团中的脾静脉进行栓塞。

　　EUS引导下弹簧圈置入目前只能应用EUS专用穿刺活检针来完成。22G FNA针的针腔容积约为1ml，因此在安装弹簧圈之前至少推注1ml生理盐水以润滑针腔。安装弹簧圈宜在穿刺目标血管之前完成，既可以直接在固定于穿刺镜钳道上的穿刺针上安装，也可以将在体外预装好弹簧圈的穿刺针连接于穿刺镜钳道上。安装弹簧圈时，应先将保存弹簧圈的鞘管尖端对准穿刺针腔的尾孔，用包装内自带的推送杆将弹簧圈完全推入针腔后，移除鞘管和推送杆，换用穿刺针的针芯，推送弹簧圈至穿刺针的前端部分，针芯预留长度以超过弹簧圈本身长度少许为宜。在穿刺针刺入血管到达目标位点后，用针芯将弹簧圈全部推出针腔，在组织胶注射前，先用聚桂醇或生理盐水试推，确认针腔通畅。组织胶用量一般为2ml（贝朗），如果目标血管内径＜8mm或者已经置入多个弹簧圈，则可适当减少组织胶的用量，组织胶推注后，应该至少继续推注1ml聚桂醇才能将针腔内的组织胶冲出，具体推注量多少还应根据管腔回声变化进行调整。注射完毕后，即可回拉穿刺针至鞘管内，内镜视野下鞘管如无胶块黏附，即可经钳道拔除穿刺针。

　　前向直视型超声内镜和纵轴超声内镜均可进行EUS引导下弹簧圈置入联合组织胶注射术，操作上以前者更为方便，免除需要反复更换内镜的烦琐，但是在图像视野与质量上稍逊于后者。前向直视型超声内镜另一个独特的优势是可以倒镜下EUS显示曲张静脉并注射组织胶，这一点对于困难部位的胃底曲张静脉EUS下操作来说是最佳选择。

下面以不同实例来说明EUS引导下弹簧圈置入联合组织胶注射术的手术操作过程。

【病例1】

前视型超声内镜、经His角法。酒精性肝硬化、门静脉高压伴胃底曲张静脉患者，反复血便；肝CTA提示肝硬化，门静脉高压，胃底静脉曲张伴胃肾分流（图5-92）。

【病例2】

纵轴超声内镜、非His角法。混合性（乙肝+酒精性）肝硬化、胃底曲张静脉患者，反复呕血、黑便。肝CTA提示肝硬化，门静脉高压，胃底静脉曲张伴胃肾分流（图5-93）。

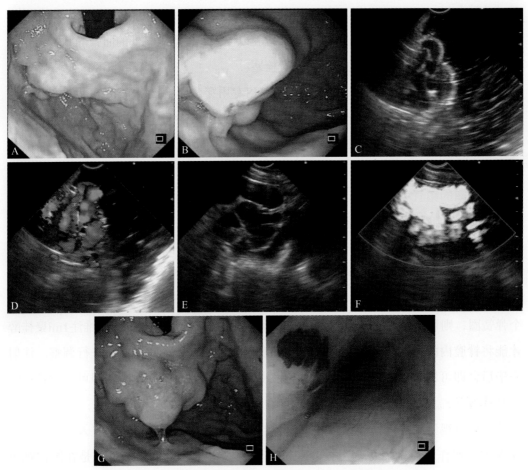

图5-92　病例1

A、B. 前视型超声内镜倒镜下可见胃底中重度曲张静脉伴局部浅溃疡；C、D. 胃腔内注水后前视型超声内镜倒镜下超声扫描可见胃底壁内多发条状曲张静脉及彩色血流信号；E、F. 退镜至食管下段经His角超声扫描显示胃底蜂窝状曲张静脉及血流信号；G、H. EUS引导下置入COOK 18-14-10弹簧圈一枚并注射贝朗组织胶2ml后内镜下观察见胃底曲张静脉较前饱满，表面无穿刺针眼；退镜至食管下段见穿刺针眼伴小片瘀斑，无活动性出血。

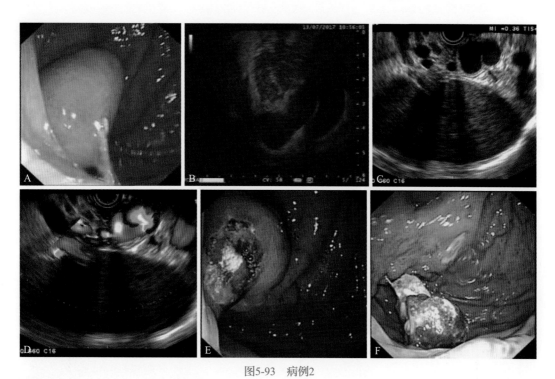

图5-93 病例2

A、B. 胃镜见胃底孤立性、粗大的曲张静脉，微探头显示曲张静脉迂曲穿插于胃壁；C、D. 纵轴超声内镜显示胃腔内曲张静脉，彩色血流图下选择非His角穿刺路径和位置；E、F. 术后6周可见排胶溃疡形成（左图）；半年后可见弹簧圈及胶块成团块状排出于胃腔（右图）。

【病例3】

纵轴超声内镜、非His角法。乙肝肝硬化、胃底曲张静脉患者，反复呕血、黑便。肝CTA提示肝硬化，门静脉高压，胃底静脉曲张伴多发胃腔分流（图5-94）。

【病例4】

血管铸形排胶。胃底曲张静脉患者，反复呕血、黑便。肝CTA提示肝硬化，门静脉高压，胃底静脉曲张伴胃肾分流（图5-95）。

【病例5】

弹簧圈滞留。胃底曲张静脉患者行EUS引导下弹簧圈置入术后9个月（图5-96）。

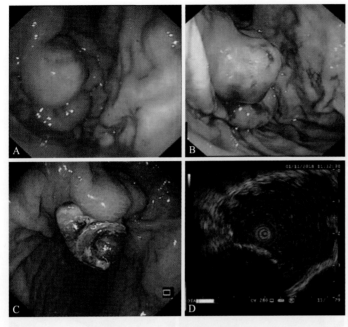

图5-94　病例3

A. 胃镜下见胃底多发团块状、条状重度曲张静脉；B. 经第一次 EUS 引导下弹簧圈置入联合组织胶注射术后胃底曲张静脉的范围和程度均有减轻；2 周后行第二次 EUS 引导下弹簧圈置入联合组织胶注射术；C. 半年后复查胃镜见胃底曲张静脉几乎消失，可见弹簧圈及胶块成团排出；D. 超声扫描见胃壁内弧形强回声后伴声影，未见曲张静脉残留。

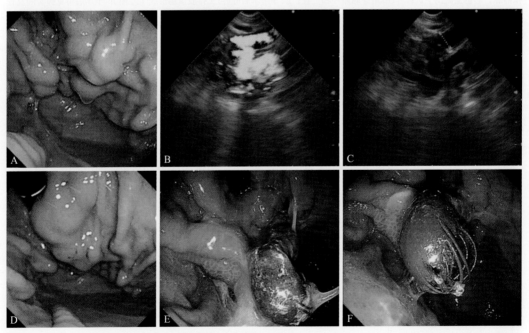

图5-95　病例4

A. 前视型超声内镜倒镜见胃底多发簇状曲张静脉；B. EUS 血流图显示血流信号；C. 前视型超声内镜显示胃底曲张静脉的来源血管；D. 经胃穿刺并栓塞来源血管后胃底曲张静脉减轻；E、F. 1 年后复查胃镜见弹簧圈与胶块呈圆柱状的血管铸形样排出。

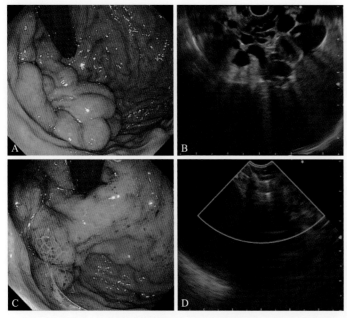

图5-96　病例5

A. 术前胃镜见胃底巨大团块状曲张静脉；B. EUS下显示巨大蜂窝状曲张静脉的无回声区；C. 术后 9 个月复查胃镜见胃底曲张静脉几乎消失，排胶处可见弹簧圈滞留，周围黏膜结节状增生；D. EUS 显示胃壁内可见弧形强回声。

（二）超声内镜引导下食管胃静脉曲张组织胶注射术

食管胃静脉曲张主要是由于门静脉高压时导致胃底、食管壁内的门体交通支大量开放并扩张、扭曲，在胃酸腐蚀、食物机械性摩擦损伤或者腹内压突然升高等因素作用下，可发生破裂出血。预防食管胃静脉曲张再发破裂出血的关键是阻断来源血管的侧支循环交通支。无论是放射介入下的栓塞术，还是外科的脾切除术和贲门周围血管离断术，均可以对食管胃曲张静脉血流来源方向的胃左静脉、胃短静脉、胃后静脉等门体交通支的主干及其在食管、胃壁外的分支进行阻断或者离断。目前，内镜下食管胃曲张静脉的常见处理方法，无论是套扎术还是注射治疗，均是试图在食管和/或胃底的黏膜面进行阻断血流。不管是在理论上，还是在实践中，外科手术和放射介入的预防再发出血效果均要优于内镜治疗，究其原因是外科离断术和放射介入栓塞术是从门体交通支的源头进行处理而常规内镜治疗是在侧支循环的末梢进行干预。

基于EUS在食管胃曲张静脉诊治中的先天优势，浙江大学医学院附属第一医院自2016年起开展了EUS在食管胃曲张静脉中的临床诊治工作，已完成千余例次的EUS引导下食管胃曲张静脉介入治疗。在2019年美国消化疾病周（DDW）学术大会上首次提出了内镜超声引导下曲张静脉精准断流术（endoscopic ultrasonography guided-selective varices devascularization，EUS-SVD）的概念，被列为2019最新临床技术突破，大会上首次报告了EUS-SVD较常规内镜下组织胶注射术在食管胃静脉曲张（gastroesophageal varices，GOV）破裂出血的二级预防中具有更加安全与高效的优势。

内镜超声引导下曲张静脉精准断流术（EUS-SVD）的技术理念是在EUS的实时引导下对消化道曲张静脉的来源方向血管进行精准栓塞从而靶向阻断局部血流以达到消除或减轻曲张静脉的目标。Sarin分型中的GOV1和GOV2型食管胃曲张静脉尤其适合应用EUS-SVD技术来进行处理来源血管，因为这些患者的食管曲张静脉主要是通过胃左静脉的胃支从贲门小弯侧穿入胃壁后在胃底黏膜层发生曲张并在小弯侧和/或大弯侧上行至食管而形成的（图5-97），少数是由胃左静脉的食管支和高位食管支直接从食管外膜穿入食管壁内后形成。无论是胃支、食管支、高位食管支，甚至是异位高位食管支，都能在EUS下清晰显示其走行并予注射后达到管腔闭塞、血流阻断的效果。另外即使是在内镜下无明显可见胃底曲张静脉的食管静脉曲张患者，EUS通常也能找到存在于贲门下胃壁内外的、穿入胃壁后潜行于固有肌层或黏膜下层、上行至食管后曲张于黏膜层的胃左静脉胃支来源血管。

EUS-SVD主要应用于GOV破裂出血的二级预防，下面以临床实例来示范EUS-SVD的具体操作步骤。

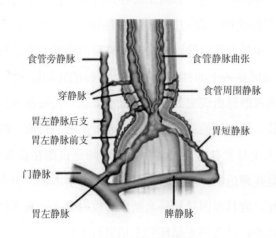

图5-97　食管曲张静脉

食管曲张静脉主要是通过胃左静脉的胃支从贲门小弯侧穿入胃壁后在胃底黏膜层发生曲张并在小弯侧和/或大弯侧上行至食管而形成的。

图片来源：Diagnostics, 2020, 10, 1007.

【病例1】

患者，男性，55岁，因"乙肝肝硬化5年，反复呕血、黑便半年"入院。肝CTA示肝硬化，门静脉高压症：食管胃底静脉曲张、腹水、脾大。HVPG为22mmHg，拟行

EUS-SVD预防再发出血。

　　第一次EUS-SVD于2020年7月22日施行，全身静脉麻醉下治疗型胃镜（Olympus 260J）进镜至食管，全程可见重度食管曲张静脉（图5-98），未见血栓头，红色征（－）；胃底、贲门小弯侧可见粗大条状曲张静脉，大弯侧可见结节状曲张静脉，局部充血伴糜烂（图5-99）；胃体、胃角、胃窦及球降部未见明显异常。胃镜检查完毕后换用纵轴超声内镜（Olympus UCT-260）进镜至胃腔，于胃壁内、外探及曲张静脉的血流信号，移动探头可以追踪显示出胃壁内曲张静脉的壁外来源血管（胃左静脉的胃支）（图5-100）。冻结、回放图像测量胃左静脉的胃支内径，浆膜外段为5.0mm，胃壁内段为4.6mm，预估组织胶栓塞用量为0.5ml（贝朗）。EUS-SVD推荐使用内镜超声下静脉注射针（出针长度6～10mm可调），选择靠近浆膜的胃壁内段为穿刺靶点，调整探头位置使穿刺点处于穿刺可及范围（图5-101），先将针鞘头端顶住穿刺靶点静脉表面的黏膜，EUS实时引导下调整合适的穿刺角度后嘱助手快速推动针尖出鞘刺入血管内（图5-102）。确认针尖在目标血管内后助手先予推注聚桂醇0.5ml，此时可见血管腔内呈云雾状回声，推注速度较快时可同时显影浆膜外段的胃左静脉胃支血管腔（图5-103）。聚桂醇并不能使血管腔内血液即刻凝固，门静脉高压下的曲张静脉内血流会将聚桂醇快速稀释并冲走，因此

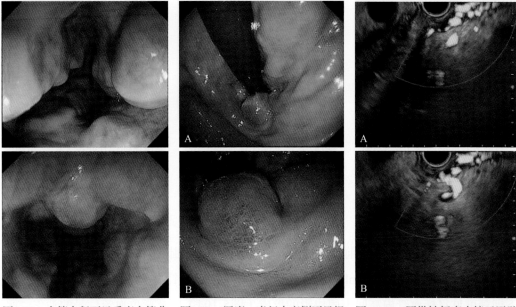

图5-98　食管全程可见重度食管曲张静脉

图5-99　胃底、贲门小弯侧可见粗大条状曲张静脉（A），大弯侧可见结节状曲张静脉，局部充血伴糜烂（B）

图5-100　图纵轴超声内镜于胃壁内、外探及曲张静脉的血流信号（A），侧动探头可以追踪显示出胃壁内曲张静脉的壁外来源血管（B）

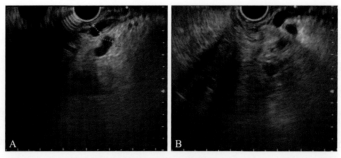

图5-101 冻结、回放图像测量胃左静脉的胃支内径，浆膜外段为5.0mm，胃壁内段为 4.6mm，预估组织胶注射用量为0.5ml（A）；调整探头位置使穿刺点处于穿刺可及范围（B）

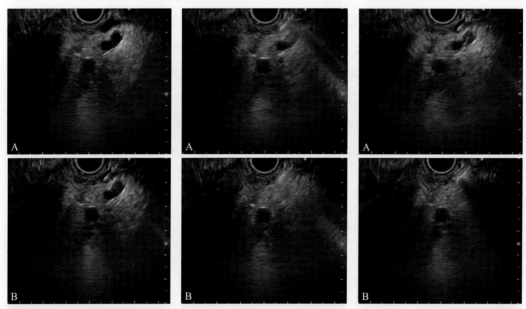

图5-102 先将针鞘头端顶住穿刺靶点静脉表面的黏膜（A），EUS实时引导下调整合适的穿刺角度后嘱助手快速推动针尖出鞘刺入血管内（B）

图5-103 图确认针尖在目标血管内后助手先予推注聚桂醇0.5ml，此时可见血管腔内呈云雾状回声（A）；推注速度较快时可同时显影浆膜外段的胃左静脉胃支血管腔（B）

图5-104 血流将曲张静脉内聚桂醇快速稀释并冲走（A），组织胶注射后即刻可见目标血管内高回声团块影（B）

不必也不能在组织胶推注之前推注过多的聚桂醇以防损害肺循环内皮细胞。针尖确认后助手换用0.5ml组织胶（用2ml针筒）+3ml聚桂醇（用10ml针筒）的连续推注，此时EUS下即刻可见目标血管内高回声团块影的形成（图5-104）以及彩色血流信号的消失。采用在组织胶之后紧接着推注聚桂醇是由于紧随组织胶之后推注的聚桂醇可以弥补组织胶预估注射量的不足，此时聚桂醇可与血管腔内的组织胶起到协同的栓塞效果。一般来说，内镜超声下静脉注射针腔容积约为3ml，EUS-SVD一次注射的针腔注入量为聚桂醇3.5ml-贝朗组织胶0.5ml-聚桂醇3ml，前面的3.5ml聚桂醇中3ml是预充针腔的部分，0.5ml是试推注部分；后面的3ml聚桂醇是注射结束留在针腔并未进入血管腔内的无效部分。当然，EUS引导下整个注射过程是可视化的，如果目标曲张静脉在推注组织胶0.5m+聚桂醇3ml后并没有达到理想的闭塞效果，可嘱助手及时继续推注聚桂醇直至目标管腔被高回声充填，此时注射组织胶之后的聚桂醇血管内注射量即为追加注射的聚桂醇用量。追加注射的聚桂醇用量不宜过多，因为随着来源方向迂曲的胃左静脉逐渐被充填，继续高压注射也有可能会发生门静脉甚至肠系膜上静脉的逆向栓塞。在组织胶之后的聚桂醇注射结束时助手先回收针尖，但是注意不要马上收回注射针鞘管至内镜钳道内。从EUS下视野切换到内镜下视野后，需要注气使鞘管头端离开注射针眼，如无胶块黏附即可回拉鞘管至钳道拔除（图5-105）。

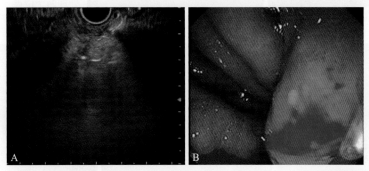

图5-105　组织胶注射后的聚桂醇高压注射使来源方向迂曲的胃左静脉逐渐被充填（A）；从EUS下视野切换到内镜下视野后注气使鞘管头端离开注射针眼（B）

　　完成第一个位点的注射后，继续EUS下扫描寻找胃左静脉的胃支血管并行栓塞处理两个位点（图5-106）。在完成EUS下注射栓塞治疗后，换用胃镜观察，食管曲张静脉张力较前减轻，贲门处曲张静脉透见白色胶块。胃底倒镜见注射处局部隆起，针眼无活动性出血（图5-107）。

　　第二次EUS-SVD于2020年9月1日施行，全身静脉麻醉下治疗型胃镜进镜至食管，全程可见中重度食管曲张静脉（较前有所减轻），未见血栓头，红色征（－）；胃底前、后壁均见排胶溃疡，镜身摩擦后少量出血，大弯侧可见结节状曲张静脉，局部充血伴糜烂。EUS下可见胃壁内组织胶的高回声，可见胃壁内残余曲张静脉以及来源血管，在完

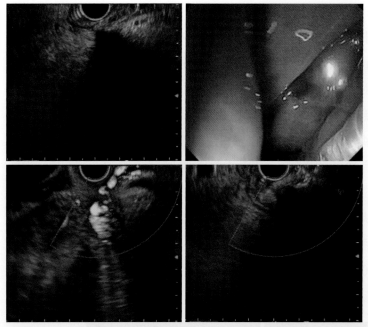

图5-106　继续EUS下扫描寻找胃左静脉的胃支血管并行栓塞处理两个位点

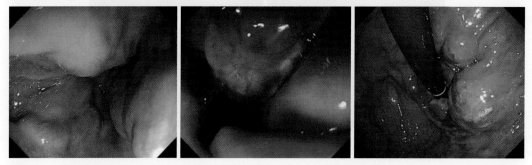

图5-107　换用胃镜观察，食管曲张静脉张力较前减轻，贲门处曲张静脉透见白色胶块，胃底注射处局部隆起

成两个位点的胃左静脉胃支来源血管栓塞后进行胃左静脉的食管支栓塞处理。治疗结束时复查胃镜见食管下段曲张静脉明显减轻（图5-108）。

　　第三次EUS-SVD于2020年11月5日施行，全身静脉麻醉下前向直视型超声内镜（Olympus TGF-UC260J）进镜至食管，食管中下段可见中度食管曲张静脉，未见血栓头，红色征（－）；胃底小弯侧、贲门下均见排胶溃疡。EUS下可见胃壁内组织胶的高回声及稀疏的残余曲张静脉，另见动脉性血流频谱信号（注意识别以免意外栓塞）；在距门齿35cm、36cm处分别对胃左静脉的高位食管支进行栓塞处理。治疗结束时见食管下

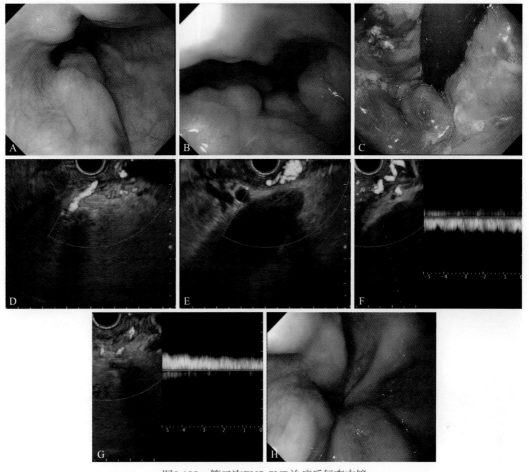

图5-108　第二次EUS-SVD治疗后复查内镜

A、B. 食管曲张静脉较前减轻；C. 胃底排胶溃疡；D～G. EUS下胃壁内组织胶的高回声、胃壁内残余曲张静脉以及来源血管；H. EUS-SVD第二个疗程结束时复查胃镜见食管下段曲张静脉明显减轻。

段曲张静脉饱满、腔内充满白色胶块（图5-109）。

2021年4月20日常规复查内镜见食管中上段未见明显曲张静脉，下段可见轻中度食管曲张静脉及注射术后改变。胃底可见组织胶注射术后的排胶溃疡与黏膜增生改变。EUS扫描胃壁内仅见稀疏的血流信号（图5-110）。

2021年9月30日常规复查内镜见食管下段可见中度食管曲张静脉及注射术后改变，胃底可见组织胶注射术后的排胶溃疡与黏膜增生改变。EUS扫描胃壁内条状的血流信号，再次给予EUS-SVD后食管曲张静脉即刻减轻（图5-111）。

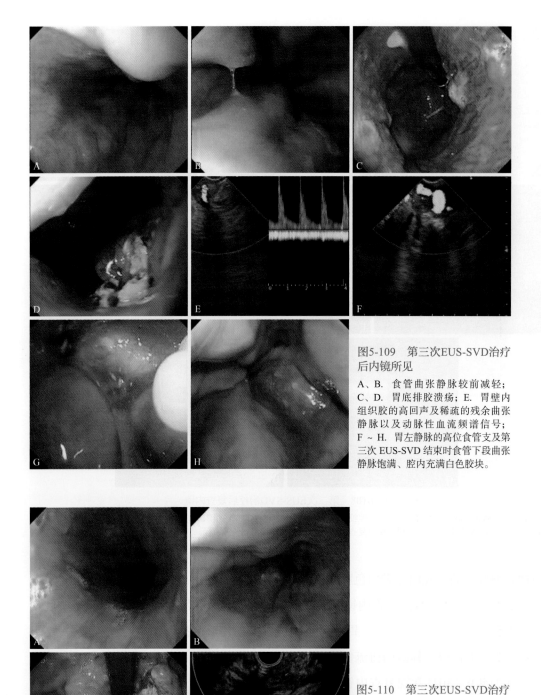

图5-109　第三次EUS-SVD治疗后内镜所见

A、B. 食管曲张静脉较前减轻；C、D. 胃底排胶溃疡；E. 胃壁内组织胶的高回声及稀疏的残余曲张静脉以及动脉性血流频谱信号；F～H. 胃左静脉的高位食管支及第三次EUS-SVD结束时食管下段曲张静脉饱满、腔内充满白色胶块。

图5-110　第三次EUS-SVD治疗后5个月复查内镜

A. 食管中上段未见明显曲张静脉；B. 食管下段轻中度曲张静脉及注射术后改变；C. 胃底组织胶注射术后的排胶溃疡与黏膜增生改变；D. EUS扫描胃壁内仅见稀疏的血流信号。

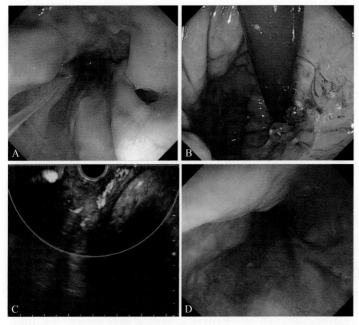

图5-111　第三次EUS-SVD治疗后10个月复查内镜

A. 食管下段中度曲张静脉及注射术后改变；B. 胃底组织胶注射术后排胶溃疡与黏膜增生改变；C. EUS扫描胃壁内条状的血流信号；D. 予再次 EUS-SVD 后食管曲张静脉即刻减轻。

（三）前景和展望

　　EUS引导下消化道曲张静脉诊治以其精准优势将越来越多地在临床实践中发挥不可替代的作用，其与放射介入治疗之间如何抉择将是我们EUS工作者的近期任务。EUS引导下消化道曲张静脉精准断流术（EUS guided-selective varices devascularization，EUS-SVD）是在内镜超声实时引导下，对食管、胃曲张静脉从来源血管方向进行精准穿刺，注入硬化剂、组织胶和/或置入弹簧圈使曲张静脉管腔闭塞、血流阻断的内镜下治疗新技术，与常规内镜下组织胶注射相比具有操作更加直观、高效、安全与经济等优势，值得在临床工作中进一步研究与推广。

六、球囊辅助下硬化剂治疗

　　截至目前，国内外指南一致推荐，内镜下治疗是食管静脉曲张出血（EVB）首选治疗方法，在临床实践得到了广泛的应用。内镜下食管与胃曲张静脉的治疗方法，包括食管静脉曲张套扎术（EVL）、食管静脉曲张硬化剂注射术（EIS）以及胃底曲张静脉组织胶注射治疗术。近年来，内镜技术与治疗方法学的进步，让胃静脉曲张（gastric varices，GV）可以达到几乎根治的效果，但是，食管静脉曲张（esophageal varices，EV）的内镜下治疗，在很多病例上远达不到理想的效果。

　　食管曲张静脉主要来自胃左静脉分支，在贲门区进一步分支呈栅栏状，再流经食管壁的穿通支曲张静脉，引流到奇静脉，进入上腔静脉体循环。对于这些曲张静脉，指南推荐EVL或者EIS方法，两种方法有其治疗积极的一面，但也有其不足之处。EVL方法可结扎表浅曲张静脉，但即使反复套扎治疗，仍然难以根除深层来源支血管以及穿通支血管，曲张静脉复发率较高，而且套扎产生的瘢痕使后续的治疗更加困难，因此此EVL技术与疗效很难有再提升的空间。采用EIS方法，硬化剂通过穿通支血管，到达更多的曲张静脉及深层血管中，最终实现曲张静脉及穿通支血管根除，减少复发概率。然而，硬化剂也会迅速从食管曲张静脉引流入奇静脉，局部血药浓度迅速降低，难以达到理想的治疗效果。

因此，如果能控制硬化剂在食管曲张静脉滞留时间，不但会提高EIS疗效，也可以减少硬化剂引流入奇静脉，进入心肺循环，防止心肺栓塞的发生。基于这一思路，比照BRTO技术原理，在食管腔中以充气式球囊压陷曲张静脉、阻断血流，再向暂时断流的血管中注射硬化剂，则可控制药物停留局部曲张静脉内的时间与浓度，使药物与血管内皮产生充分作用，发挥最大的疗效。因此，提出球囊辅助下硬化剂治疗（balloon compression-assisted endoscopic injection sclerotherapy，bc-EIS）的概念，并研发了相关的球囊产品。

（一）适应证

1. 急性食管静脉曲张破裂出血。

2. 食管静脉曲张一级或二级预防性治疗。

（二）禁忌证

同内镜下硬化剂治疗术。

（三）器械和硬化剂

1. 内镜首选工作通道直径为3.2mm的治疗用前视性内镜，次选工作通道为2.8mm的普通内镜。

2. 注射针选择内镜注射针非常重要，适合于硬化治疗的注射针头长度为4.0～5.0mm，型号首选25G，次选23G，以透明针为佳。

3. 硬化剂选择与常规硬化治疗相同。临床实践证明1%聚桂醇注射液是理想的硬化剂，其特点是硬化效果可靠，局部及全身副作用小，通常推荐1%聚桂醇。

（四）操作方法

经过临床实践，作者认为"曲张静脉的血管内注射技术"是最佳方法。

首先，检查球囊气密性良好。球囊从胃镜前端置入，在距顶端2～3cm处固定（图

5-112）。气囊的长度1.6cm，内径为1.1cm，充气前的外径为1.3cm，充气后的外径为3.5～4.0cm（图5-113）。根据内镜医生习惯，在内镜顶端装入平头短透明帽或者长帽，也可以不用。

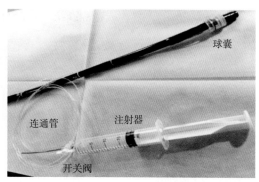

图5-112 球囊封堵器（由球囊、连通管、开关阀构成）

患者取麻醉与气管插管状态治疗为最佳，也可在清醒状态下进行。装上球囊的胃镜，进至食管中下段，距贲门上方5cm，打开阀门，球囊注入20ml空气，关闭阀门，此时球囊充气呈泳圈形，球囊外径3.5cm，检查胃镜不能前后移动，说明球囊在食管腔内充气并固定，能有效压迫食管腔表面曲张的血管（图5-114）。选择一支粗大的曲张静脉注射硬化剂，如果球囊充气导致穿刺取点不理想，可以放气并稍退胃镜，重新给球囊充气，直到理想的位置是暴露易于穿刺的血管。透明针穿刺见针鞘有柱状回血（图5-115），开始注射聚桂醇（1%聚桂醇10ml+染色剂亚甲蓝0.1ml），由于血管间存在交通支，因此注射1个点，常可以使所有血管充盈蓝色硬化剂（图5-116），依据蓝色硬化剂充盈状况，依次对未充盈曲张静脉注射、每条曲张静脉内注射聚桂醇最大量10ml，直至所有曲张静脉充盈蓝色硬化剂，注射完毕用针鞘或透明帽稍压迫针眼部位，防止硬化剂外溢与出血。

注射过程中，可见混合有蓝色示踪的聚桂醇充满曲张静脉（图5-117），尤其是逆行贲门下方曲张静脉（胃左静脉的分支，是食管曲张静脉的起源部分），观察亚甲蓝在曲张静脉内滞留时间，如果短时间内蓝色消退明显，则将球囊内增加注气至25ml，增

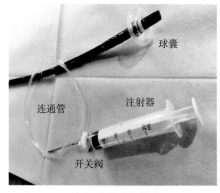

图5-113 充气球囊外径扩张至3.5cm

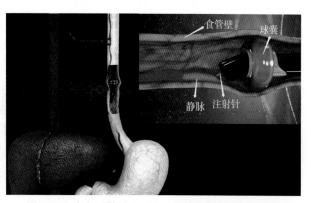

图5-114 充气后的球囊可充分压迫食管表面曲张静脉

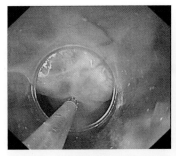

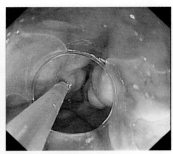

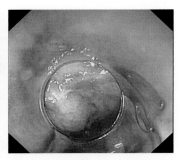

图5-115 注射针回血，进一步确定有效注射入血管内

图5-116 注射后的硬化剂（亚甲蓝作为示踪剂）充盈食管曲张静脉

图5-117 蓝色示踪曲张静脉及交通支内充盈硬化剂

加球囊直径可达4.0cm。bc-EIS的气囊持续压迫10分钟，使硬化剂充分与血管内皮反应，形成血栓。

（五）术后处理及治疗计划

术后常规禁食及抗生素应用，与常规注射硬化剂相同。由于血管内注射不会产生食管溃疡，因此不需加用质子泵抑制剂。

术后1个月复查胃镜，判断食管静脉曲张情况，必要时追加bc-EIS治疗。如果血管完全消失，再嘱其3个月后复查胃镜。依据一项初步观察，bc-EIS每例聚桂醇用量6～40（20.03±7.49）ml，平均在20ml，较指南推荐用量（35～40ml）减少近一半，注射点数2～3点，注射点仅为渗血，未发现喷血，一次治疗后食管静脉曲张完全消失率达到70%以上。

另一项观察发现，相比于EVL重复套扎，bc-EIS的曲张静脉完全根除率更高，无术后再出血与溃疡。

（六）并发症

bc-EIS术后出现腹胀、胸骨后不适、咽部不适，多与麻醉与气管插管有关，短时间内可有效缓解，无须特殊处理，对机体正常功能影响轻微。目前，未发现异位栓塞、溃疡出血及其他严重并发症。

（七）原理与展望

1. **流体力学原理与综合案例分析** 血容量ε和药化浓度η呈反比关系。显然在阻滞状态下注射硬化剂，其血管内药化浓度远高于在流通状态下的药化效果（图5-118）。

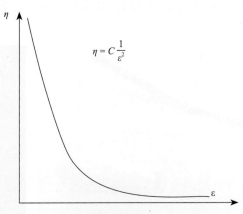

$$\eta = C\frac{1}{\varepsilon^2}$$

图5-118 药化浓度与血容量关系参照图

ε 为血容量，η 为药化浓度。

2．bc-EIS技术展望　bc-EIS治疗能使食管静脉曲张硬化剂滞留更久、提高硬化剂疗效。bc-EIS也是一种实际可行的操作，有望获得类似BRTO的优良成果，达到内镜下食管胃静脉曲张治疗的理想终点。

（原丽莉　宋　瑛　张文辉　陈洪潭　孔德润）

参考文献

［1］徐小元，丁惠国，贾继东，等．肝硬化门静脉高压食管−胃静脉曲张出血的防治指南［J］．实用肝脏病杂志，2016，5：134-149．

［2］中华外科学分会门静脉高压症学组．肝硬化门静脉高压症食管、胃底静脉曲张破裂出血的诊治共识（2015）［J］．中华普通外科杂志，2016，31（2）：167-170．

［3］中华医学会外科学分会脾及门静脉高压外科学组．肝硬化门静脉高压症食管，胃底静脉曲张破裂出血诊治专家共识（2019版）［J］．中国实用外科杂志，2019，39（12）：7．

［4］劳有益，陈哲．内镜下套扎术治疗食管静脉曲张31例临床观察［J］．临床合理用药，2012，5（6A）：56-57．

［5］王广华，谭万岱，杜长夫．内镜下套扎联合硬化剂治疗食管静脉曲张破裂出血的临床疗效及安全性［J］．山东医药，2013，26（5）：60-62．

［6］吴莉莉，覃刚．内镜下肝硬化食管静脉曲张套扎术疗效观察［J］．现代医药卫生，2013，29（14）：2176-2177．

［7］陆兆炯，刘福建，贾秋红，等．内镜下套扎硬化序贯治疗食管胃底静脉曲张出血的近期和远期疗效观察［J］．微创医学，2013，4（4）：460-461．

［8］李丽，邓树忠．胃镜下套扎治疗食道静脉曲张临床观察［J］．当代医学，2012，18（9）：58．

［9］姜威．食管−胃静脉曲张及其现代治疗［M］．北京：化学工业出版社，2019．

［10］令狐恩强．一种新的内镜下静脉曲张分型方法初步探讨［J］．中华消化内镜杂志，2008，25（10）：2．

［11］刘浔阳．食管−胃静脉曲张内镜治疗［M］．北京：人民卫生出版社，2000．

［12］Chafoord C, Frenckner P. New Surgical Treatment of Varicous Veins of the Oesophagus[J]. Acta Oto-Laryngologica, 1939, 27(4): 422-429.

［13］ Moersch HJ. Treatment of esophageal varices by injection of a sclerosing solution[J]. J Am Med Assoc, 1947, 135(12): 754-757.

［14］ Johnston GW, Rodgers HW. A review of 15 years' experience in the use of sclerotherapy in the control of acute haemorrhage from oesophageal varices[J]. Br J Surg, 1973, 60(10): 797-800.

［15］ Weil D, Cervoni JP, Fares N, et al, Club Francophone pour l'Etude de l'Hypertension Portale (CFEHTP). Management of gastric varices: a French national survey[J]. Eur J Gastroenterol Hepatol, 2016, 28(5): 576-581.

［16］ 程留芳，王志强，蔡逢春，等．食管静脉曲张出血硬化治疗十三年回顾［J］．中华消化杂志，2001，21（11）：658-660.

［17］ Stiegmann GV, Goff JS, Michaletz-Onody PA, et al. Endoscopic sclerotherapy as compared with endoscopic ligation for bleeding esophageal varices[J]. N Engl J Med, 1992, 326: 1527-1532.

［18］ Hou MC, Lin HC, Kuo BI, et al. Comparison of endoscopic variceal injection sclerotherapy and ligation for the treatment of esophageal variceal hemorrhage: A prospective randomized trial[J]. Hepatology, 1995, 21: 1517-1522.

［19］ Baroncini D, Milandri GL, Borioni D, et al. A prospective randomized trial of sclerotherapy versus ligation in the elective treatment of bleeding esophageal varices[J]. Endoscopy, 1997, 29: 235-240.

［20］ Svoboda P, Kantorova I, Ochmann J, et al. A prospective randomized controlled trial of sclerotherapy vs ligation in the prophylactic treatment of high-risk esophageal varices[J]. Surg Endosc, 1999, 13: 580-584.

［21］ 黄鹤，伦伟健，梁晓燕，等．不同硬化剂在肝硬化食管静脉曲张破裂出血序贯治疗中的效果分析［J］．四川医学，2015，36（10）：1400-1403.

［22］ 陈坛辀，林若阳，韩清锡，等．聚桂醇注射液与鱼肝油酸钠治疗食管静脉曲张的临床比较［J］．中国内镜杂志，2014，20（3）：274-276.

［23］ 司淑平，占强，王辉，等．内镜下聚桂醇注射液硬化治疗食管静脉曲张破裂出血的效果观察［J］．中国内镜杂志，2016，22（6）：1-4.

［24］ 凌晶，王娟．胃镜下聚桂醇注射治疗肝硬化并发食管静脉曲张患者临床疗效研究［J］．实用肝脏病杂志，2019，22（3）：389-392.

［25］谭玉勇，乐梅先，刘德良. 硬化剂在肝硬化食管静脉曲张破裂出血防治中的优化应用［J］. 中华胃肠内镜电子杂志，2020，7（1）：39-42.

［26］周刚，王志勇，吴建良，等. 透明帽辅助内镜下硬化治疗在食管静脉曲张破裂出血中的应用价值［J］. 中国内镜杂志，2015，21（2）：136-140.

［27］Wang AJ, Zheng XL, Hong JB, et al. Cap-Assisted Endoscopic Sclerotherapy vs Ligation in the Long-Term Management of Medium Esophageal Varices: A Randomized Trial[J]. Clin Transl Gastroenterol, 2020, 11(12): e00285.

［28］Ma L, Huang X, Lian J, et al. Transparent cap-assisted endoscopic sclerotherapy in esophageal varices: a randomized-controlled trial[J]. Eur J Gastroenterol Hepatol, 2018, 30(6): 626-630.

［29］项艺，吴雯玥，张倩倩，等. 可充气球囊压迫辅助下硬化剂注射治疗38例食管-胃底静脉曲张的疗效评价［J］. 中华消化杂志，2021，41（12）：812-816.

［30］Kaplan JA, Bitner RL, Dripps RD. Hypoxia, hyperdynamic circulation, and the hazards of general anesthesia in patients with hepatic cirrhosis[J]. Anesthesiology, 1971, 35(4): 427-431.

［31］于琳，尚国臣，陈丽娜，等. 气管插管与非气管插管静脉复合麻醉在食管-胃静脉曲张内镜治疗中的对比分析［J］. 世界华人消化杂志，2019，27（5）：299-304.

［32］中华医学会肝病学分会，中华医学会消化病学分会，中华医学会消化内镜学分会. 肝硬化门静脉高压食管胃静脉曲张出血的防治指南［J］. 中华内科杂志，2016，55（1）：57-72.

［33］Chavez-Tapia NC, Barrientos-Gutierrez T, Tellez-Avila F, et al. Meta-analysis: antibiotic prophylaxis for cirrhotic patients with upper gastrointestinal bleeding -an updated Cochrane review[J]. Aliment Pharmacol Ther, 2011, 34(5): 509-518.

［34］Low DE, Shoenut JP, Kennedy JK, et al. Infectious complications of endoscopic injection sclerotherapy[J]. Arch Intern Med, 1986, 146(3): 569-571.

［35］Jia Y, Dwivedi A, Elhanafi S, et al. Low risk of bacteremia after endoscopic variceal therapy for esophageal varices: a systematic review and meta-analysis[J]. Endosc Int Open, 2015, 3(5): E409-E417.

［36］Baillie J, Yudelman P. Complications of endoscopic sclerotherapy of esophageal varices[J]. Endoscopy, 1992, 24(4): 284-291.

［37］ Rajoriya N, Tripathi D. Historical overview and review of current day treatment in the management of acute variceal haemorrhage[J]. World J Gastroenterol, 2014, 20 (21): 6481-6494.

［38］ De Franchis R, Baveno Ⅵ Faculty. Expanding consensus in portal hypertension: Report of the Baveno Ⅵ Consensus Workshop: Stratifying risk and individualizing care for portal hypertension[J]. J Hepatol, 2015, 63(3): 743-752.

［39］ Tripathi D, Stanley AJ, Hayes PC, et al, Clinical Services and Standards Committee of the British Society of Gastroenterology. U. K. guidelines on the management of variceal haemorrhage in cirrhotic patients[J]. Gut, 2015, 64(11): 1680-1704.

［40］ Garcia-Tsao G, Abraldes JG, Berzigotti A, et al. Portal hypertensive bleeding in cirrhosis: Risk stratification, diagnosis, and management: 2016 practice guidance by the American Association for the study of liver diseases[J]. Hepatology, 2017, 65(1): 310-335.

［41］ European Association for the Study of the Liver. EASL Clinical Practice Guidelines for the management of patients with decompensated cirrhosis[J]. J Hepatol, 2018, 69(2): 406-460.

［42］ 崔美兰，贾彦生，康海燕，等．内镜下聚桂醇硬化治疗重度食管静脉曲张破裂出血的效果观察［J］．临床肝胆病杂志，2017，33（12）：2321-2325.

［43］ 陈巧玲，韩一梅，朱云清，等．乙氧硬化醇和聚桂醇治疗食管静脉曲张破裂出血疗效及并发症比较［J］．陕西医学杂志，2014（3）：349-350.

［44］ 曹名波，张炳勇，白阳秋，等．内镜下聚桂醇注射治疗食管静脉曲张的临床应用分析［J］．医药论坛杂志，2015，36（2）：22-26.

［45］ 牟海军，徐靖宇，庹必光，等．内镜下注射聚桂醇和美兰混合液在食管静脉曲张硬化治疗术中的应用［J］．中国内镜杂志，2018，24（3）：1-5.

［46］ 梁祖兰．透明帽辅助内镜下聚桂醇注射治疗49例食管静脉曲张破裂出血患者的疗效观察［J］．黑龙江中医药，2019，48（5）：2.

［47］ 中华医学会消化内镜学分会食管–胃静脉曲张学组．消化道静脉曲张及出血的内镜诊断和治疗规范试行方案（2009年）［J］．中华消化内镜杂志，2010，27（1）：1-4.

［48］ Goldman ML, Freeny PC, Tallman JM, et al. Transcatheter vascular occlusion therapy with isobutyl 2-cyanoacrylate (bucrylate) for control of massive upper-gastrointestinal bleeding[J]. Radiology, 1978, 129(1): 41-49.

［49］ Lunderquist A, Börjesson B, Owman T, et al. Isobutyl 2-cyanoacrylate (bucrylate) in obliteration of gastric coronary vein and esophageal varices[J]. AJR Am J Roentgenol, 1978, 130(1): 1-6.

［50］ Soehendra N, Nam VC, Grimm H, et al. Endoscopic obliteration of large esophagogastric varices with bucrylate[J]. Endoscopy, 1986, 18(1): 25-26.

［51］ 程留芳，令狐恩强，王志强，等. 孤立性胃底静脉曲张病因分析与治疗方法［J］. 中华消化杂志，2000，20（1）：42-44.

［52］ De Franchis R, Bosch J, Garcia-Tsao G, et al. Baveno Ⅶ-Renewing consensus in portal hypertension[J]. J Hepatol, 2022, 76(4): 959-974.

［53］ Henry Z, Patel K, Patton H, et al. AGA Clinical Practice Update on Management of Bleeding Gastric Varices: Expert Review[J]. Clin Gastroenterol Hepatol, 2021, 19(6): 1098-1107.

［54］ Rice JP, Lubner M, Taylor A, et al. CT portography with gastric variceal volume measurements in the evaluation of endoscopic therapeutic efficacy of tissue adhesive injection into gastric varices: a pilot study[J]. Dig Dis Sci, 2011, 56(8): 2466-2472.

［55］ Villanueva C, Colomo A, Bosch A, et al. Transfusion strategies for acute upper gastrointestinal bleeding[J]. N Engl J Med, 2013, 368(1): 11-21.

［56］ Wells M, Chande N, Adams P, et al. Meta-analysis: vasoactive medications for the management of acute variceal bleeds[J]. Aliment Pharmacol Ther, 2012, 35(11): 1267-1278.

［57］ Lin L, Cui B, Deng Y, et al. The Efficacy of Proton Pump Inhibitor in Cirrhotics with Variceal Bleeding: A Systemic Review and Meta-Analysis[J]. Digestion, 2021, 102(2): 117-127.

［58］ Alhumaid S, Al Mutair A, Al Alawi Z, et al. Proton pump inhibitors use and risk of developing spontaneous bacterial peritonitis in cirrhotic patients: A systematic review and meta-analysis[J]. Gut Pathog, 2021, 13(1): 17.

［59］ Ma YJ, Cao ZX, Li Y, et al. Proton pump inhibitor use increases hepatic encephalopathy risk: A systematic review and meta-analysis[J]. World J Gastroenterol, 2019, 25(21): 2675-2682.

［60］ Cheng LF, Wang ZQ, Li CZ, et al. Low incidence of complications from endoscopic gastric variceal obturation with butyl cyanoacrylate[J]. Clin Gastroenterol Hepatol, 2010, 8(9): 760-766.

［61］ Guo YW, Miao HB, Wen ZF, et al. Procedure-related complications in gastric variceal obturation with tissue glue[J]. World J Gastroenterol, 2017, 23(43): 7746-7755.

［62］ Cheng LF, Wang ZQ, Li CZ, et al. Treatment of gastric varices by endoscopic sclerotherapy using butyl cyanoacrylate: 10 years' experience of 635 cases[J]. Chin Med J (Engl), 2007, 120(23): 2081-2085.

［63］ Hwang SS, Kim HH, Park SH, et al. N-butyl-2-cyanoacrylate pulmonary embolism after endoscopic injection sclerotherapy for gastric variceal bleeding[J]. J Comput Assist Tomogr, 2001, 25(1): 16-22.

［64］ 马佳丽，李坪，魏红山，等 . 食管胃底静脉曲张出血内镜治疗后排胶出血的危险因素分析［J］. 临床肝胆病杂志，2018，34（1）：89-91.

［65］ Chen WC, Hou MC, Lin HC, et al. Bacteremia after endoscopic injection of N-butyl-2-cyanoacrylate for gastric variceal bleeding[J]. Gastrointest Endosc, 2001, 54(2): 214-218.

［66］ Rerknimitr R, Chanyaswad J, Kongkam P, et al. Risk of bacteremia in bleeding and nonbleeding gastric varices after endoscopic injection of cyanoacrylate[J]. Endoscopy, 2008, 40(8): 644-649.

［67］ Martins FP, Macedo EP, Paulo GA, et al. Endoscopic follow-up of cyanoacrylate obliteration of gastric varices[J]. Arq Gastroenterol, 2009, 46(1): 81-84.

［68］ Ni Z, Chen H, Tang S, et al. The Efficacy and the Safety of Prophylactic N-Butyl-2-Cyanoacrylate Injection for Gastric Varices Using a Modified Injection Technique[J]. Surg Laparosc Endosc Percutan Tech, 2016, 26(4): e85-e90.

［69］ Zeng X, Li N, Ma L, et al. Endoscopic Cyanoacrylate Injection with Lauromacrogol for Gastric Varices: Long-Term Outcomes and Predictors in a Retrospective Cohort Study[J]. J Laparoendosc Adv Surg Tech A, 2019, 29(9): 1135-1143.

［70］ Boregowda U, Umapathy C, Halim N, et al. Update on the management of gastrointestinal varices[J]. World J Gastrointest Pharmacol Ther, 2019, 10(1): 1-21.

［71］ 李敏然，徐小元 . 肝硬化门静脉高压食管-胃静脉曲张出血的防治研究［J］. 中华肝脏病杂志，2015，23（4）：247-249.

［72］ Dai C, Liu WX, Jiang M, et al. Endoscopic variceal ligation compared with endoscopic injection sclerotherapy for treatment of esophageal variceal hemorrhage: a meta-analysis[J]. World J Gastroenterol, 2015, 21(8): 2534-2541.

［73］ Ljubicić N, Bisćanin A, Nikolić M, et al. A randomized-controlled trial of endoscopic treatment of acute esophageal variceal hemorrhage: N-butyl-2-cyanoacrylate injection vs. variceal ligation[J]. Hepatogastroenterology, 2011, 58(106): 438-443.

［74］ Zuckerman M, Elhanafi S, Mendoza LA. Endoscopic Treatment of Esophageal Varices[J]. Clin Liver Dis, 2022, 26(1): 21-37.

［75］ Van Stiegmann G, Cambre T, Sun JH. A new endoscopic elastic band ligating device[J]. Gastraintest Endosc, 1986, 32: 230-233.

［76］ Van Stiegmann G, Goff JS. Endoscopic esophageal varix ligation: preliminary clinical experience[J]. Gastrointest Endosc, 1988, 34(2): 113-117.

［77］ Kapoor A, Dharel N, Sanyal AJ. Endoscopic Diagnosis and Therapy in Gastroesophageal Variceal Bleeding[J]. Gastrointest Endosc Clin N Am, 2015, 25(3): 491-507.

［78］ Li CZ, Cheng LF, Wang ZQ, et al. Photodynamic therapy of esophageal varices: Experimental studies in animal veins, and first clinical cases[J]. Endoscopy, 2003, 35(12): 1043-1048.

［79］ 张伟光, 陈万伟, 杨浩羿, 等. 食管静脉曲张套扎术引起食管完全梗阻1例报告［J］. 临床肝胆病杂志, 2020, 36（7）: 1596-1597.

［80］ Nett A, Binmoeller KF. Endoscopic Management of Portal Hypertension-related Bleeding[J]. Gastrointest Endosc Clin N Am, 2019, 29(2): 321-337.

［81］ Kovacs TOG, Jensen DM. Varices: Esophageal, Gastric, and Rectal[J]. Clin Liver Dis, 2019, 23(4): 625-642.

［82］ Harewood GC, Baron TH, Song LM. Factors predicting success of endoscopic variceal ligation for secondary prophylaxis of esophageal variceal bleeding[J]. J Gastroenterol Hepatol, 2006, 21(1): 237-241.

［83］ 臧立娜, 孙自勤, 李文波, 等. 食管-胃静脉曲张经内镜治疗后再出血危险因素的Meta分析［J］. 中华肝脏病杂志, 2015, 23（4）: 275-280.

［84］ 张金萍, 姜连英, 沈玉杰. 内镜下多连环结扎术治疗食管静脉曲张的护理［J］. 长春中医药大学学报, 2016, 32（4）: 816-818.

［85］ 卢焕元, 刘浔阳, 黄飞舟, 等. 激光致食管黏膜纤维化对套扎后食管曲张静脉复发的预防［J］. 中华外科杂志, 2004, 42（24）: 49-51.

［86］ Garcia-tsao G, Sanyal AJ, et al. Prevention and management of gastroesophageal variecs and variceal hemorrhage in cirrhosis. Hepatology, 46(3): 922-938.

［87］ World Gastroenterology Organisation (WGO). Esophageal varices[M]. Munich (Germany): World Gastroenterology Organisation (WGO), 2008.

［88］ Krige JE, Kotze UK, Bormman PC, et al. Variceal Recurrence, Rebleeding, and Survival After Endoscopic Injection Sclerotherapy in 287 Alcoholic Cirrhotic Patients With Bleeding Esophageal Varices. Annals of Surgery, 2006, 244(5): 764-770.

［89］ 程留芳. 食管-胃静脉曲张程留芳2016观点［M］. 北京：科学技术文献出版社，2016.

［90］ 孙自勤，魏志，尚瑞莲，等. 食管-胃静脉曲张内镜治疗后近期出血的常见技术因素与防范［J］. 第三军医大学学报，2014，36：（24）：2511-2512.

［91］ 刘翔宇，魏志，孙自勤，等. 兔食管静脉曲张硬化剂治疗后的病理变化［J/OL］. 中华临床医师杂志（电子版），2019，13（3）：198-202.

［92］ 刘翔宇，孙自勤，刘传照，等. 兔食管静脉曲张模型的建立［J］. 中国实验动物学报，2013，（3）：89-90.

［93］ 孙自勤. 食管-胃静脉曲张破裂出血的内镜治疗［J］. 中华胃肠内镜电子杂志，2016，3（4）：177-180.

［94］ Min SK, Kim SG, Kim YS, et al. Comparison among endoscopic variceal obliteration, endoscopic band ligation, and balloon-occluded retrograde transvenous obliteration for treatment of gastric variceal bleeding[J]. Korean J Gastroenterol, 2011, 57(5): 302-308.

［95］ Chen J, Zeng XQ, Ma LL, et al. Randomized controlled trial comparing endoscopic ligation with or without sclerotherapy for secondary prophylaxis of variceal bleeding[J]. Eur J Gastroenterol Hepatol, 2016, 28(1): 95-100.

［96］ Wei XQ, Gu HY, Wu ZE, et al. Endoscopic variceal ligation caused massive bleeding due to laceration of an esophageal varicose vein with tissue glue emboli[J]. World J Gastroenterol, 2014, 20(42): 15937-15940.

［97］ Ribeiro JP, Matuguma SE, Cheng S, et al. Results of treatment of esophageal variceal hemorrhage with endoscopic injection of n-butyl-2-cyanoacrylate in patients with Child-Pugh class C cirrhosis[J]. Endosc Int Open, 2015, 3(6): E584-E589.

［98］ Toubia N, Sanyal AJ. Portal hypertension and variceal hemorrhage[J]. Med Clin North Am, 2008, 92(3): 551-574.

［99］ Oh SH, Kim SJ, Rhee KW, et al. Endoscopic cyanoacrylate injection for the treatment of gastric varices in children[J]. World J Gastroenterol, 2015, 21(9): 2719-2724.

［100］Sarin SK, Kumar A. Gastric varices: profile, classification, and management[J]. Am J Gastroenterol, 1989, 84(10): 1244-1249.

［101］Sarin SK, Lahoti D, Saxena SP, et al. Prevalence, classification and natural history of gastric varices: a long-term follow-up study in 568 portal hypertension patients[J]. Hepatology, 1992, 16(6): 1343-1349.

［102］Zeng XQ, Ma LL, Tseng YJ, et al. Endoscopic cyanoacrylate injection with or without lauromacrogol for gastric varices: A randomized pilot study[J]. J Gastroenterol Hepatol, 2017, 32(3): 631-638.

［103］陈世耀. 肝硬化门静脉高压食管-胃静脉曲张内镜治疗的问题与对策［J］. 中华消化杂志, 2019, 39（6）: 373-375.

［104］Zhang M, Li P, Mou H, et al. Clip-assisted endoscopic cyanoacrylate injection for gastric varices with a gastrorenal shunt: a multicenter study[J]. Endoscopy, 2019, 51(10): 936-940.

［105］陈世耀, 黄晓铨. 改良内镜下组织胶治疗胃静脉曲张相关技术及其应用评价［J］. 中华消化杂志, 2017, 37（10）: 651-654.

［106］Caldwell S. Gastric varices: is there a role for endoscopic cyanoacrylates, or are we entering the BRTO era[J]. Am J Gastroenterol, 2012, 107(12): 1784-1790.

［107］陈世耀, 黄晓铨. 在门静脉高压多学科团队协作临床处理中开展科研探索［J］. 中华肝脏病杂志, 2020, 28（9）: 724-727.

［108］Robles-Medranda C, Oleas R, Valero M, et al. Endoscopic ultrasonography-guided deployment of embolization coils and cyanoacrylate injection in gastric varices versus coiling alone: a randomized trial[J]. Endoscopy, 2020, 52(4): 268-275.

［109］Spaander MCW, van der Bogt RD, Baron TH, et al. Esophageal stenting for benign and malignant disease: European Society of Gastrointestinal Endoscopy (ESGE) Guideline-Update 2021[J]. Endoscopy, 2021, 53(7): 751-762.

［110］Zhou Y, Huo J, Wang X, et al. Covered self-expanding metal stents for the treatment of refractory esophageal nonvariceal bleeding: a case series[J]. J Laparoendosc Adv Surg Tech A, 2014, 24(10): 713-717.

［111］石海兵, 赵新富, 韩青吉, 等. 全覆膜食管支架在治疗食管静脉曲张破裂大出血的应用［J］. 罕少疾病杂志, 2012, 19（3）: 33-34, 55.

［112］Hubmann R, Bodlaj G, Czompo M, et al. The use of self-expanding metal stents to treat acute esophageal variceal bleeding[J]. Endoscopy, 2006, 38(9): 896-901.

［113］Wright G, Lewis H, Hogan B, et al. A self-expanding metal stent for complicated variceal hemorrhage: experience at a single center[J]. Gastrointest Endosc, 2010, 71(1): 71-78.

［114］Hogan BJ, O'Beirne JP. Role of self-expanding metal stents in the management of variceal haemorrhage: Hype or hope? [J]. World J Gastrointest Endosc, 2016, 8(1): 23-29.

［115］El Sayed G, Tarff S, O'Beirne J, et al. Endoscopy management algorithms: role of cyanoacrylate glue injection and self-expanding metal stents in acute variceal haemorrhage[J]. Frontline Gastroenterol, 2015, 6(3): 208-216.

［116］Tan CY, Yang SM, Ko HJ. Successful Management of Sengstaken-Blakemore Tube-Induced Esophageal Perforation Using Metallic Covered Stent in a Patient with a History of Variceal Bleeding[J]. Am Surg, 2019, 85(1): e27-e30.

［117］万义鹏，黄晨恺，郭贵海，等. 自膨式金属支架治疗难治性急性食管静脉曲张破裂出血的研究进展［J］. 中华消化内镜杂志，2018，35（4）：302-304.

［118］Zehetner J, Shamiyeh A, Wayand W, et al. Results of a new method to stop acute bleeding from esophageal varices: implantation of a self-expanding stent[J]. Surg Endosc, 2008, 22(10): 2149-2152.

［119］Dechêne A, El Fouly AH, Bechmann LP, et al. Acute management of refractory variceal bleeding in liver cirrhosis by self-expanding metal stents[J]. Digestion, 2012, 85(3): 185-191.

［120］Holster IL, Kuipers EJ, van Buuren HR, et al. Self-expandable metal stents as definitive treatment for esophageal variceal bleeding[J]. Endoscopy, 2013, 45(6): 485-488.

［121］Fierz FC, Kistler W, Stenz V, et al. Treatment of esophageal variceal hemorrhage with self-expanding metal stents as a rescue maneuver in a swiss multicentric cohort[J]. Case Rep Gastroenterol, 2013, 7(1): 97-105.

［122］Zakaria MS, Hamza IM, Mohey MA, et al. The first Egyptian experience using new self-expandable metal stents in acute esophageal variceal bleeding: pilot study[J]. Saudi J Gastroenterol, 2013, 19(4): 177-181.

［123］Mishin I, Zastavnitsky G, Ghidirim G, et al. Self-expanding metalstents: A new hemostasis method for bleeding esophageal varices[J]. Hepatol Int, 2013, 1: S540.

［124］Müller M, Seufferlein T, Perkhofer L, et al. Self-Expandable Metal Stents for Persisting Esophageal Variceal Bleeding after Band Ligation or Injection-Therapy: A Retrospective Study[J]. PLoS One, 2015, 10(6): e0126525.

［125］Drastich P, Brezina J, Sperl J, et al. Treatment of uncontrollable acute variceal bleeding with self-expanding metal stent: A single center experience[J]. Gastroenterology, 2016, 1: S339.

［126］Escorsell À, Pavel O, Cárdenas A, et al. Esophageal balloon tamponade versus esophageal stent in controlling acute refractory variceal bleeding: A multicenter randomized, controlled trial[J]. Hepatology, 2016, 63(6): 1957-1967.

［127］Goenka MK, Goenka U, Tiwary IK, et al. Use of self-expanding metal stents for difficult variceal bleed[J]. Indian J Gastroenterol, 2017, 36(6): 468-473.

［128］Pfisterer N, Riedl F, Pachofszky T, et al. Outcomes after placement of a SX-ELLA oesophageal stent for refractory variceal bleeding-A national multicentre study[J]. Liver Int, 2019, 39(2): 290-298.

［129］Santos S, Simões G, Lemos J, et al. Long-Term Self-Expandable Metal Stent (SEMS) for Esophageal Variceal Bleeding: A Picture of the Natural History[J]. Am J Gastroenterol, 2020, 115(11): 1915-1917.

［130］McCarty TR, Njei B. Self-expanding metal stents for acute refractory esophageal variceal bleeding: A systematic review and meta-analysis[J]. Dig Endosc, 2016, 28(5): 539-547.

［131］Marot A, Trépo E, Doerig C, et al. Systematic review with meta-analysis: self-expanding metal stents in patients with cirrhosis and severe or refractory oesophageal variceal bleeding[J]. Aliment Pharmacol Ther, 2015, 42(11-12): 1250-1260.

［132］Pontone S, Giusto M, Filippini A, et al. Hemostasis in uncontrolled esophageal variceal bleeding by self-expanding metal stents: a systematic review[J]. Gastroenterol Hepatol Bed Bench, 2016, 9(1): 6-11.

［133］Kumbhari V, Saxena P, Khashab MA. Self-expandable metallic stents for bleeding esophageal varices[J]. Saudi J Gastroenterol, 2013, 19(4): 141-143.

［134］Rodrigues SG, Cárdenas A, Escorsell À, et al. Balloon Tamponade and Esophageal Stenting for Esophageal Variceal Bleeding in Cirrhosis: A Systematic Review and Meta-analysis[J]. Semin Liver Dis, 2019, 39(2): 178-194.

［135］Mohan BP, Chandan S, Khan SR, et al. Self-expanding metal stents versus TIPS in treatment of refractory bleeding esophageal varices: a systematic review and meta-analysis[J]. Endosc Int Open, 2020, 8(3): E291-E300.

［136］Rössle M, Richter GM, Nöldge G, et al. New non-operative treatment for variceal haemorrhage[J]. Lancet, 1989, 2(8655): 153.

［137］Rössle M. TIPS: 25 years later[J]. J Hepatol, 2013, 59(5): 1081-1093.

［138］中华医学会消化病学分会消化介入学组 . 经颈静脉肝内门体静脉分流术治疗肝硬化门静脉高压共识意见［J］. 临床肝胆病杂志，2014，30（3）：210-213.

［139］徐克，张汉国，何芳显，等 . 经颈静脉肝内门腔静脉内支架分流术治疗肝硬变门静脉高压症（附八例分析）［J］. 中华放射学杂志，1993，27（5）：294-297.

［140］陈辉，吕勇，王秋和，等 . 经颈静脉肝内门体分流术专家共识［J］. 临床肝胆病志，2017，33（7）：1218-1228.

［141］Vangel M, Patch D, Burroughs AK. Salvage tips for un-controlled variceal bleeding[J]. J Hepatol, 2002, 37(5): 703-704.

［142］Rössle M, Siegerstetter V, Olschewski M, et al. How much reduction in portal pressure is necessary to prevent variceal rebleeding? A longitudinal study in 225 patients with transjugular intrahepatic portosystemic shunts[J]. Am J Gastroenterol, 2001, 96(12): 3379-3383.

［143］Yang Z, Han G, Wu Q, et al. Patency and clinical outcomes of transjugular intrahepatic portosystemic shunt with polytetrafluoro-ethylene-covered stents versus bare stents: a meta-analysis[J]. J Gastroenterol Hepatol, 2010, 25(11): 1718-1725.

［144］Bai M, Qi X, Yang Z, et al. Predictors of hepatic encephalopathy after transjugular intrahepatic portosystemic shunt in cirrhotic patients: a systematic review[J]. J Gastroenterol Hepatol, 2011, 26(6): 943-951.

［145］Riggio O, Nardelli S, Moscucci F, et al. Hepatic enceph-alopathy after transjugular intrahepatic portosystemic shunt[J]. Clin Liver Dis, 2012, 16(1): 133-146.

［146］Jiang S, Huang X, Ni L, et al. Positive consequences of splenectomy for patients with schistosomiasis-induced variceal bleeding [J]. Surg Endosc, 2021, 35(5): 2339-2346.

［147］Fagiuoli S, Bruno R, Debernardi Venon W, et al. Consensus conference on TIPS management: Techniques, indications, contraindications [J]. Dig Liver Dis, 2017, 49(2): 121-137.

［148］Orloff MJ, Hye RJ, Wheeler HO, et al. Randomized trials of endoscopic therapy and transjugular intrahepatic portosystemic shunt versus portacaval shunt for emergency and elective treatment of bleeding gastric varices in cirrhosis [J]. Surgery, 2015, 157(6): 1028-1045.

［149］张斌，吴志勇．门静脉高压症食管胃底静脉曲张出血的个体化治疗和手术方式选择［J］．外科理论与实践，2021，26（3）：185-188.

［150］Rosemurgy AS, Frohman HA, Teta AF, et al. Prosthetic H-graft portacaval shunts vs transjugular intrahepatic portasystemic stent shunts: 18-year follow-up of a randomized trial [J]. J Am Coll Surg, 2012, 214(4): 445-453.

［151］Zhou GP, Sun LY, Wei L, ct al. Comparision between portosystemic shunts and endoscopic therapy for prevention of variceal re-bleeding: a systematic review and meta-analysis [J]. Chin Med J (Engl), 2019, 132(9): 1087-1099.

［152］陈栋．中国肝移植受者选择与术前评估技术规范（2019版）［J］．临床肝胆病杂志，2020，36（1）：40-43.

［153］张华鹏，张嘉凯，胡博文．成人肝移植受者围术期凝血功能管理专家共识（2021版）［J］．实用器官移植电子杂志，2021，9（2）：89-94.

［154］夏睿琦，黄晓铨，陈世耀．基于证据的肝硬化门静脉高压症食管–胃静脉曲张破裂出血防治策略探讨［J］．上海医药，2020，41（9）：3-10，59.

［155］朱继业，倪彦彬．肝移植时代肝硬化门静脉高压症的外科治疗［J］．中华肝胆外科杂志，2021，27（1）：4-7.

［156］Bodzin AS, Baker TB. Liver Transplantation Today: Where We Are Now and Where We Are Going[J]. Liver Transpl, 2018, 24(10): 1470-1475.

［157］Hori A, Watanabe Y, Takahashi K, et al. A rare case of duodenal variceal bleeding dueto extrahepatic portal vein obstruction successfully treated with endoscopicinjection sclerotherapy[J]. Clin J Gastroenterol, 2022, 15(3): 617-622.

［158］Tamai Y, Tanaka H, Fujimori M, et al. Successful endoscopic cyanoacrylate injection therapy for ruptured duodenal varices immediately afterballoon-occluded retrograde transvenous obliteration[J]. JGH Open, 2021, 5(12): 1401-1403.

［159］Sinjali K, Bent C. Massive duodenal variceal hemorrhage in a patient with prior Roux-en-Y gastric bypass[J]. Radiol Case Rep, 2021, 16(11): 3304-3307.

［160］Yipeng W, Cong L, Sizhe W, et al. Effectiveness and safety of endoscopic treatment for duodenal variceal bleeding: a systematic review[J]. Eur J Gastroenterol Hepatol, 2021, 33(4): 461-469.

［161］叶青，韩涛．门静脉高压伴异位静脉曲张的影像诊断和器械治疗［J］．生物医学工程与临床，2021，25（2）：251-254.

［162］杨守醒，钟金伟，俞玲敏，等．改良"三明治夹心法"治疗十二指肠静脉曲张破裂出血1例［J］．中国内镜杂志，2021，27（1）：86-88.

［163］Fukuda K, Sasaki T, Hirasawa T, et al. A case of percutaneous transhepatic portal vein stent placement and endoscopic injection sclerotherapy for duodenal variceal rupture occurring during chemotherapy for unresectable perihilar cholangiocarcinoma[J]. Clin J Gastroenterol, 2020, 13(6): 1150-1156.

［164］Gao Y, Zhang X, Li F, et al. Diagnosis and Treatment of Cirrhosis with Duodenal Variceal Bleeding: a Case Report[J]. Clin Lab, 2020, 1, 66(10).

［165］Liu M, Li W, Li P, et al. Ectopic duodenal variceal bleed successfully treated with TIPS and 2 years follow-up: A Case Report[J]. Radiol Case Rep, 2020, 15(9): 1570-1574.

［166］李京菊，谭玉勇，刘德良．内镜治疗十二指肠异位静脉曲张一例［J］．中华消化内镜杂志，2020，37（3）：211-212.

［167］韩晶晶，楚金东，张文辉．十二指肠静脉曲张破裂出血1例并文献复习［J］．中华胃肠内镜电子杂志，2020，7（3）：143-144.

［168］Kim HW, Yoon JS, Yu SJ, et al. Percutaneous Trans-splenic Obliteration for Duodenal Variceal bleeding: A Case Report[J]. Korean J Gastroenterol, 2020, 76(6): 331-336.

［169］党晓卫，付坤坤，马南，等．介入治疗门静脉高压症合并十二指肠降部静脉曲张破裂出血一例［J］．中华肝脏外科手术学电子杂志，2019，8（5）：463-464.

［170］Anand R, Ali SE, Raissi D, et al. Duodenal variceal bleeding with large spontaneous portosystemic shunt treated with transjugular intrahepaticportosystemic shunt and embolization: A case report[J]. World J Radiol, 2019, 11(8): 110-115.

［171］Iqbal S, Likhtshteyn M, O'Brien D, et al. Duodenal Varix Rupture -A Rare Cause of Fatal Gastrointestinal Hemorrhage: A Case Report and Review of Literature[J]. Am J Med Case Rep, 2019, 7(4): 62-66.

［172］Bhat AP, Davis RM, Bryan WD, A rare case of bleeding duodenal varices from superior mesenteric vein obstruction -treated with transhepatic recanalization and stent placement[J].

The Indian J Radiol Imaging, 2019, 29(3): 313-317.

［173］Bunchorntavakul C, Reddy KR. Pharmacologic Management of Portal Hypertension[J]. Clin Liver Dis, 2019, 23(4): 713-736.

［174］Lee SJ, Jeon GS. Coil-assisted retrograde transvenous obliteration for the treatment of duodenal varix[J]. Diagn Interv Radiol, 2018, 24(5): 292-294.

［175］Yadav A, Gangwani G, Mishra N, et al. Percutaneous Transhepatic Approach for Recanalization of Superior Mesenteric and Portal Vein in a Patient With Pancreatic Neuroendocrine Tumor Presenting With Bleeding Duodenal Varices: A Brief Case Report[J]. J Clin Exp Hepatol, 2018, 8(3): 318-320.

［176］Khor V, Soon Y, Aung L. A case report of bleeding from a duodenal varix: Rare cause of upper gastrointestinal bleeding[J]. Int J Surg Case Rep, 2018, 49: 205-208.

［177］Papaluca T, Gow P. Terlipressin: Current and emerging indications in chronic liver disease[J]. Gastroenterol Hepatol, 2018, 33(3): 591-598.

［178］Túlio MA, Marques S, Bispo M, et al. Endoscopic Management of Acute Bleeding from an Ectopic Duodenal Varix[J]. GE Port J Gastroenterol, 2017, 24(2): 98-100.

［179］Soape MP, Lichliter A, Cura M, et al. Rare Duodenal Varix Coil Erosion Post TIPS Creation and Coil Embolization of Mesenteric-Systemic Shunt[J]. Dig Dis Sci, 2017, 62(9): 2601-2603.

［180］McCarty TR, Afinogenova Y, Njei B. Use of Wireless Capsule Endoscopy for the Diagnosis and Grading of Esophageal Varices in Patients With Portal Hypertension: A Systematic Review and Meta-Analysis[J]. J Clin Gastroenterol, 2017, 51(2): 174-182.

［181］Bhardwaj R, Bhardwaj G, Bee E, et al. Bleeding ectopic duodenal varix: use of a new microvascular plug (MVP) device along with transjugular intrahepatic portosystemic shunt (TIPSS)[J]. BMJ Case Rep, 2017, 17:bcr2017221200.

［182］Kim RG, Loomba R, Prokop LJ, et al. Statin Use and Risk of Cirrhosis and Related Complications in Patients With Chronic Liver Diseases: A Systematic Review and Meta-analysis[J]. Clin Gastroenterol Hepatol, 2017, 15(10): 1521-1530.

［183］Loffredo L, Pastori D, Farcomeni A, et al. Effects of Anticoagulants in Patients With Cirrhosis and Portal Vein Thrombosis: A Systematic Review and Meta-analysis[J]. Gastroenterology, 2017, 153(2): 480-487.

［184］Zubaidah NH, Asraf JH, Lee L, et al. Idiopathic duodenal varix presenting as a massive upper gastrointestinal bleeding: A case report[J]. Med J Malaysia, 2016, 71(5): 294-295.

［185］Carmo J, Marques S, Bispo M, et al. Massive Gastrointestinal Bleeding from an Ectopic Varix in a Non-Cirrhotic Patient: Angiographic Approach Following Endoscopic Treatment Failure[J]. GE Port J Gastroenterol. 2016, 23(3): 177-179.

［186］Sunakawa H, Tokuhara D, Yamamoto A, et al. Successful emergency combined therapy with partial splenic arterial embolization and endoscopic injection therapy against a bleeding duodenal varix in a child[J]. Clin J Gastroenterol, 2015, 8(3): 138-142.

［187］Kang DH, Park JW, Jeon EY, et al. Successful Treatment of Bleeding Duodenal Varix by Percutaneous Transsplenic Embolization[J]. Korean J Gastroenterol, 2015, 66(5): 286-290.

［188］Copelan A, Chehab M, Dixit P, et al. Safety and efficacy of angiographic occlusion of duodenal varices as an alternative to TIPS: review of 32 cases[J]. Ann Hepatol, 2015, 14(3): 369-379.

［189］Sato T. Treatment of ectopic varices with portal hypertension[J]. World J Hepatol, 2015, 7(12): 1601-1605.

［190］Lee EW, Saab S, Gomes AS, et al. Coil-Assisted Retrograde Transvenous Obliteration (CARTO) for the Treatment of Portal Hypertensive Variceal Bleeding: Preliminary Results[J]. Clin Transl Gastroenterol, 2014, 5(10): e61.

［191］Mora-Soler A, Velasco-Guardado A, Acosta-Materán R, et al. Endoscopic treatment of duodenal varices with cyanoacrylate[J]. Rev Esp Enferm Dig, 2013, 105(10): 629-632.

［192］Ferreira AO, Sousa HT, Brito J, et al. Upper gastrointestinal bleeding in cirrhosis: varix or no varix?[J] BMJ Case Rep, 2013, 2013: bcr2013008815.

［193］Park SB, Lee SH, Kim JH, et al. Successful treatment of duodenal variceal bleeding by endoscopic clipping[J]. Clin Endosc, 2013, 46(4): 403-406.

［194］Kim MJ, Jang BK, Chung WJ, et al. Duodenal variceal bleeding after balloon-occluded retrograde transverse obliteration: treatment with transjugular intrahepatic portosystemic shunt[J]. World J Gastroenterol, 2012, 18(22): 2877-2880.

［195］Rana SS, Bhasin DK, Rao C. Communication of duodenal varix with pericholedochal venous plexus demonstrated by endoscopic ultrasound in a patient of portal biliopathy[J]. Endosc Ultrasound, 2012, 1(3): 165-166.

［196］Dulic M, Dulic-Lakovic E, Hellmich B, et al. Successful treatment of a bleeding duodenal varix by endoscopic band ligation[J]. J Gastrointestin Liver Dis, 2011, 20（3）: 234.

［197］Sarin SK, Sharma P. Terlipressin: an asset for hepatologists[J]. Hepatology, 2011, 54（2）: 724-728.

［198］Suzuki R, Irisawa A, Hikichi T, et al. Hemorrhagic duodenal varices treated successfully with endoscopic injection sclerotherapy using cyanoacrylate and ethanolamine-oleate: a case report[J]. Surg Laparosc Endosc Percutan Tech, 2009, 19(6): e233-e236.

［199］Sousa HT, Gregório C, Amaro P, et al. Successful endoscopic banding after cyanoacrylate failure for active bleeding duodenal varix[J]. Rev Esp Enferm Dig, 2008, 100(3): 171-172.

［200］Frossard JL, Seirafi M, Spahr L. Ectopic varices and collaterals development after band ligation treatment in a patient with portal hypertension[J]. Case Rep Gastroenterol, 2008, 2(3): 380-383.

［201］Matsui S, Kudo M, Ichikawa T, et al. The clinical characteristics, endoscopic treatment, and prognosis for patients presenting with duodenal varices[J]. Hepatogastroenterology, 2008, 55(84): 959-962.

［202］Son BK, Sohn JH, Chang MH, et al. A case of successful endoscopic injection sclerotherapy with N-butyl-2-cyanoacrylate for ruptured duodenal varices[J]. Korean J Gastroenterol, 2007, 49(5): 336-340.

［203］Onozato Y, Kakizaki S, Iizuka H, et al. Ectopic varices rupture in the gastroduodenal anastomosis successfully treated with N-butyl-2-cyanoacrylate injection[J]. Acta Medica Okayama, 2007, 61(6): 361-365.

［204］Vidal V, Joly L, Perreault P, et al. Usefulness of transjugular intrahepatic portosystemic shunt in the management of bleeding ectopic varices in cirrhotic patients[J]. Cardiovasc Intervent Radiol, 2006, 29(2): 216-219.

［205］Santambrogio R, Opocher E, Costa M, et al. Natural history of a randomized trial comparing distal spleno-renal shunt with endoscopic sclerotherapy in the prevention of variceal rebleeding: a lesson from the past[J]. World J Gastroenterol, 2006, 12(39): 6331-6338.

［206］Zaman A, Chalasani N. Bleeding caused by portal hypertension[J]. Gastroenterol Clin North Am, 2005, 34(4): 623-642.

［207］Tan NC, Ibrahim S, Tay KH. Successful management of a bleeding duodenal varix by endoscopic banding[J]. Singapore Med J, 2005, 46(12): 723-725.

[208] Selçuk H, Boyvat F, Eren S, et al. Duodenal varices as an unusual cause of gastrointestinal bleeding due to portal hypertension: a case report[J]. Turk J Gastroenterol. 2004, 15(2): 104-107.

[209] Vangeli M, Patch D, Terreni N, et al. Bleeding ectopic varices--treatment with transjugular intrahepatic porto-systemic shunt (TIPS) and embolisation[J]. J Hepatol, 2004, 41(4): 560-566.

[210] Yol S, Belviranli M, Toprak S, et al. Endoscopic clipping versus band ligation in the management of bleeding esophageal varices[J]. Surg Endosc, 2003, 17(1): 38-42.

[211] Akahoshi T, Hashizume M, Shimabukuro R, et al. Long-term results of endoscopic Histoacryl injection sclerotherapy for gastric variceal bleeding: a 10-year experience[J]. Surgery, 2002, 131(Suppl): S176-S181.

[212] Scarpignato C, Pelosini I. Somatostatin for upper gastrointestinal hemorrhage and pancreatic surgery. A review of its pharmacology and safety[J]. Digestion, 1999, 60(Suppl 3): 1-16.

[213] Norton ID, Andrews JC, Kamath PS. Management of ectopic varices[J]. Hepatology, 1998, 28(4): 1154-1158.

[214] Kotfila R, Trudeau W. Extraesophageal varices[J]. Dig Dis, 1998, 16(4): 232-241.

[215] Yoshida Y, Imai Y, Nishikawa M, et al. Successful endoscopic injection sclerotherapy with N-butyl-2-cyanoacrylate following the recurrence of bleeding soon after endoscopic ligation for ruptured duodenal varices[J]. Am J Gastroenterol, 1997, 92(7): 1227-1229.

[216] D'Amico G, Pagliaro L, Bosch J. The treatment of portal hypertension: a meta-analytic review[J]. Hepatology, 1995, 22(1): 332-354.

[217] Heaton ND, Howard ER. Complications and limitations of injection sclerotherapy in portal hypertension[J]. Gut, 1993, 34(1): 7-10.

[218] Lebrec D, Poynard T, Hillon P, et al. Propranolol for prevention of recurrent gastrointestinal bleeding in patients with cirrhosis: a controlled study[J]. N Eng J Med, 1981, 305(23): 1371-1374.

[219] 中华医学会消化内镜学分会消化内镜隧道技术协作组，中国医师协会内镜医师分会，北京医学会消化内镜学分会. 中国食管良恶性狭窄内镜下防治专家共识［J］. 中华消化内镜杂志，2021，38（3）：173-185.

［220］王贞彪，吴燕京，张月宁，等. 食管静脉曲张硬化治疗致食管狭窄的影响因素分析 ［J］. 临床肝胆病杂志，2017，33（9）：1722-1724.

［221］闫文姬，柴国君，杨云生，等. 食管静脉曲张硬化治疗后食管发生狭窄的相关因素 ［J］. 武警医学，2012，23（5）：386-388，391.

［222］洪珊，陈旭，艾正琳，等. 硬化治疗食管静脉曲张致狭窄危险因素及预后分析 ［J］. 青岛大学学报（医学版），2020，56（1）：88-91.

［223］王鹏斌，李立新，薛迪强，等. 内镜下治疗食管胃底曲张静脉与并发食管狭窄的关系 及其原因探讨 ［J］. 甘肃科技，2018，34（1）：117-118，193.

［224］Reilly JJ Jr, Schade RR, Van Thiel DS. Esophageal function after injection sclerotherapy: pathogenesis of esophageal stricture[J]. Am J Surg, 1984, 147(1): 85-88.

［225］Snady H, Rosman AS, Korsten MA. Prevention of stricture formation after endoscopic sclerotherapy of esophageal varices[J]. Gastrointest Endosc, 1989, 35(5): 377-380.

［226］Schmitz RJ, Sharma P, Badr AS, et al. Incidence and management of esophageal stricture formation, ulcer bleeding, perforation, and massive hematoma formation from sclerotherapy versus band ligation[J]. Am J Gastroenterol, 2001, 96(2): 437-441.

［227］Al-Khazraji A, Curry MP. The current knowledge about the therapeutic use of endoscopic sclerotherapy and endoscopic tissue adhesives in variceal bleeding[J]. Expert Rev Gastroenterol Hepatol, 2019, 13(9): 893-897.

［228］Aziz M, Floyd B, Esfandyari T. A Rare Case of Complete Esophageal Obstruction Following Esophageal Variceal Band Ligation (EVBL) for Esophageal Varices Performed by Esophagogastroduodenoscopy (EGD)[J]. Am J Case Rep, 2018, 19: 545-548.

［229］Tsou YK, Liu CY, Fu KI, et al. Endoscopic Submucosal Dissection of Superficial Esophageal Neoplasms Is Feasible and Not Riskier for Patients with Liver Cirrhosis[J]. Dig Dis Sci, 2016, 61(12): 3565-3571.

［230］Tung PH, Law S, Chu KM, et al. Esophageal carcinoma in a patient with bleeding esophageal varices[J]. Dis Esophagus, 1999, 12(4): 329-333.

［231］Watanabe N, Suzuki Y, Masuyama H, et al. Adenosquamous carcinoma of the esophagus after endoscopic variceal sclerotherapy: a case report and review of the literature[J]. Gastrointest Endosc, 1998, 47(3): 294-299.

［232］Kolb JM, Wani S, Soetikno R, et al. Endoscopic submucosal dissection for early esophageal and gastric neoplasia in decompensated cirrhosis with varices[J]. Endoscopy, 2021, 53(4): E128-E129.

［233］Miaglia C, Guillaud O, Rivory J, et al. Safe and effective digestive endoscopic resection in patients with cirrhosis: a single-center experience[J]. Endoscopy, 2020, 52(4): 276-284.

［234］张帅，刘迎娣，令狐恩强，等. 食管-胃静脉曲张合并上消化道浅表黏膜病变的内镜下治疗［J］. 胃肠病学和肝病学杂志，2019，28（1）：5.

［235］Xu ZG, Zhao YB, Yu J, et al. Novel endoscopic treatment strategy for early esophageal cancer in cirrhotic patients with esophageal varices[J]. Oncol Lett, 2019, 18(3): 2560-2567.

［236］Choe WH, Kim JH, Park JH, et al. Endoscopic submucosal dissection of early gastric cancer in patients with liver cirrhosis[J]. Dig Dis Sci, 2018, 63(2): 466-473.

［237］Wang AY, Smith EZ, Sauer BG, et al. A pilot experience of endoscopic submucosal dissection of Barrett's dysplasia despite esophageal varices and decompensated cirrhosis[J]. Hepatology, 2019, 70(6): 2225-2227.

［238］Ueda C, Yosizaki T, Katayama N, et al. Barrett's adenocarcinoma with esophageal varices successfully treated by endoscopic submucosal dissection with direct varices coagulation[J]. Clin J Gastroenterol, 2020, 13(2): 178-181.

［239］Mitsuishi T, Goda K, Imazu H, et al. Superficial Esophageal Carcinomas on Esophageal Varices Treated with Endoscopic Submucosal Dissection after Intravariceal Endoscopic Injection Sclerotherapy[J]. Gastrointest Endosc, 2013, 55(8): 2189-2196.

［240］Namikawa T, Iwabu J, Munekage M, et al. Laparoscopic-endoscopic cooperative surgery for early gastric cancer with gastroesophageal varices[J]. Asian J Endosc Surg, 2020, 13(4): 539-543.

［241］Wang WL, Chang IW, Chen CC, et al. A case series on the use of circumferential radiofrequency ablation for early esophageal squamous neoplasias in patients with esophageal varices[J]. Gastrointest Endosc, 2016, 85(2): 322.

［242］Ferro D, Angelico F, Caldwell SH, et al. Bleeding and thrombosis in cirrhotic patients: What really matters?[J]. Dig Liver Dis, 2012, 44(4): 275-279.

［243］Zullo A, Hassan C, Bruzzese V. Comment to "Bleeding and thrombosis in cirrhotic patients: what really matters?" [J]. Dig Liver Dis, 2012, 44(12): 1049.

［244］Kunzli HT, Weusten BL. Endoscopic resection of early esophageal neoplasia in patients with esophageal varices: how to succeed while preventing the bleed[J]. Endoscopy, 2014, 46(Suppl 1): E631-E632.

[245] Jovani M, Anderloni A, Carrara S, et al. Circumferential endoscopic submucosal dissection of a squamous cell carcinoma in a cirrhotic patient with esophageal varices[J]. Gastrointest Endosc, 2015, 82(5): 963-964.

[246] 中华医学会消化病学分会肝胆疾病学组. 肝硬化门静脉血栓管理专家共识（2020年，上海）[J]. 中华消化杂志，2020，40（11）：721-730.

[247] 陈世耀，蒋颖溢，黄晓铨. 食管–胃静脉曲张出血合并门静脉血栓的临床监测与处理［J］. 中华消化内镜杂志，2022，39（5）：343-346.

[248] 刘江，魏姣姣，高心怡，等. 肝硬化食管–胃静脉曲张合并门静脉血栓研究进展［J］. 中华肝脏病杂志，2019，27（10）：813-816.

[249] Caiano LM, Riva N, Carrier M, et al. Treatment of portal vein thrombosis: an updated narrative review[J]. Minerva Med, 2021, 112(6): 713-725.

[250] Northup PG, Garcia-Pagan JC, Garcia-Tsao G, et al. Vascular Liver Disorders, Portal Vein Thrombosis, and Procedural Bleeding in Patients With Liver Disease: 2020 Practice Guidance by the American Association for the Study of Liver Diseases[J]. Hepatology, 2021, 73(1): 366-413.

[251] O'Leary JG, Greenberg CS, Patton HM, et al. AGA Clinical Practice Update: Coagulation in Cirrhosis[J]. Gastroenterology, 2019, 157(1): 34-43.

[252] Senzolo M, Garcia-Tsao G, García-Pagán JC. Current knowledge and management of portal vein thrombosis in cirrhosis[J]. J Hepatol, 2021, 75(2): 442-453.

[253] Rugivarodom M, Charatcharoenwitthaya P. Nontumoral Portal Vein Thrombosis: A Challenging Consequence of Liver Cirrhosis[J]. J Clin Transl Hepatol, 2020, 8(4): 432-444.

[254] Shertsinger AG, Zhigalova SB, Semenova TS et al.[Portal gastropathy: diagnosis, classification][J]. Eksp Klin Gastroenterol, 2012, 6: 62-68.

[255] Gjeorgjievski M, Cappell MS. Portal hypertensive gastropathy: A systematic review of the pathophysiology, clinical presentation, natural history and therapy[J]. World J Hepatol, 2016, 8(4): 231-262.

[256] Bhattacharya B. Non-neoplastic disorders of the stomach[M]//. Iacobuzio-Donahue CA，Montgomery E, Goldblum JR. Gastrointestinal and liver pathology. 2nd ed. Philadelphia:

Elsevier Saunders, 2012.

［257］De Macedo GF, Ferreira FG, Ribeiro MA, et al. Reliability in endoscopic diagnosis of portal hypertensive gastropathy[J]. World J Gastrointest Endosc, 2013, 5(7): 323-331.

［258］Mccormack TT, Sims J, Eyre-Brook I, et al. Gastric lesions in portal hypertension: inflammatory gastritis or congestive gastropathy[J]. Gut, 1985, 26(11): 1226-1232.

［259］Spina GP, Arcidiacono R, Bosch J, et al. Gastric endoscopic features in portal hypertension: final report of a consensus conference[J]. J Hepatol, 1994, 21(3): 461-467.

［260］Sarin, SK. Diagnostic issues: Portal hypertensive gastropathy and gastric varices[M]//. De Franchis R Portal hypertension Ⅱ. Proceedings of the second Baveno international consensus workshop on definitions, methodology and therapeutic strategies. Oxford: Blackwell Science, 1996.

［261］Hanafy AS, El Hawary AT. Efficacy of argon plasma coagulation in the management of portal hypertensive gastropathy[J]. Endosc Int Open, 2016, 4(10): E1057-E1062.

［262］王文生，陈东风，文良志. 门脉高压性胃病临床研究进展［J］. 实用肝脏病杂志，2019，22（4）：601-604.

［263］Urrunaga NH, Rockey DC. Portal hypertensive gastropathy and colopathy[J]. Clin Liver Dis, 2014, 18(2): 389-406.

［264］El Shahawy MS, Shady ZM, Gaafar A. The Efficacy of Argon Plasma Coagulation versus Carvedilol for Treatment of Portal Hypertensive Gastropathy[J]. Digestion, 2020, 101(6): 651-658.

［265］Herrera S, Bordas JM, Llach J, et al. The beneficial effects of argon plasma coagulation in the management of different types of gastric vascular ectasia lesions in patients admitted for GI hemorrhage[J]. Gastrointest Endosc, 2008, 68(3): 440-446.

［266］Cipolletta L, Bianco MA, Rotondano G, et al. Argon plasma coagulation prevents variceal recurrence after band ligation of esophageal varices: preliminary results of a prospective randomized trial[J]. Gastrointest Endosc, 2002, 56(4): 467-471.

［267］Giday SA, Kim Y, Krishnamurty DM, et al. Long-term randomised controlled trial of a novel nanopowder hemostatic agent (TC-325) for control of severe arterial upper gastrointestinal bleeding in a porcine model[J]. Endoscopy, 2011, 4(43): 296-299.

［268］Smith LA, Morris AJ, Stanley AJ. The use of hemospray in portal hypertensive bleeding: a case series[J]. J Hepatol, 2014, 60(2): 457-460.

[269] Ibrahim M, Degré D, Devière J. Active bleeding caused by portal hypertensive gastropathy[J]. Gastrointest Endosc, 2014, 80(4): 724.

[270] Gralnek IM, Stanley AJ, Morris AJ, et al. Endoscopic diagnosis and management of nonvariceal upper gastrointestinal hemorrhage (NVugIH): European Society of Gastrointestinal Endoscopy (ESGE) Guideline -Update 2021[J]. Endoscopy, 2021, 53(3): 300-332.

[271] Saltzman JR. Hemostatic Spray for the Management of Gastrointestinal Bleeding[J]. Gastroenterol Hepatol, 2019, 15(1): 40-43.

[272] Vellanki M, Gapp J, Chandra S. Hemostatic spray powder TC-325 for endoscopic hemostasis, bridge, or definitive intervention[J]. Gastrointest Endosc, 2020, 91(4): 956.

[273] Coyle WJ, Pillsbury EA. Management of Early-Stage Esophageal Adenocarcinoma by Endoscopic Spray Cryotherapy in the Setting of Portal Hypertension With Varices[J]. ACG Case Rep J, 2020, 7(1): e00309.

[274] Patel J, Parra V, Kedia P, et al. Salvage cryotherapy in portal hypertensive gastropathy[J]. Gastrointest Endosc, 2015, 81(4): 1003.

[275] De Palma GD, Rega M, Masone S, et al. Mucosal abnormalities of the small bowel in patients with cirrhosis and portal hypertension: a capsule endoscopy study[J]. Gastrointestinal Endoscopy, 2005, 62(4): 529-534.

[276] Kovács M, Pák P, Pák G, et al. Small bowel alterations in portal hypertension: a capsule endoscopic study[J]. Hepatogastroenterology, 2009, 56(93): 1069-1073.

[277] Koulaouzidis A, Ritchie G, Plevris JN. Portal hypertensive enteropathy in small-bowel capsule endoscopy[J]. Clinical Gastroenterology and Hepatology, 2012, 10(6): e54-e55.

[278] Abdelaal UM, Morita E, Nouda S, et al. Evaluation of portal hypertensive enteropathy by scoring with capsule endoscopy: is transient elastography of clinical impact?[J] J Clin Biochem Nutr, 2010, 47(1): 37-44.

[279] Bini EJ, Lascarides CE, Micale PL, et al. Mucosal abnormalities of the colon in patients with portal hypertension: an endoscopic study[J]. Gastrointest Endosc, 2000, 52(4): 511-516.

[280] Traina M, Tarantino I, Barresi L, et al. Variceal bleeding from ileum identified and treated

by single balloon enteroscopy[J]. World J Gastroenterol, 2009, 15(15): 1904-1905.

［281］Igawa A, Oka S, Tanaka S, et al. Major predictors and management of small-bowel angioectasia[J]. BMC Gastroenterol, 2015, 15: 108.

［282］Yano T, Yamamoto H, Sunada K, et al. Endoscopic classification of vascular lesions of the small intestine (with videos)[J]. Gastrointest Endosc, 2008, 67(1): 169-172.

［283］Fan GW, Chen TH, Lin WP, et al. Angiodysplasia and bleeding in the small intestine treated by balloon-assisted enteroscopy[J]. J Dig Dis, 2013, 14(3): 113-116.

［284］Rockey DC. An Update: Portal Hypertensive Gastropathy and Colopathy[J]. Clin Liver Dis, 2019, 23(4): 643-658.

［285］Kleber G, Steudel N, Fleig WE. Endoscopic treatment of portal hypertension[J]. Digestion, 1998, 59(2): 50-53.

［286］Triantos CK, Goulis J, Patch D, et al. An evaluation of emergency sclerotherapy of varices in randomized trials: looking the needle in the eye[J]. Endoscopy, 2006, 38(8): 797-807.

［287］Cheng L, Wang Z, Li C, et al. Experience in sclerotherapy for esophagogastric variceal bleeding[J]. Chin Med J (Engl), 2002, 115(6): 919-922.

［288］Yoshida H, Tajiri T, Mamada Y, et al. Comparison of characteristics of recurrent esophageal varices after endoscopic ligation versus endoscopic ligation plus slcerotherapy[J]. Hepatogastroenterology, 2004, 51(56): 457-461.

［289］Monici LT, Meirelles-Santos JO, Soares EC, et al. Microwave coagulation versus sclerotherapy after band ligation to prevent recurrence of high risk of bleeding esophageal varices in Child-Pugh's A and B patients[J]. J Gastroenterol, 2010, 45(2): 204-210.

［290］Furukawa K, Aoyagi Y, Harada T, et al. The usefulness of prevention consolidation therapy of esophageal varices using an argon plasma coagulation technique[J]. Hepatol Res, 2002, 23(3): 220-225.

［291］Li CZ, Cheng LF, Wang ZQ, et al. Attempt of photodynamic therapy on esophageal varices[J]. Lasers Med Sci, 2009, 24(2): 167-171.

［292］Hayashi T, Yonezawa M, Kuwabara T. The study on stanch clip for the treatment by endoscopy[J]. Gastroenterol Endosc, 1975, 17(1): 92-101.

［293］Hachisu T. Evaluation of endoscopic hemostasis using an improved clipping apparatus[J]. Surg Endosc, 1988, 2(1): 13-17.

［294］Lai YC, Yang SS, Wu CH, et al. Endoscopic hemoclip treatment for bleeding peptic ulcer[J]. World J Gastroenterol, 2000, 6(1): 53-56.

［295］Raju GS, GajulaL. Endoclips for GI endoscopy[J]. Gastrointest Endosc, 2004, 59(2): 267-269.

［296］令狐恩强，杜红. 钛夹治疗Lei，gfD 0.3Rf0再生曲张静脉一例报道［J］. 中华腔镜外科杂志（电子版），2011，4（5）：411-412.

［297］Fuccilo L, Mussetto A, Laterza L, et al. Diagnosis and management of gastric antral vascular ectasia[J]. World J Gastrointest Endosc, 2013, 5(1): 6-13.

［298］Rider JA, Klotz AP, Kirsner JB. Gastritis with veno-capillary ectasia as a source of massive gastric hemorrhage[J]. Gastroenterology, 1953, 24(1): 118-123.

［299］Jahbari M, Cherry R, Lough JO, et al. Gastric antral vascular ectasia: the watermelon stomach[J]. Gastroenter, 1984, 87(5): 1165-1170.

［300］Ward EM, Raimondo M, Rosser BG, et al. Prevalence andnatural history of gastric antral vascular ectasia in patients undergoing orthotopic liver transplantation[J]. J Clin Gastroenterol, 2004, 38(10): 898-900.

［301］Alkhormi AM, Memon MY, Alqarawi A. Gastric antral vascular ectasia: a case report and literature review[J]. J Transl Int Med, 2018, 6(1): 47-51.

［302］孙维，唐彤宇. 胃窦毛细血管扩张症的诊疗进展［J］. 中华消化杂志，2015，35（12）：865-867.

［303］Quintero E, Pique JM, Bombi JA, et al. Gastric mucosalvascular ectasias causing bleeding in cirrhosis. A distinct entity associated with hypergastrinemia and low serum levels of pepsinogen I[J]. Gastroenterology, 1987, 93(5): 1054-1061.

［304］Gostout CJ, Viggiano TR, Ahlquist DA, et al. The clinical and endoscopic spectrum of the watermelon stomach[J]. J Clin Gastroenterol, 1992, 15(3): 256-263.

［305］Watson M, Hally RJ, McCue PA, et al. Gastric antral vascular ectasia(watermelon stomach) in patients with systemic sclerosis[J]. Arthritis Rheum, 1996, 39(2): 341-346.

［306］Garcia MC, Zhou J, Henning D, et al. Unique epitopes in RNA heliease Ⅱ / Gu protein recognized by serum from a watermelon stomach patient[J]. Mol Immunol, 2000, 37(7): 351-359.

［307］Valdez BC, Henning D, Busch RK, et al. A nucleolar RNAhelicase recognized by autoimmune antibodies from a patient with watermelon stomach disease[J]. Nucleic Acids Res, 1996, 24(7): 1220-1224.

[308] Patel U, Desai R, Desai J, et al. Predictors of blood transfusion and in-hospital outcomes in patients with gastric antral vascular ectasia (GAVE): a nationwide population-based analysis [J]. Ann Trans Med, 2019, 7(3): 46.

[309] 苏涛，杨力. 胃窦毛细血管扩张1例并文献复习 [J]. 世界华人消化杂志，2017，25 （5）：476-478.

[310] Selinger CP, Ang YS. Gastric antral vascular ectasia(GAVE)；an update on clinical presentation, pathophysiologyand treatment[J]. Digestion, 2008, 77(2): 131-137.

[311] Zuckerman GR, Cornette GL, Clouse RE, et al. Upper gastrointestinal bleeding in patients with chronic renal failure[J]. Ann Intern Med, 1985, 102(5): 588-592.

[312] Morris ML, Tucker RD, Baron TH, et al. Electrosurgery in gastrointestinal endoscopy: principles to practice[J]. Am J Gastroenterol, 2009, 104(6): 1563-1574.

[313] Roman S, Saurin JC, Dumortier J, et al. Tolerance and efficacy of argon plasma coagulation for controlling bleeding in patients with typical and atypical manifestations of watermelon stomach[J]. Endoscopy, 2003, 35(12): 1024-1028.

[314] Chiu YC, Lu LS, Wu KL, et al. Comparison of argon plasma coagulation in management of upper gastrointestinal angiodysplasia and gastric antral vascular ectasia hemorrhage[J]. BMC Gastroenterol, 2012, 12: 67.

[315] Naga M, Esmat S, Naguib M, et al. Long-term effect of Argon Plasma Coagulation (APC) in the treatment of Gastric Antral Vascular Ectasia (GAVE)[J]. Arab J Gastroenterol, 2011, 12(1): 40-43.

[316] Chaves DM, Sakai P, Oliveira CV, et al. Watermelon stomach: clinical aspects and treatment with argon plasma coagulation[J]. Arq Gastroenterol, 2006, 43(3): 191-195.

[317] Fabian A, Bor R, Szabo E, et al. Endoscopic treatment of gastric antral vascular ectasia: a retrospective multicentre clinical study[J]. United European Gastroenterol J, 2016, 4: A134.

[318] Elhendawy M, Mosaad S, Alkhalawany W, et al. Randomized controlled study of endoscopic band ligation and argon plasma coagulation in the treatment of gastric antral and fundal vascular ectasia[J]. United European Gastroenterol J, 2016, 4(3): 423-428.

[319] Fábián A, Bor R, Szabó E, et al. Endoscopic treatment of gastric antral vascular ectasia

in real-life settings: argon plasma coagulation or endoscopic band ligation?[J]. J Dig Dis, 2021, 22(1): 23-30.

[320] Probst A, Scheubel R, Wienbeck M. Treatment of watermelon stomach (GAVE syndrome) by means of endoscopic Argon Plasma Coagulation (APC): long-term outcome[J]. Z Gastroenterol, 2001, 39(6): 447-452.

[321] Philips CA, Ahamer R, Rajesh S, et al. Beyond the scope and the glue: update on evaluation and management of gastric varices [J]. BMC Gastroenterol, 2020, 20(1): 361-374.

[322] Thiruvengadam SS, Sedarat A. The Role of Endoscopic Ultrasound (EUS) in the Management of Gastric Varices[J]. Curr Gastroenterol Rep, 2021, 23(1): 1-10.

[323] Gaba RC, Couture PM, Lakhoo J. Gastroesophageal variceal filling and drainage pathways: an angiographic description of afferent and efferent venous anatomic patterns[J]. J Clin Imaging Sci, 2015, 5(5): 1-6.

[324] Ryan BM, Stockbrugger RW, Ryan JM. A pathophysiologic, gastroenterologic, and radiologic approach to the management of gastric varices[J]. Gastroenterology, 2004, 126(4): 1175-1189.

[325] 李晶, 江泳, 张旭. 经颈静脉肝内门体分流术与内镜下组织胶注射术治疗胃静脉曲张出血效果的Meta分析 [J]. 临床肝胆病杂志, 2019, 35 (2): 349-353.

[326] Luo X, Xiang T, Wu J, et al. Endoscopic Cyanoacrylate Injection Versus Balloon-Occluded Retrograde Transvenous Obliteration for Prevention of Gastric Variceal Bleeding: A Randomized Controlled Trial[J]. Hepatology, 2021, 74(4): 2074-2084.

[327] Kiyosue H, Mori H, Matsumoto S, et al. Transcatheter obliteration of gastric varices[J]. Radiographics, 2003, 23(4): 911-920.

[328] Patel A, Fischman AM, Saad WE. Balloon-occluded retrograde transvenous obliteration of gastric varices[J]. AJR Am J Roentgenol, 2012, 199(4): 721-729.

[329] Qiong W, Hua Jiang, Enqiang Linghu, et al. BRTO assisted endoscopic Histoacryl injection in treating gastric varices with gastrorenal shunt[J]. Minim Invasive Ther Allied Technol, 2016, 25(6): 337-344.

[330] Hall PS, Teshima C, May GR, Mosko JD. Endoscopic Ultrasound-Guided Vascular Therapy: The Present and the Future[J]. Clin Endosc, 2017, 50(2): 138-142.

[331] Mann R, Goyal H, Perisetti A, et al. Endoscopic ultrasound-guided vascular interventions:

Current insights and emerging techniques[J]. World J Gastroenterol, 2021, 27(40): 6874-6887.

［332］Khoury T, Nadella D, Wiles A, et al. A review article on gastric varices with focus on the emerging role of endoscopic ultrasound-guided angiotherapy[J]. Eur J Gastroenterol Hepatol, 2018, 30(12): 1411-1415.

［333］Artifon ELA, Marson FP, Khan MA. Endoscopic Ultrasonography-Guided Hemostasis Techniques[J]. Gastrointest Endosc Clin N Am, 2017, 27(4): 741-747.

［334］Romero-Castro R, Ellrichmann M, Ortiz-Moyano C, et al. EUS-guided coil versus cyanoacrylate therapy for the treatment of gastric varices: a multicenter study (with videos) [J]. Gastrointest Endosc, 2013, 78(5): 711-721.

［335］Sarin SK, Kumar A. Endoscopic treatment of gastric varices[J]. Clin Liver Dis, 2014, 18(4): 809-827.

［336］Fuj II -Lau LL, Law R, Wong Kee Song LM, et al. Endoscopic ultrasound (EUS)-guided coil injection therapy of esophagogastric and ectopic varices[J]. Surg Endosc, 2016, 30(4): 1396-1404.

［337］Nagashima K, Irisawa A, Tominaga K, et al. The Role of Endoscopic Ultrasound for Esophageal Varices[J]. Diagnostics (Basel), 2020, 10(12): 1007.

［338］Goral V, Yılmaz N. Current Approaches to the Treatment of Gastric Varices: Glue, Coil Application, TIPS, and BRTO[J]. Medicina (Kaunas), 2019, 55(7): 335.

［339］Cameron R, Binmoeller KF. Cyanoacrylate applications in the GI tract[J]. Gastrointest Endosc, 2013, 77(6): 846-857.

［340］Gubler C, Bauerfeind P. Safe and successful endoscopic initial treatment and long-term eradication of gastric varices by endoscopic ultrasound-guided Histoacryl (N-butyl-2-cyanoacrylate) injection[J]. Scand J Gastroenterol, 2014, 49(9): 1136-1142.

［341］Fusaroli P, Ceroni L, Caletti G. Forward-view Endoscopic Ultrasound: A Systematic Review of Diagnostic and Therapeutic Applications[J]. Endosc Ultrasound, 2013, 2(2): 64-70.

［342］Yokoyama K, Miyayama T, Uchida Y, et al. Novel Endoscopic Therapy for Gastric Varices Using Direct Forward-Viewing Endoscopic Ultrasonography[J]. Case Rep Gastroenterol, 2021, 15(1): 28-34.

［343］陈洪潭，许国强. 食管、胃静脉曲张的超声内镜介入治疗应用进展及操作技巧（含视

频）［J］. 中华消化内镜杂志，2022，39（9）：673-680.

［344］Garcia-Tsao G, Sanyal AJ, Grace ND, et al. Prevention and management of gastroesophageal varices and variceal hemorrhage in cirrhosis[J]. Hepatology, 2007, 46(3): 922-938.

［345］Miyaaki H, Ichikawa T, Taura N, et al. Endoscopic management of esophagogastric varices in Japan[J]. Ann Transl Med, 2014, 2(5): 42.

［346］项艺，吴雯玥，张倩倩，等. 可充气球囊压迫辅助下硬化剂注射治疗38例食管–胃底静脉曲张的疗效评价［J］. 中华消化杂志，2021，41（12）：812-816.

［347］晋晶，张倩倩，项艺，等. 球囊压迫辅助下内镜硬化剂注射术治疗食管静脉曲张的随机对照研究［J］. 中华消化内镜杂志，2022，39（5）：367-372.

[42] ...前 ... ... 2022, 19(1): 1-12.

[43] Gande-Tino I, Sangal A, Gonde N D, et al. Prevention and management of ... tension and surgical hemorrhage in coli-Rectal. Hepatology, 2015, 13...

[44] Miyazaki H, Ishiwata T, Jiang N, et al. Endoscopic management of ... in [Journal] Ann Transl Med, 2014, 2(5): 42.

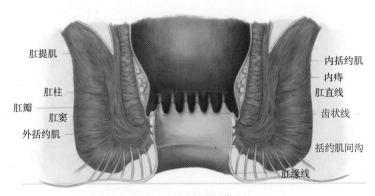

06

第六章

痔

第一节　直肠肛门区解剖结构

一、肛门区解剖结构

肛门区的解剖结构主要包括肛管、肛门括约肌。肛管后方是尾骨，男性肛管前方是尿道和会阴体，而在女性则是阴道后壁；两侧是坐骨直肠窝，其内含有脂肪、直肠下血管和神经。肛管分为解剖学肛管和外科学肛管：解剖学肛管上自齿状线，下至肛门缘，长约2cm；外科学肛管上至肛门直肠环，下到肛缘，长3~4cm。齿状线是直肠与肛管的交界线（图6-1、图6-2），胚胎时期齿状线是内外胚层的"锯齿状"交界处，故齿状线上下的血管、神经及淋巴来源都不同，是重要的解剖学标志，在临床上有其重要性，特别是在痔的治疗上有重要的意义。肛管齿状线上方为移行上皮，下方为角化的复层扁平鳞状上皮。肛管为肛门内外括约肌所环绕，平时呈环状收缩封闭状态。肛直线是肛柱上端水平线，为直肠颈内口与直肠壶腹部的分界线，在肛管直肠环的平面上，也是肛提肌的附着处。肛直线是外科学肛管的起始部标志，将外科肛管的上界延至齿状线以上1.5cm处，这一水平恰好是肛管直肠环的水平，对于高位肛瘘手术有重

图6-1　肛周结构模式

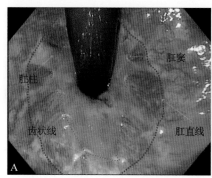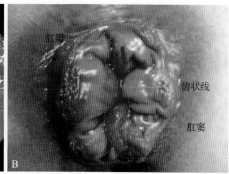

图6-2 齿状线

A. 内镜下肛管表现；B. 肛管直视下表现。

要解剖标志意义。

直肠下端因管腔逐渐缩窄，黏膜皱缩，形成8～10个隆起的皱襞，称为肛柱。肛柱基底之间有半月形皱襞，称为肛瓣。肛瓣与肛柱下端共同围成的隐窝状结构，称为肛窦，有肛门腺开口形成。肛窦内易积存粪便，易感染形成肛窦炎，此部位也常为肛瘘的内口。肛管与肛柱连接的部位，有三角形的乳头状隆起，称为肛乳头。

肛门括约肌包括内括约肌和外括约肌。肛门内括约肌是指由直肠环行肌在肛管处增厚环绕肛管而形成的2.5～4.0cm的肌肉层，肛门内括约肌同时具有内在肌源性和外在的自主神经源性质，是一种平滑肌，持续处于最大限度地收缩状态，也是控制粪便和气体不自主溢出的重要结构基础。

肛门外括约肌（external sphincter，EAS）是椭圆柱体横纹肌，环绕整个内层平滑肌，末端比内括约肌稍长。最初认为EAS包括3部分：皮下部、浅部、深部。Goligher等将其描述为沿着耻骨直肠肌和肛提肌的简单、连续、呈漏斗状的骨骼肌层。也有人将EAS分为两个部分：深层对应前述深部括约肌和肛提肌，浅层对应前述的皮下和浅层括约肌。组织学显示EAS主要以Ⅰ型纤维为主，Ⅰ型纤维具有骨骼肌的特性，可产生紧张性、收缩性。当遇到危及排便节制的情况时（如腹内压力增加和直肠扩张），EAS会反射性或者有意识地进一步收缩，防止粪便外漏。由于肌肉疲劳，EAS最长时间地有意识收缩只能维持30～60秒。

括约肌间沟又称白线，位于齿状线与肛缘之间，是内括约肌下缘与外括约肌皮下部的交界处，外观不甚明显，直肠指诊时可触到一浅沟。肛缘线（Hilton肛门皮肤线）是肛门与皮肤的交界线，标志着肛管的最下缘。

二、直肠肛周血管及内痔的血供

1. **动脉** 直肠肛周的血管主要来自痔上、痔中和痔下动脉。齿状线以上的动脉主要来自肠系膜下动脉的终末支直肠上动脉（痔上动脉），其次为来自髂内动脉的直肠下动脉和直肠中动脉（痔中和痔下动脉），因此肛门直肠具有丰富的壁内吻合网。齿状线以下的血液供应来自痔下动脉，是阴部内动脉的分支，而后者是髂内动脉的分支。痔下动脉起源于阴部管内，全部在盆腔外走行。肛管后联合部血供较其他部位稍差，导致肛管后部血供减少，是肛裂的好发部位。内痔的血供包括痔上动脉终末支和痔中动脉的一些分支，更远侧的部分也会接受痔下动脉的分支血供。

2. **静脉** 位于齿状线上方直肠的血液经过痔上静脉丛流入肠系膜下静脉，到达门静脉。肛门直肠的血液也经过痔中静脉和痔下静脉回流到髂内静脉，然后注入下腔静脉。尽管存在争议，3个静脉系统之间存在的交通可以解释门静脉高压和痔之间缺乏相关关系。成对的痔中静脉和痔下静脉以及单一的痔上静脉起源于3个肛门直肠动、静脉丛。外痔丛位于齿状线下围绕肛管的皮下组织中，当它扩张时形成外痔。内痔丛位于黏膜下围绕肛管上部，并在齿状线以上，内痔起源于内痔丛。直肠周围或肛周直肠丛回流至痔中和痔下静脉。

3. **淋巴** 在肛管的淋巴引流亦是以齿状线为界，分上、下两组，上组在齿状线以上，流向肠系膜下和髂内淋巴结，下组沿直肠下淋巴管流向腹股沟浅淋巴结。

三、内痔的解剖结构及体表标志

1975年，Thomson对痔下了一个经典的定义，即痔是解剖学意义上明显的血管组织垫，由血管、结缔组织、平滑肌和弹力纤维构成。内痔并不仅是肛管内黏膜或黏膜下层的增厚，而是具有特殊生理功能的不连续的特殊结构。这些血管组织垫是肛管的正常结构，有助于肛管闭合，维持肛门的正常功能。肛垫下移学说认为在正常情况下，肛垫疏松地附着在肛管肌壁上，排便时主要受到向下的压力被推向下，排便后凭借其自身的收缩作用，缩回到肛管内。弹性回缩作用减弱后，肛垫则充血、下移形成痔。痔的黏膜下层平滑肌称为Trietz肌，该肌起于联合纵肌和内括约肌。痔好发于3个基本位点：肛管左侧、右前和右后，截石位位于肛管3点钟、7点钟、11点钟位置（图6-3）；但痔并不一定仅存在于这3个位置，仅有不到20%的尸体中可见到典型的三位点分布。肉眼来看，内痔多为暗红色，往往倾向于认为痔是静脉团，然而，组织学研究表明，痔血管缺乏肌

层，呈典型的血管窦结构，既不是静脉也
不是动脉；而且，痔出血是典型的鲜红色
血，提示为含氧量较高的动脉血，pH分析
也显示痔血主要来自动脉血。

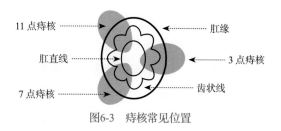

图6-3　痔核常见位置

区分内外痔的体表标志是齿状线，来
源于齿状线上方的部分为内痔，它可能会
完全脱出肛门，而与其他疾病混淆。患者可能在肛门外观察判断其为内痔，但它可能起
源于齿状线近侧。内痔外表由直肠黏膜覆盖；外痔位于齿状线远端，外表由肛管上皮和
皮肤覆盖；混合痔是指同时存在内痔和外痔的情况（图6-3）。

四、直肠肛周的神经分布

肛门内括约肌由交感神经（第5腰椎水平）和副交感神经（第2、3、4骶椎水平）支
配，神经走行与直肠的神经一致。肛门外括约肌由两侧的阴部神经直肠下分支（第2、3
骶椎水平）和第4骶椎的会阴支支配。尽管耻骨直肠肌和肛门外括约肌有某些不同的神
经分布，但这些肌肉作为一个不可分割的整体而发挥作用。即使阴部神经一侧横断，肛
门外括约肌功能仍然存在。

肛门的感觉神经以齿状线为界，齿状线以上由交感神经和副交感神经支配，故齿状
线以上的直肠黏膜无疼痛感，而能感受到隐约的胀感、压迫感；齿状线以下的肛管及其
周围结构主要由阴部神经的分支支配，肛管直肠下神经的感觉纤维异常敏锐，有丰富、
游离和有序地感觉神经末梢，尤其肛瓣附近，可以感知触觉、寒冷、压力和摩擦感，故
肛管的皮肤也称为"疼痛敏感区"。

（郭学峰）

第二节　内痔的病因和发病机制

一、内痔的病因

迄今，内痔的病因尚未明确，目前认识到的内痔危险因素包括便秘、腹泻、低纤维
饮食、妊娠、年龄因素和久立、久坐、久蹲等。

1．**便秘** 便秘患者存在排便费力和长时间无效排便。排便费力可引起直肠静脉压升高、肛门内压升高和腹压升高，出现内痔。

2．**腹泻** 腹泻患者通常存在排便次数增多和里急后重的症状；腹泻和便秘一样，均可导致直肠静脉压和肛门内压增加，最终引起内痔。

3．**低纤维素饮食** 低纤维饮食经过小肠消化吸收，进入大肠的残渣少，故而形成的粪便少，从而导致便秘，因此，长期的低纤维饮食习惯，可能会引起内痔。而高纤维饮食对痔的治疗也有一定疗效，所以，健康均衡的饮食不仅可能减少痔的发生，也可能延缓痔的进程。

4．**妊娠** 妊娠期女性的痔发病率非常高，与妊娠期的生理状态有关，其发病机制可能为：①随着胎儿在子宫的成长，压迫子宫，导致腹压增大，盆腔生理性下降，这些因素都容易导致肛周括约肌的松弛下坠；②妊娠期因需要哺育胎儿，全身动静脉血流处于兴奋状态，血流丰富，肛垫的血液循环压力加重，导致回流功能异常；③妊娠期独特的激素分泌特点，导致盆底松弛与肛垫支撑减弱。

5．**久立、久坐、久蹲** 久立、久坐、久蹲的人群（如司机、办公族、教师等），痔的发病率也较高，可能与长期单一的姿势导致盆底压力持续较高、血液回流不畅等原因有关。

6．**其他腹压增加的情况** 肥胖、腹水、剧烈运动等均可引起腹压增加，最终可能引起内痔。

7．**年龄因素** 随着年龄增加，胶原蛋白逐渐退变，肌肉松弛，从而引起内痔。

8．**饮酒、辛辣饮食** 大量饮酒和进食辛辣饮食，长此以往会对肛门产生刺激，使肛周局部充血而引发内痔。

二、内痔的发病机制

认识内痔发病机制的历程中，产生了多种学说，如静脉曲张学说、血管增生学说、细菌感染学说以及肛垫下移等学说。目前，全球普遍认为内痔并不是直肠下端的静脉曲张，尽管"血管增生学说"和"盆底动力学说"有部分事实依据，但不能解释所有内痔的发生过程，"肛垫下移学说"得到全球普遍认可。

1．**静脉曲张学说** 19世纪后，静脉曲张学说在相当长时间里占据着主导地位，其核心观点认为痔是肛门直肠黏膜下痔静脉丛充血、扩张以及迂曲而成。然而，研究发现切除的痔组织中，并没有明显曲张的血管。因此，静脉曲张学说显然有悖于痔的实质，目前全球普遍认为痔并不是存在于直肠下端至肛门口的静脉曲张。

2．血管增生学说　血管增生学说的核心观点认为，痔的本质是血管瘤增生，痔组织实际上是一种类似于海绵体的勃起组织，称为直肠海绵体。研究发现，很多痔组织的微血管密度增加，可作为痔乃血管增生的旁证。在分子水平层面的研究中，有专家发现，诸如血管内皮生长因子（vascular endothelial growth factor，VEGF）等与血管生成相关的分子，在痔组织中表达较高，也佐证了痔的血管增生学说。然而，根据血管增殖的理论，痔应该第一表现为水肿，然后才是出血，但这与事实不契合。因此，血管增生学说仍然不足以诠释痔的发病机制。

3．细菌感染学说　细菌感染学说衍生于静脉曲张理论，认为痔的本质是排便（尤其是硬便）损伤肛管壁，引起细菌入侵，从而引发血管发生炎症反应，促使血管壁失去弹性和血管扩张等连锁改变。虽然一部分痔组织标本中的确观察到炎症现象，但抗菌药物对痔的治疗没有效果，因此细菌感染学说也不足以充分揭示痔的本质。

4．盆底动力学说　盆底动力学说的核心观点认为，内痔患者存在肛门外括约肌持续收缩，导致其肛门静息压升高、痔血管受压、血液从痔静脉回流向门静脉或腔静脉出现障碍、痔核水肿隆起，从而导致痔的发生。但研究发现，内痔患者的肛门静息压与痔核脱垂的程度之间的相关性并不显著，因此，盆底动力学说也不足以完全解释痔的发病机制。

5．肛垫下移学说　目前，肛垫下移学说得到了普遍认可。肛垫的概念首次由Thomson于1975年提出。肛垫是人体正常的解剖结构，正常情况下，肛垫疏松地附着在肛管肌壁上，位于齿状线与肛直线之间，宽1.5～2.0cm，为环状组织结构，部分参与肛门的闭合功能，维持肛门的自制和排便。1994年，Londer首次提出了内痔的肛垫下移学说，认为内痔是由于肛垫在肛管内异常滑动，导致一系列病理生理改变而引起。

三、内痔的病理生理学机制

在内痔发生发展的病理生理学相关的研究方面，目前尚未达成一致结论，当前普遍认为内痔是肛垫（肛管血管垫）的支持结构、血管丛及动静脉吻合发生的病理改变和移位，主要包括以下病理生理过程：排便时肛垫下滑，直肠上静脉和中静脉回流减少，支撑肛垫的结缔组织松弛和血液瘀滞。以上病理生理过程，均符合目前全球公认的肛垫下移学说。

1．肛垫下滑　正常情况下，肛垫疏松地附着在肛管肌壁上。排便时，向下的压力将肛垫往下推，排便后凭借其自身的收缩回缩到肛管内。肛垫内有Treitz平滑肌，有助于固定肛垫和支撑肛门内括约肌。长期便秘、高龄等因素均可造成Treitz平滑肌松弛甚至断裂，使肛垫下滑。

2．**直肠上、中静脉回流减少**　便秘、腹泻、妊娠、腹水、肥胖等患者，排便时直肠上静脉、中静脉的静脉回流减少，使滞留在肛垫血管丛中的血液增加，造成支撑肛垫的结缔组织松弛。

3．**支撑肛垫的结缔组织松弛**　肛垫内除了有Treitz平滑肌，还有结缔组织、黏膜和弹力纤维，这些成分也有助于固定肛垫和支撑肛门内括约肌。肛垫内的Treitz平滑肌异常、弹性蛋白等组分异常，以及直肠上、中静脉的静脉回流减少和肛垫下滑，均可造成支撑肛垫的结缔组织松弛。

4．**血液瘀滞**　肛垫血管丛的灌注增加，可使血液瘀滞，从而引起肛垫血管丛的血液增加；另一方面也可引起出血、血栓形成及疼痛。

此外，肛垫下滑、直肠上静脉和中静脉回流减少、支撑肛垫的结缔组织松弛和血液瘀滞可以互相促进，在这些因素的共同作用下，肛垫充血、肥大、下移形成内痔，甚至引起内痔便血和脱垂。另外，痔区黏膜上皮是直肠肛管移行上皮（ATZ上皮），上皮内有嗜银细胞和分泌IgA的细胞，前者与黏膜神经丛相连，上皮内感觉神经末梢器极为丰富，可产生便意，并可精细地辨别直肠内容物的性质，而后者与肛管区的局部免疫有关。因此，肛垫上皮不仅具有一定的免疫及内分泌功能，还有精细地辨别觉、多种化学性和机械性受体，可引发保护性肛门反射，维持正常排便活动。

四、内痔的病理学改变

肛垫表面覆有黏膜，肛垫黏膜以下由血管部分和非血管部分组成。内痔发生后，肛垫黏膜、肛垫血管部分和非血管部分都会发生改变。

1．**肛垫黏膜改变**　正常肛垫黏膜厚实完整，由复层柱状上皮细胞组成，并有富含杯状细胞的腺细胞。内痔的黏膜层较薄，可见黏膜破坏、糜烂甚至溃疡，并常见柱状上皮细胞脱落，部分杯状细胞萎缩，腺体生长欠佳。

2．**肛垫血管部分改变**　肛垫的血供主要来自大量的小动脉–小静脉吻合管，直接从小动脉流向小静脉。这些小动脉–小静脉吻合管没有肌壁，呈直行、球状或迂曲状，形成类似于阴茎海绵体的海绵状肛垫血管丛。正常肛垫组织的血管壁厚度比较均匀，结构发育良好。内痔血管壁结构发育不良，管壁厚薄不均，厚壁血管明显增加，管壁纤维不连续，部分管壁破坏，可见玻璃样变性，肛垫血管丛充血、扩张，血液瘀滞，可见血栓及新生血管形成，血栓周围可见一些组织缺血缺氧表现。

3. **肛垫非血管部分改变**　肛垫的非血管部分包括Treitz肌、结缔组织、胶原纤维和弹力纤维构成。正常肛垫组织中Treitz肌的肌纤维排列连续、有序，层次清楚，弹力纤维含量较高，内括约肌和黏膜间肌纤维紧张，呈网状交织分布。内痔组织中的Treitz肌的肌密度低，排列疏松、紊乱，出现扭曲、断裂，部分肌纤维组织失活。弹性组织和胶原纤维出现退行性改变，弹力纤维含量明显减少，胶原纤维多，可见弹力纤维破碎、融合、变性和断裂等形态学改变，使肛垫有突出肛管腔的趋势。

4. **痔组织内出血**　痔组织内存在明显出血，范围弥漫，固有层、黏膜肌下层、Treitz肌间、血管丛周围均有大量红细胞。

（马丽黎　覃林花）

第三节　内痔的临床诊断

内痔是由直肠末端齿状线以上静脉丛迂曲扩张，纤维支持组织松弛、断裂而形成的肛垫向下移位出现的病理性肥大的柔软团块，表面有黏膜覆盖，呈隆起的半球状。常见于左侧正中、右前及右后3处（即截石位3点钟、7点钟、11点钟方向），又称母痔区，其余部位发生的内痔，均称为子痔。

一、内痔的临床表现

便血和痔核脱出是其主要症状。

1. **便血**　其特点是发生在排便过程的无痛性鲜红色血，呈滴血甚至喷射出血，排便末尾有便纸染血，特点是不与粪便相混，呈鲜红色，便后即自行停止。多见于Ⅰ期、Ⅱ期的血管肿型内痔，是内痔早期的最主要的症状，晚期痔体较大者，由于长期反复脱出使表面纤维化，出血反而减少。内痔出血一般为间歇性，粪便干燥、疲劳、饮酒、过食辛辣刺激性食物常为诱因。便血可反复发作，有自行缓解倾向，长期慢性出血可发生不同程度贫血。女性在月经期前，内痔出血容易发作，可能与月经前期盆腔充血有关。出血非血红色或与粪便混合，需注意排除其他下消化道疾病引起的出血（图6-4）。

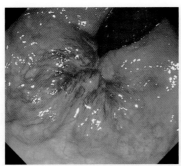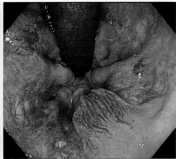

图6-4 内痔出血

2．痔核脱出　排便后痔核脱出肛外，见于Ⅱ度或Ⅱ度以上的内痔。初期可以自行回纳，逐渐发展至需手动还纳，严重者痔核脱出后难以回纳，在稍加腹压（如负重、咳嗽）亦可脱出。其中Ⅱ度内痔仅在排便时脱出，便后可自行复位；Ⅲ度内痔排便下蹲或久行久站、咳嗽、劳累、负重时脱出肛外，需手托或长时间卧床休息方能复位；Ⅳ度内痔持续脱出肛外，手托亦不能复位或复位后很快又脱

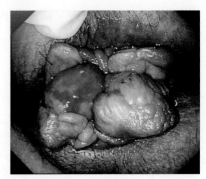

图6-5 内痔脱出

出，甚至可出现嵌顿、水肿。脱出可伴有黏液渗出，引起肛门潮湿、坠胀、疼痛和瘙痒等不适感，影响患者的生活质量（图6-5）。

3．疼痛　单纯内痔不产生疼痛，但当发生嵌顿，并引起水肿、血栓形成、糜烂坏死时，剧烈疼痛，还可伴有排便困难，重者甚至出现排尿困难。

4．黏液外溢　进食辛辣、饮酒等可刺激痔核产生慢性炎症，进而出现分泌物。在肛门括约肌松弛时，分泌物可溢出肛门。经常性地发生黏液外溢可刺激肛门皮肤发生湿疹和瘙痒，检查时可见肛门潮湿和肛周皮肤增厚、皲裂、色素脱失等损害。

5．便秘　出现便血时，患者常因惧怕而控制排便，造成大便干燥、排出困难。而通常干燥的大便更易损伤痔黏膜而加重出血，最终易形成恶性循环。

二、内痔的分型和分类

根据病变形态不同，内痔划分为3种类型。

1．血管肿型　表面粗糙不平，色鲜红，呈草莓状，常有小的出血点和糜烂，质地柔软，黏膜薄，易出血。痔体内主要是增生和扩张的毛细血管。

2．**静脉瘤型** 丛状隆起，表面光泽，呈紫红色，黏膜较厚不易出血。痔体内为曲张的痔静脉和增生的结缔组织。

3．**纤维化型** 表面部分灰白色，呈乳头瘤状，易脱出，因痔体内结缔组织增生明显，质地较硬而富有弹性，痔体纤维化，不易出血。多见于Ⅲ度、Ⅳ度内痔。

目前临床常用的内痔分类方法是分型法和分度法综合使用，可较准确地描述内痔的特点，如"Ⅱ度血管肿型内痔""Ⅳ度纤维化型内痔"等（图6-6）。

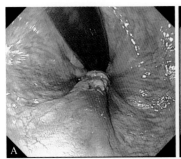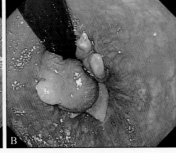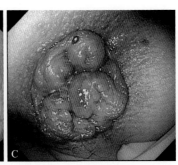

图6-6　内痔类型

A. Ⅱ度血管肿型内痔；B. Ⅳ度静脉瘤型内痔；C. Ⅳ度纤维化型内痔。

Goligher四度分类法是当前应用最广泛的内痔评估方案，美国、日本、意大利、法国及我国结直肠外科领域医师相关协会制定的痔病诊治指南也大多运用Goligher提出的分类法，评估内痔的严重程度（表6-1），主要从出血、脱出两个内痔最常见的症状进行划分（表6-1）。

表6-1　内痔的Goligher分度

分度	出血	脱出
Ⅰ度	排便时出血（带血、滴血或喷血），量较多	无痔核脱出，内镜检查可在齿状线上见直肠柱扩大，呈结节状突起
Ⅱ度	排粪时间歇性带血、滴血或喷血，出血量中等	排便时内痔脱出，可自行还纳
Ⅲ度	出血量较少	患者排粪时内痔脱出，需用手还纳
Ⅳ度	肛垫纤维化，较少出血	痔块长期在肛门外，不能还纳或还纳后又立即脱出，可伴感染、水肿、糜烂、坏死和剧痛

从上述分期可以看出，内痔发展到后Ⅲ度多形成混合痔，随着痔块从原位置下移、脱出、增大，逐渐累及痔内、外静脉丛，表面被覆直肠黏膜和肛管皮肤，因此混合痔一定程度上可以理解为是内痔不断加重的后果。

我国以令狐恩强为首的团队针对内痔的内镜下表现，提出了"LDRf分型"，对内镜下内痔直径和危险因素做了详细的分级，因此对内镜下内痔的微创治疗有着非常实用的指导意义（表6-2）。

表6-2 内痔的LDRf分型

解剖特点（L）	痔核直径（D）	风险因素（Rf）
Lr: 位于直肠		Rf0: 红色征阴性
		Rf1: 红色征阳性，无糜烂、血栓、活动性出血
		Rf2: 表面黏膜有糜烂、血栓、活动性出血

三、内痔的鉴别诊断

肛直肠疾病有痔、肛裂、肛瘘、肛周脓肿、肛乳头瘤、肛管炎、会阴下降综合征、盆底痉挛综合征、肛管癌、直肠癌等多达四十余种，临床上需要进行鉴别诊断明确诊断后才能给予相应治疗。临床不乏内痔并发其他肛门直肠或全身疾病的情况，均需要进行审慎鉴别。

1. **低位直肠息肉** 多见于儿童，脱出息肉一般为单个。头圆而有长蒂，表面光滑，质较痔核稍硬，活动度大，易出血，较大者可脱出肛外，但多无射血、滴血现象。多发时，息肉个体一般较小，呈颗粒状散在分布。检查时可见息肉体起源于直肠黏膜，附着在肠壁上，位置一般在齿线上3~5cm处直肠壶腹部（图6-7）。

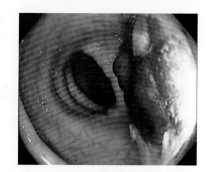
图6-7 低位直肠息肉

2. **肛乳头肥大/肛乳头瘤** 呈锥形或鼓槌状，灰白色，表面为上皮，一般无便血，常伴有疼痛或肛门坠胀。较大的肛乳头瘤可有脱出，急性炎症期能引起肿痛并伴有分泌物，症状上与痔相似，但检查时可见其起源于齿状线部，上覆上皮，质略硬，表面黄白色，不出血（图6-8）。

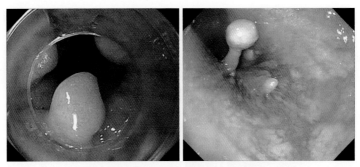

图6-8 肛乳头肥大/肛乳头瘤

3．直肠黏膜脱垂 多见于老年人或排便久蹲者，直肠黏膜或直肠环状脱出，有螺旋状皱褶，表面光滑，无静脉曲张，一般不出血，脱出后有黏液分泌。严重者可脱出肛外或导致便秘，一般不引起其他明显症状。肠镜下可见肠内黏膜松弛堆积在肠腔内，表面光滑，无出血，触诊有绕指征（图6-9）。

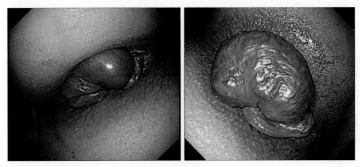

图6-9 直肠黏膜脱垂

4．直肠癌 多见于中老年人，近年来随着人们饮食结构的变化，其发生有年轻化的趋势。粪便中混有脓血、黏液、腐臭的分泌物，便意频数，里急后重，晚期大便变细。直肠癌导致的便血多为脓血，呈暗红色或果酱色，早期也可便鲜血。检查时，位置较低者可于指诊时触及，其表面呈菜花状，凸凹不平或溃疡，质地硬，活动性差，触之易出血，高位则需肠镜检查。病理检查后可确诊。

5．肛管恶性肿瘤 临床少见，包括泄殖腔原癌、基底细胞癌、恶性黑色素瘤等，其临床表现不一，凡可疑者，均应行病理检查确诊。

6．直肠、肛管及肛周良性肿瘤 间质瘤、皮脂腺囊肿、脂肪瘤、血管瘤等良性病变，均可表现为隆起的肿物，但临床特点各不相同，切除后进行病理检查可确诊。

7．**肛裂**　肛裂亦可引起便鲜血，但肛门疼痛较剧烈，呈周期性，并多伴有便秘。局部检查常可见6点钟或12点钟方向肛管纵行裂口（图6-10）。

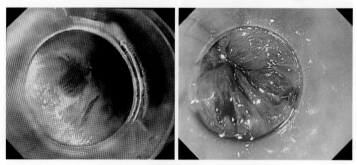

图6-10　肛裂

8．**下消化道出血**　非特异性炎症性肠病（溃疡性结肠炎、克罗恩病）、肠憩室、息肉病、直肠血管瘤等，常伴有不同程度的便血，需行内镜检查或X剂灌肠方可鉴别。

四、内痔的并发症

（一）嵌顿痔

嵌顿痔又称内痔的急性发作，是痔的急症。嵌顿痔实际上是指Ⅱ度、Ⅲ度内痔脱出于肛门外，由于括约肌的痉挛收缩，受其夹持，静脉丛内的血流及淋巴回流明显受阻，但动脉血仍可源源不断地输入，致使脱出痔核体积不断增大，肛门组织血运障碍，组织水肿及缺血缺氧，致使组织内酸性代谢产物淤积，进一步引起内括约肌持续痉挛，形成恶性循环，导致痔发生嵌顿。严重者最后输入的动脉血亦被阻断关闭，形成广泛的血栓，使脱出痔块发硬，有明显触痛，不能回纳入肛管之内，可造成黏膜或皮下的血栓、溃疡和坏死，形成广泛性血栓痔、绞窄痔和坏死痔。患者呈急性痛苦面容，被动体位，一般生命征尚平稳。主要症状如下。

（1）肛门处有不能回纳的肿物。

（2）肛门局部剧烈的绞痛，多难以忍受，伴有行走不便；若发生绞窄和坏死，则疼痛呈阵发性加剧。部分患者因疼痛拒绝直肠指检。

（3）相对晚期可出现黏膜糜烂、出血，一般出血量不大，为鲜红色。

（4）其他症状：如排便困难，大便变形，部分患者甚至出现排尿困难，极少部分患者可有发热等全身症状。需根据患者情况给予处置，一般建议手法还纳、局部抗感染，水肿减轻后给予内镜治疗或手术治疗。

（二）重度内痔

重度内痔包括Ⅲ度、Ⅳ度环状内痔及Ⅲ度、Ⅳ度环状混合痔（静脉曲张型或皮赘型），一般均可见肛周外痔呈静脉曲张或皮赘隆突、内痔核及直肠黏膜外脱，甚至出现久立或便后需手托还纳、痔核溃烂、肿痛、溢液、便血等严重症状。肛门检查可见肛门外有脱出物，肛周外痔呈静脉曲张或皮赘隆突，内痔核及直肠黏膜外脱，肿胀充血，可伴有血栓，部分黏膜坏死、糜烂、出血、感染等，久立或便后需手托还纳，甚则不能还纳，出现痔核溃烂、肿痛、溢液、肛周湿疹等相对严重的继发病变。此类患者多合并有不同程度的排便习惯不良、直肠脱垂或套叠、盆底综合征等，并存在肛周结缔组织相对严重的继发病理改变，单纯的内镜下黏膜层治疗难以达到治疗效果，建议外科手术治疗。如患者一般情况差或者拒绝外科手术，可在充分告知患者治疗仅能解决部分脱垂或出血的前提下，谨慎进行。

（三）特殊人群的内痔

小儿、老人以及女性月经期、妊娠期、分娩期的痔，具有不同的特点。

1．**小儿内痔**　因其肛垫支持组织发育良好，内痔罕有发生。多由于先天原因（如静脉发育畸形等）导致，需要与脱肛（直肠黏膜脱垂）鉴别。治疗原则在于保持大便通畅，防止便秘及过粗大便即可。如有内痔发生，一般采用局部注射渗透性硬化剂（23.4%氯化钠溶液、50%葡萄糖或二者混合物）。

2．**老年人内痔**　老年人痔占肛门疾病的60%，男性明显高于女性，男性以混合痔为主，女性以外痔为主。一般病史较长，病情重，多为Ⅱ～Ⅲ度内痔和混合痔或环状痔，均有不同程度直肠肛管黏膜脱垂，多伴发血栓、嵌顿、炎性水肿，与老年患者肛门括约肌松弛、肌张力减低、骨盆直肠窝及坐骨直肠窝脂肪含量减少、多系统存在多种慢性疾病并发症有关，均会给治疗带来一定困难。且老年人机体大多呈退行性改变，重要脏器，如心、肺、肾功能降低，储备功能减退，对异常状态的应激性和恢复能力降低，对麻醉、手术耐受力小，术前并发症多，病情复杂而多变，治疗主张保守疗法，待全身状况改善可耐受时，再考虑择期治疗，或急诊出血时仅给予注射疗法。

3．**女性特殊时期内痔**　女性痔病多出现于月经前期、妊娠6个月以后及分娩期。随着雌激素的分泌量逐渐升高，女性肛垫静脉丛血管壁内有雌激素受体和乳腺样组织接受刺激，导致肛垫血管扩张、充血、出血和肿胀，妊娠时盆腔血容量增加、压力增加、雌激素、孕激素水平升高，加上分娩时胎儿对产道的压迫和损伤，女性在这3个时期的痔病发病率明显增加。治疗原则上采取饮食调整、适当运动等，如症状持续或出现急诊、重症，可采用内镜下治疗或手术治疗。

（四）内痔合并门静脉高压

内痔并发门静脉高压与门静脉高压出现的肛门直肠静脉曲张易混淆，极易误诊，二者均可引起便血，症状相似，而本质不同，治疗方法各异，如果诊断错误和处理不当，将会酿成灾难性后果。内痔并发门静脉高压的患者不一定都出现肛门直肠静脉曲张，有些患者仅存在内痔，且内痔的发病率与正常人接近，此类患者可进行内镜下治疗。而门静脉高压肛门直肠静脉曲张的患者是由于门静脉高压导致肠系膜下静脉系统中压力上升所致，此类患者可发生严重大出血，甚至危及生命，治疗需谨慎。

（五）内痔合并便秘或腹泻

便秘和腹泻不是内痔的病因，但可加重内痔发展，与痔的伴发率较高。

（1）内痔合并便秘：正常肛垫不会阻塞排便，仅用于肛门自制。便秘时用力排便可发生肛压明显升高，痔本身充血，进一步加重便秘，因此其治疗原理为解除括约肌痉挛、降低肛管压力和促进静脉回流。严重的痔可因痔核及黏膜反复脱出，伴发口梗阻型便秘，治疗需要同时解决脱垂梗阻和便秘的问题。此类患者在治疗前，需行肛门直肠压力和括约肌功能检测，治疗需要结合生物反馈治疗、局部修正和内镜/手术治疗。

（2）内痔合并腹泻：此种类型的发病率高于并发便秘的患者。腹泻患者因肠道炎症导致肛垫充血水肿，同时肠内容物刺激肛门括约肌导致肛管压力增高，痔核形成。由上可见，便秘和腹泻均可引起肛管内压力升高，成为内痔的并发症。

（六）内痔合并肛门直肠疾病

尽管内痔与肛裂或肛瘘、肿瘤等的病因病理均不相同，临床常见这些疾病合并存在。

（1）内痔合并肛裂或肛瘘：内痔患者可因排便困难、大便过粗或术后局部括约肌弹性下降出现肛裂，并发有结肠炎、感染的患者也可出现肛瘘，临床屡见痔并发肛裂或肛瘘的情况。保守治疗无效的患者可行内镜下治疗或手术治疗，一般先处理肛裂或肛瘘。内痔并发肛裂患者可采用内镜下硬化剂注射，促进局部愈合，并发肛瘘则需行手术切除瘘管或挂线治疗。

（2）内痔合并肛管直肠癌：肛管直肠癌在我国发病率逐年升高，主要与饮食结构、生活习惯改变有关。肛管直肠癌与内痔临床症状相似，均有血便和肿物脱出的情况，因此临床接诊此类患者需重视结肠镜检查对发现肛门直肠肿瘤的价值。曾有报道在内痔组织中检出腺癌和黑色素瘤，因此在手术切除痔组织后，需要常规送检病理，而内镜下治疗前需注意鉴别，必要时需结合局部B超、CT、超声肠镜或病理检查等综合判断。

（七）内痔合并前列腺增生症

前列腺增生症伴发内痔的发病率较高，40岁以上男性多见，部分患者同时伴发勃起功能障碍（阳痿），称为痔-前列腺肥大-阳痿综合征。可能的病因为前列腺与肛门直肠共同的胚胎起源，前列腺增生时前列腺压迫直肠前壁，同时排尿压力增大后加重直肠静脉丛淤血，并可导致阴茎静脉扩张，出现痔和勃起功能障碍。此外，随着年龄增长，男性雄性激素水平下降，雌激素水平相对升高，性激素失衡，亦可成为内痔、前列腺、阴茎功能和形态改变的原因。治疗需要分别在不同的科室进行。

（八）内痔合并全身性疾病

（1）内痔合并贫血：内痔患者因反复出血，常并发不同程度的贫血，此种类型的贫血为失血性贫血，属缺铁性贫血，主要与患者对疾病的重视程度有关。重度贫血会导致患者心、脑、肾等器官血液供应不足，出现一定时限与程度的代偿，若超出其代偿能力，将发生心力衰竭、休克、抵抗力下降导致的感染。治疗原发病内痔是纠正贫血的根本，但需要结合患者的一般情况和耐受程度，内镜下治疗常具有很好的耐受性和接受度。

（2）内痔合并艾滋病：艾滋病患者中肛门直肠疾病十分常见，尤其是男性同性恋者。很多患者在确诊艾滋病前就已出现血便、肛门部疾病及体重下降等，因此需要关注内痔并发艾滋病的情况，尤其是反复出现多种肛门尖锐湿疣、肛裂、肛门溃疡、血便、肛周脓肿等肛门直肠疾病的患者，要重视艾滋病的检查。

（肖　梅）

第四节　内痔的诊断方法

一、内痔的内镜表现

（一）内镜下辨别齿状线、肛直线

齿状线（dentate line）位于肛柱的下端，是肛管皮肤和直肠黏膜的联合处，在肛瓣的边缘和肛柱的下端连接所围成的锯齿状环形线（图6-11A），也是区分内外痔的分界线（图6-11B，红色虚线）。肛直线（anorectal line）是肛柱上端水平线，是直肠颈内口与直肠壶腹部的分界线，在肛管直肠环的平面上，又是肛提肌的附着处（图6-11A、图6-11B中的黑色虚线）。齿状线含有丰富的神经感受器，在排便控制中起重要作用，其受躯体神经支配，有痛感，也是内镜操作中绝对不能触碰的双黄线。

在齿状线上方1.0～1.5cm区域的环状组织带为肛垫区域（图6-11B中的黑色虚线与红色虚线之间区域），是痔发生发展的区域，正常状态下其色调略发白，为直肠黏膜柱状上皮向复层扁平上皮的移行区，内镜下痔硬化及套扎治疗也均围绕该区域开展。

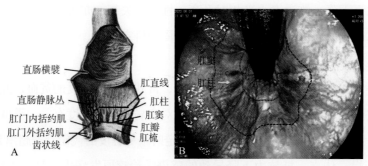

图6-11　直肠内面观（A）和内镜下表现（B）

（二）内镜下内痔的严重程度分级

内痔好发位置为截石位3点钟、7点钟和11点钟方向，这是由于痔上动静脉大多分布在这3个位置，这3个位置也被称为内痔的母痔区，其他部位发生的痔称子痔。一般来说，母痔较子痔大而常见，易出现出血和脱出的症状。图6-12（B图标记3点钟、7点钟、11点钟为截石位位置）是调整为左侧卧位后倒镜下，母痔发生部位示意图；在内镜下观察时，需要重点观察此位置是否存在痔核及其严重程度；翻转内镜观察时，如果痔核位置较多，也需鉴别母痔位置，在行内镜下硬化或是套扎治疗时需优先处理。

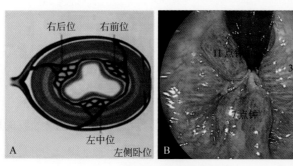

图6-12　内痔好发位置

目前国内外最常用的内痔分类方法是Goligher分度法。根据痔的脱出存在和严重程度将内痔分为Ⅰ~Ⅳ度。该分类方法存在局限性：因为它未考虑其他相关症状（如出血）及其对生活质量的影响，因此，它可能无法反映疾病真实的严重程度。临床工作中可以结合内痔内镜下表现进行严重程度的判断。我国以令狐恩强为首的团队针对内痔的内镜下表现提出LDRf分型，对内镜下内痔直径和危险因素做了详细的分级，因此对内镜下内痔的微创治疗有着非常实用的指导意义。日本也有学者根据内镜下内痔分布范围（图6-13），将内痔分为5个等级：0，无痔；1，1/4周长；2，1/2周长；3，3/4周长；4，环周。

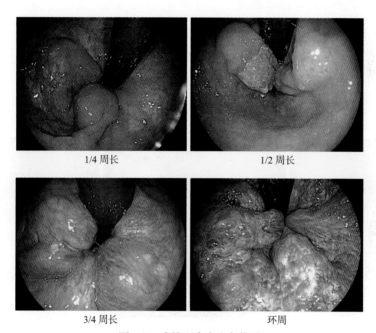

图6-13 内镜下内痔分布范围

另外，可以根据内痔痔核直径大小（最大的痔核），分为3个等级：0，无痔；1，直径＜12mm；2，直径≥12mm）。研究发现，内镜下评分等级与症状（出血和脱垂）相关。出血严重程度与痔疮的范围、痔核大小和红色征均存在相关性。脱出的严重程度和痔核大小相关，而与痔核范围和红色征相关性不明显。因此，内痔的内镜下评分等级可以作为Goligher分度的补充，更加客观地反映内痔的严重程度（图6-14）。

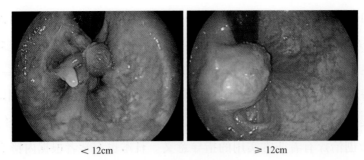

<（三）内镜下内痔的红色征表现

红色征（red color signs，RCS）被定义为表面颜色的变化，参考食管胃静脉曲张红色征内镜下表现，包括毛细血管扩张、红色条纹和血囊斑点（图6-15）。研究表明，红色征和内痔出血症状相关。红色征同时提示内痔处于活动期表现。

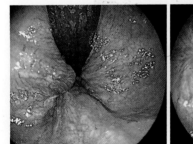
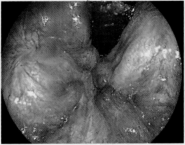
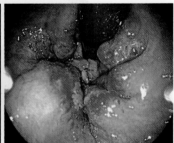

RCS：毛细血管扩张　　　　RCS：红色条纹改变　　　　RCS：血疱样改变

图6-15　内镜下内痔的红色征表现

（四）内镜下内痔活动期的表现

活动期内痔在内镜下表现为内痔核肿大明显（多表现在母痔区），表面红色征或血疱征，肛直线上缘黏膜血管纹理模糊，呈细颗粒状改变，严重者可见伴有糜烂、溃疡及活动性出血等。痔上直肠黏膜松弛，可见内痔局部脱出甚至环状脱出（图6-16）。

二、内痔的超声内镜下表现

在切除的Ⅲ～Ⅳ度痔组织，上皮下血管表现为明显的结构损伤和内弹性层的退化及破裂变化，另外，异常的肛垫内可见明显动静脉瘘和静脉扩张（图6-17）。研究

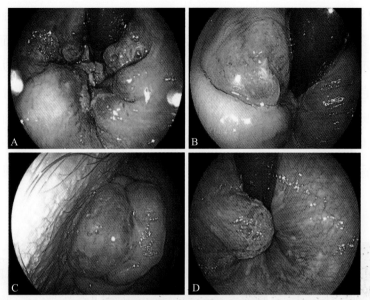

图6-16　活动期内痔的内镜下表现

A. 红色征明显伴出血；B. 表面浅溃疡；C. 痔核脱垂；D. 表面颗粒样伴糜烂。

发现，通过经直肠超声（transperianal ultrasound，TPUS）可以清楚地显示痔血管网络和病理肛门垫的形态特征。TPUS显示内痔核内呈"马赛克模式"（图6-18），这可能与病理学中的动静脉瘘一致。"马赛克图案"是一种不同方向的特殊血液流动。另外，TRUS下可见痔核内高速低阻动脉流谱和静脉动脉化流谱，可观察到明亮的彩色

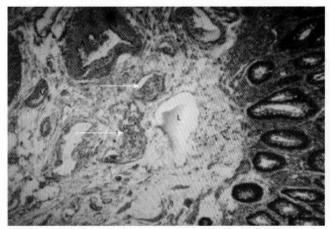

图6-17　切除Ⅲ度和Ⅳ度痔疮组织的上皮下血管表现

垫中动静脉瘘和静脉扩张明显（白色箭头）。

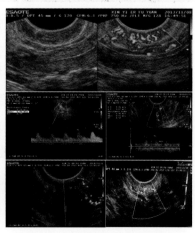

图6-18　内痔TPUS下的表现

区域（图6-18）。在前期的工作中，通过环扫超声发现同样类似表现。而对于Ⅰ～Ⅱ度痔，往往多普勒超声下会显示"马赛克模式"不明显（图6-18），而小探头超声可以补充显示异常肛垫内蜂窝状无回声管腔样结构（图6-19B）。小探头下观察可见痔核表面红色征（图6-19A）在超声下表现为紧邻黏膜上皮下的扩张小血管影（图6-19B），与病理学中表现一致（图6-19C）。长期脱垂患者会出现痔核内的纤维化（图6-19D），超声下表现为黏膜下层及无回声管腔周围较多高回声影（图6-19E），与患者内痔切除术后标本显示痔核黏膜下组织中及血管周围Ⅲ型胶原纤维增生明显表现一致（图6-19F）。

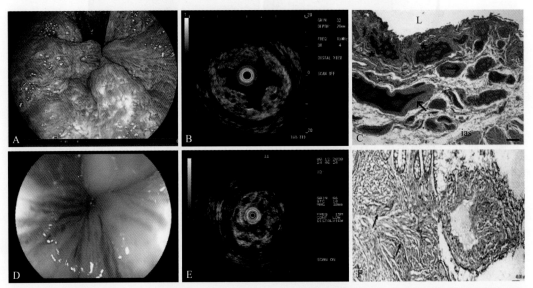

图6-19　小探头超声下内痔RCS及纤维化表现

三、内痔的其他影像学检查

近期有研究报道计算机断层扫描结肠造影（computed tomography colonography，CTC）在检测内痔中的诊断性能。CTC下内痔表现为肛门边缘突出，直肠腔内不对称和垫状外观（图6-20）。在诊断的敏感性和特异性方面，放射科医生表现出更好的特异性，胃肠病学家的敏感性略高。但敏感性及特异性均明显低于内镜下诊断性能。

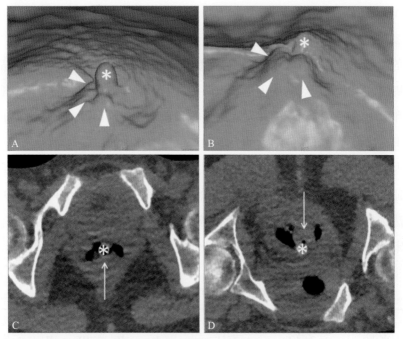

图6-20 内痔CTC表现

腔内（A、B）和横截面（C、D）显示内痔在仰卧位（A、C）和俯卧位（B、D）CTC上的表现；腔内视图（A、B）显示了肛门边缘（箭头）的突出和不对称；突出的肛门边缘（箭头）的垫状外观描绘在横截面图像（C、D）上。

（钱爱华）

第五节 内痔的内镜下微创治疗

一、原则及目标

内痔微创治疗的总体原则是无症状性内痔无须治疗，兼顾患者自身治疗意愿和耐受性。治疗目标是消除和减轻内痔相关临床症状，而非痔体大小的变化、痔体是否消除。

二、围手术期管理

围手术期通常指患者术前、术中和术后的一段时间，一般包括术前5～7天（手术治疗开始时）到术后7～12天（患者术后基本康复）这一段时间，是围绕手术的一个全过程，直接关系到手术的疗效。尽管内痔内镜下微创治疗具有创伤小、恢复快等特点，但仍需规范围手术期管理。内痔微创治疗包括内痔的套扎治疗、硬化治疗、双极或单极电凝、红外线光凝固治疗、冷冻治疗等。

（一）术前准备

内痔的微创诊疗术前准备包括医生和患者两部分。对医生而言，除了痔相关的解剖、发病机制、手术原理等基础理论知识储备、手术适应证和禁忌证的严格把握、手术方式选择和术中术后可能出现的并发症的预防和紧急处理预案等，与患者沟通、宣教痔相关的知识，让患者做好微创治疗的心理准备也是治疗中的重要一环。

内痔内镜下硬化治疗和套扎治疗是国内主要采用的方法，两种方法的适应证几乎相同，禁忌证略有差别（各种方法适应证和禁忌证详细参照后面章节内容）。关于内痔内镜治疗方法选择可参照相关国内外指南推荐（表6-3、表6-4），当前方法选择更多以手术者的临床经验为主，仍缺乏高质量的循证依据。

表6-3　国外相关内痔治疗指南对内镜适应证推荐

指南来源	年份	方法	内痔分度				推荐等级
			Ⅰ度	Ⅱ度	Ⅲ度	Ⅳ度	
欧洲 肛肠病学学会	2020	内痔硬化术	√	√	×	×	C
		内痔套扎术	√	√	√	×	B
		红外线治疗	√	×	×	×	C
		痔切除术	×	√	√	√	B
意大利 结直肠外科学会	2020	内痔硬化术	√	√	√	×	1B
		内痔套扎术	√	√	√	×	1B
		红外线治疗	√	√	√	×	1B
		痔切除术	×	×	√	√	1A
美国 结直肠外科医师协会	2018	内痔硬化术	√	√	√	×	1A
		内痔套扎术	√	√	√	×	1A
		红外线治疗	√	√	√	×	1A
		痔切除术	√	√	√	√	1A
日本 大肠肛门病学会	2017	内痔硬化术	√	√	√	√	B
		内痔套扎术	√	√	√	√	B
		红外线治疗	未提及				
		痔切除术	×	×	√	√	C
法国	2016	内痔硬化术	√	√	×	×	1A
		内痔套扎术	√	√	√	×	1A
		红外线治疗	√	√	×	×	1A
		痔切除术	√	√	√	√	1A

表6-4 国内相关内痔治疗指南对内镜适应证推荐

临床指南	机构	意见
中国消化内镜内痔诊疗指南及操作共识（2021）	中华医学会消化内镜学分会内痔协作组	Ⅰ～Ⅲ度内痔伴出血倾向：内痔硬化术 Ⅱ～Ⅲ度内痔伴黏膜脱垂：内痔套扎术
中国痔病诊疗指南（2020）	中国中西医结合学会大肠肛门病专业委员会	Ⅰ～Ⅲ度内痔，经保守治疗无效Ⅳ度内痔但存在手术禁忌：首选套扎术，次选硬化术
痔套扎治疗中国专家共识（2015版）	中国中西医结合大肠肛门病专业委员会痔套扎治疗专家组	Ⅰ～Ⅲ度内痔，混合痔内痔部分：内痔套扎术
微创硬化治疗技术指南（2012版）	中国医师协会中国微创硬化治疗技术临床推广项目委员会介入微创外科学组	Ⅰ～Ⅲ度内痔：首选内痔硬化术
痔临床诊治指南（2006版）	中华医学会外科学分会结直肠肛门外科学组 中华中医药学会肛肠病专业委员会 中国中西医结合学会结直肠肛门病专业委员会	Ⅰ～Ⅱ度内痔：内痔硬化术 Ⅱ～Ⅲ度内痔伴出血脱出：内痔套扎术 Ⅰ～Ⅲ度内痔：红外线治疗

术前检查包括血常规、凝血功能、心电图等。术前应明确痔的分类和分度，排除是否并发其他严重消化道疾病，了解是否存在严重全身性疾病，是否存在凝血功能障碍等，以排除手术禁忌证，确定微创治疗方案。通常，内痔治疗时推荐使用胃镜，因为胃镜弯曲前端较短，操作灵活，方便反转倒镜治疗及各种治疗附件的安装和使用，同时能减少使用肠镜反转倒镜时的并发症。使用普通肠镜进行手术，只用于顺镜诊疗操作。手术相关附件和药品包括一次性注射针、透明帽、套扎器及各种硬化剂的制备，详见后续章节。

对拟行内痔内镜微创治疗的患者，医生应进行宣教。对患者宣教，旨在让患者了解内镜微创治疗的优缺点，做好心理准备；了解手术操作方法及可能出现的术中术后并发症及处理方式，签署知情同意书。此外，内痔治疗前推荐全结肠的肠镜检查，所以建议清洁肠道准备；因急诊出血或不能耐受全结肠镜者可以灌肠。

内痔内镜下微创治疗知情同意书模板

姓名:_____ 性别:_____ 年龄:_____ 电话:_____

科室:_____ 病区:_____ 床号:_____ 住院病历号:_____

一、医师告知事项

（一）术前诊断：□ Ⅰ度内痔伴 □ 出血 □ 疼痛 □ 排便困难 □ 其他_____

□ Ⅱ度内痔伴 □ 出血 □ 疼痛 □ 排便困难 □ 其他_____

□ Ⅲ度内痔伴 □ 出血 □ 疼痛 □ 排便困难 □ 其他_____

（二）将拟行的治疗方案

根据患者术前诊断拟行内镜下微创手术： □ 内镜下硬化术 □ 内镜下套扎术

根据患者意愿可选择的麻醉方式： □ 清醒状态 □ 镇静镇痛 □ 静脉麻醉

（三）可替代的治疗方案

根据患者病情，目前主要有如下替代治疗方法：1. 口服药物，2. 外用痔疮药物，3. 中医中药，4. 外科手术治疗等。

（四）内镜下微创治疗的特点

目前各种国内国际有关内痔治疗指南均提到。Ⅰ-Ⅱ度内痔在药物治疗无效后首选非手术微创治疗，包括：内镜下硬化治疗和套扎治疗。内镜下微创治疗有着手术时间短，恢复快，并发症少，疼痛轻、费用低的优点，且极大地避免了患者对痔疮外科手术的创伤和术后疼痛的恐惧。消化内镜的微创治疗相对于肛肠科的肛镜治疗，有着视野好，治疗精准，痛苦少的特点。

（五）术中或术后可能出现的并发症及手术风险

1. 麻醉并发症（另见麻醉知情同意书）。

2. 内镜下微创痔疮治疗术可能会出现：肛门坠胀、疼痛。出血、排尿不畅、尿潴留、大便困难、大便次增多等现象，亦可出现肛门水肿、肛周脓肿、性功能障碍、直肠阴道瘘、感染甚至感染性休克等并发症。

3. 术后效果不满意或术后疾病复发，再次或多次内镜治疗;再次或多次内镜治疗无效后需要外科手术治疗等。

4. 术中术后并发心、脑、肾、肺等系统的并发症或疾病本身发展所致的不良转归;

5. 术前准备药物及碘剂过敏，甚至过敏性休克危及生命。

6. 不可预测的风险。

（六）医师声明

我们将以高度的责任心，认真执行手术操作规程，做好抢救物品的准备及手术过程中的监测，针对可能发生的并发症做好应对措施。一旦发生手术意外或并发症，我们将积极采取相应的抢救措施。但由于个人体质的差异，意外风险不能做到绝对避免，且不能确保救治完全成功，可能会出现组织器官损伤导致功能障碍等严重不良后果，以及其他不可预见且未能告知的特殊情况，恳请理解。

我已向患者解释过此知情同意书的全部条款，我认为患者或患者委托代理人已知并理解了上述信息。

谈话医师签字： 签字时间：_____年____月____日____时

手术医师签字： 签字时间：_____年____月____日____时

二、患者及委托代理人知情选择

医师已经充分向我解释过我的病情及所接受的手术，并已就内痔内镜下微创治疗可能出现的各种医疗风险向我进行了详细说明。我知道了手术可能出现的风险、效果及预后等情况，并知道微创手术是创伤性治疗手段，由于个体差异的影响，术中术后可能发生医疗意外及存在医师不可事先预见的危险情况。

医师向我介绍过其他可代替的治疗方式及其风险，我知道我有权拒绝或放弃此手术，也知道由此带来的不良后果及风险，我已就我的病情、手术方式及其风险以及相关的问题向我的医师进行了详细的咨询，并得到了满意的答复。

我同意医师根据我的病情选择内镜下微创治疗方案，也同意医师在术中根据专业知识判断合理选择套扎术、硬化术或其他治疗方案。我知晓接受该治疗会产生相关的各种医疗费用，包括：结肠镜检查费，手术费，术前、术中及术后的药物费，一次性治疗耗材费等。

医患双方的共识：

1. 医疗机构及其医务人员在医疗活动中，必须严格遵守医疗卫生管理法律，行政法规，部门规章和诊疗护理规范、常规，恪守医疗服务职业道德。

2. 患方已充分了解了该微创手术方法的性质、特点、合理性、危险性、必要性和预期目的，也知晓出现医疗风险情况的后果以及可能采取的救治措施。

3. 医生介绍了可供选择的其他治疗方法及其利弊，对其中的疑问已得到了经治医师的解答。

4. 患方经慎重考虑和与家人商量后，自主选择同意已医生拟定的手术方案并同意医生在术中根据病情选择最合理的治疗方案。

5. 本同意书经医患双方慎重考虑并签字后生效、其内容为双方真实意思的表达，并确认医方已履行了告知义务；患方已享有知情，选择及同意的权利，将受我国有关法律的保护。

我_____（填同意）接受该手术方案并愿意承担手术风险及费用。

患者或被委托人签名：_____时间：_____年_____月____日____时

家属签名：与患者关系：_____时间：_____年_____月____日____时

我_____（填不同意）接受该手术方案，并且愿意承担因拒绝施行手术而发生的一切后果。

患者或被委托人签名：_____时间：_____年_____月____日____时

家属签名：与患者关系：_____时间：_____年_____月____日____时

内痔内镜下治疗是否采用麻醉，当前并无统一规定。一般而言，建议静脉麻醉下操作，一方面可缓解患者的紧张情绪；另一方面，可以增加内镜操作时的稳定性及配合度，有利于操作。内痔的内镜下治疗操作相对简易，用时较短，对麻醉时长及深度要求不高，故常采用镇静/镇痛麻醉，一般无须静脉全麻或气管插管。如缺乏麻醉条件或患者因基础疾病不能耐受，可在清醒状态下行内镜下治疗。

（二）术中管理

内痔内镜微创治疗术中各方法的原理、策略和注意事项详见后各分章节。操作过程中需注意相关术中并发症的处理。

1. 出血 透明帽压迫、硬化剂注射、电凝等，必要时手术缝扎。

2. 疼痛 避免齿状线下硬化剂注射及套扎是避免疼痛的主要方法。

3. 穿孔 痔核套扎几乎不会发生，痔上套扎直肠黏膜避免过深。

4. 脱环 原因包括吸引不充分、释放过快、橡胶老化等，必要时重复套扎。

5. 坠胀 过多套扎或密集套扎引起。

6．内脏神经反射　扩肛或黏膜过度牵拉引起，表现为下腹部不适，伴恶心、头晕、胸闷、冷汗和面色苍白。

（三）术后管理

1．术后护理

（1）术后注意休息，24小时内避免久坐、久站，尽量避免用力排便，1周内避免剧烈运动和重体力劳动。

（2）术后72小时内无渣或低渣饮食，1周内以清淡、易消化、富营养饮食为主，忌食辛辣刺激性食物、饮酒等。

（3）保持肛门清洁及排便通畅，避免用力排便等增加腹压动作。

2．术后用药

（1）抗生素：常规无须预防性应用抗生素。高龄、营养不良、免疫功能低下等感染风险较高者或肠道局部炎症者可酌情使用。

（2）止血药：常规无须预防性应用止血药。确需使用者应注意是否存在血栓栓塞风险、抗凝或抗血小板药物用药史，对此类患者应慎用或禁用。

（3）镇痛药：术后疼痛明显者，可酌情使用非甾体抗炎药等镇痛药物。

（4）大便软化剂：术后酌情使用缓泻剂软化大便，可能有助于降低术后疼痛及迟发性出血风险。

3．常见并发症处理

（1）术后出血：少量出血者，局部应用消炎止血软膏；套扎环滑脱导致大出血，需急诊内镜止血，严重者外科缝扎止血。

（2）肛门疼痛和坠胀：温水坐浴，局部应用消炎镇痛软膏，严重者可用镇痛类药物。

（3）外痔血栓形成：局部消炎镇痛膏和坐浴，疼痛严重者可于痔局部涂抹含有麻醉镇痛成分的药物（如丁卡因及利多卡因等）；伴血栓嵌顿且经保守治疗无效者需要外科手术。

（4）尿潴留：短暂尿潴留者，给予局部热敷；严重尿潴留者酌情导尿。

（肖　勇）

第六节 内痔的套扎治疗

一、历史与背景

内痔套扎治疗早在我国宋代已有记载，明代已普遍应用。国外最早由Blaisdell于1958年提出使用丝线或肠线进行内痔套扎。1963年，Barron开始使用橡皮圈进行套扎，此后内痔套扎治疗得到广泛应用。内痔套扎治疗既往多由肛肠科医师通过肛门或直肠镜进行操作，由于扩肛器看到的手术视野有限，盲目套扎难以避免。尽管该技术已从最初的血管钳辅助套扎的发展到后来专用的胶圈套扎器，但手术视野问题没有得到根本性解决。1998年，Trowers等首次报道使用消化内镜套扎内痔，解决了视野局限性的问题。现代内镜及视频监视器的图像放大效应显著提高了对肛管表面解剖标志细节的识别能力，且可精准操作和拍照记录，也因此开启了内痔内镜下治疗的新篇章。

二、适应证与禁忌证

1. **适应证** ①Ⅰ~Ⅲ度内痔伴有内痔相关症状；②Ⅰ~Ⅲ度内痔经饮食及药物等保守治疗无效；③内痔手术后复发，肛门反复手术后不能再次手术；④高龄、高血压、糖尿病和严重的系统性疾病，不能耐受外科手术；⑤不愿接受外科手术。

2. **禁忌证**

（1）绝对禁忌证：①Ⅳ度内痔、混合痔和外痔；②Ⅰ~Ⅲ度内痔伴有嵌顿、血栓、溃烂、感染等并发症；③严重心、脑、肺、肝、肾功能衰竭不能耐受内镜治疗；④伴有肛周感染性疾病、肛瘘及炎症性肠病活动期等；⑤凝血功能障碍或正在使用抗凝或抗血小板药物；⑥妊娠期。

（2）相对禁忌证：①既往有低位直肠或肛门手术史；②既往有盆腔放疗史；③近期有反复硬化剂治疗史；④精神障碍；⑤产褥期；⑥伴有结直肠肿瘤。

三、器械及附件准备

1. **内镜准备** 无论是否行全结肠镜检查，在行内痔治疗时推荐使用胃镜，胃镜前端弯曲部较短，操作灵活，方便反转倒镜治疗及各种治疗附件的安装和使用，同时能减少反转内镜导致直肠穿孔的风险。

2. **器械及附件准备** 套扎器：目前常用4环、6环或7环等多环套扎器，根据预估套扎位点数量选取合适的套扎器，所选套扎器应能适应反转内镜下操作。

四、操作方法与技巧

1. 充分术前沟通，完善术前检查和评估。拟行套扎治疗的患者，术前应充分进行肠道准备。肠镜检查前行肛门视诊及指诊。

2. 肠镜检查结束后换胃镜进镜，顺镜及反转充分观察痔核数量、大小，表面是否有红色征、血疱征，判断出血高风险和脱垂的痔核（图6-21），确认肛直线及齿状线的位置（图6-22），明确主要、次要套扎位点（图6-23），并评估套扎环数、套扎先后顺序。

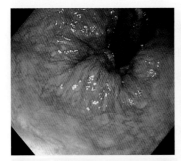 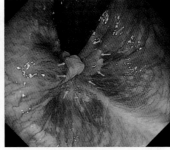 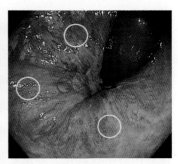

图6-21 反转观察痔核数量、大小及表面情况　　图6-22 确认肛直线及齿状线位置　　图6-23 明确主要（黄圈）、次要套扎位点（红圈）

3. 退镜装套扎器后，术者右手抓握镜身前端，拇指按压套扎帽，检查是否安装到位，同时吸引检验负压吸力是否合理，橡胶手套可吸入套扎帽内成泡即可。润滑套扎器表面后进镜，如内痔核脱出明显，先用手还纳后再进镜。

4. 于直肠反转内镜，在目标痔核近端、肛直线上方1~2cm处放置套扎帽口，吸引痔核至"满堂红"后释放橡胶圈，继续保持吸引3~5秒，对目标痔核逐一套扎。如有较小的痔核有出血或出血高风险，应先于低位套扎该痔核后再于高位套扎较大的痔核，避免多个套扎点位于同一水平面上。套扎后退镜评估，如已行套扎的痔核其肛门外仍有脱出，且套扎点距离齿状线约1.5cm以上，可对该痔核主体行正镜或倒镜补充套扎，又称垂直串联套扎。对较大、脱垂明显的痔核，建议先于痔核脱垂牵拉形成的黏膜桥处行高位悬吊套扎（图6-24），然后在该套扎点下方行串联套扎。由于目标痔核口侧已经悬吊固定，其下方的串联套扎点对痔核主体的提拉效果更显著。

5. 直肠反转内镜后，有时不易准确判断是哪一个或几个痔核发生脱垂，导致套扎

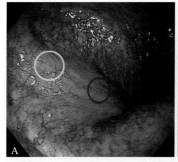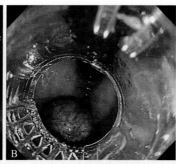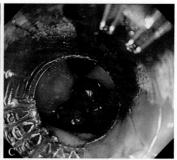

图6-24　套扎位点

A. 主要套扎位点位于黏膜桥处（黄圈）、次要套扎位点为垂直串联套扎点（红圈）；B. 先对主要套扎位点进行套扎；
C. 对次要套扎位点行垂直串联套扎。

有一定盲目性，套扎后才观察到脱垂痔核提拉不充分，而该痔核已行套扎点距离齿状线已经很近，原套扎点下方没有再行串联套扎的空间，此时在原套扎点的口侧套扎、对原套扎点再追加一次套扎都是可以尝试的措施，但对原套扎点下方痔核主体的提拉效果有限。理想的办法是套扎前准确判断脱垂的痔核，可让助手用手指从肛门外推挤还纳脱垂的痔核，直至内镜下观察到助手手指及还纳的目标痔（图6-25），从而对该痔核进行高位悬吊后串联套扎。即使是脱垂明显的痔核，串联套扎一般不建议超过两环；如多个痔核脱垂明显，可能需要多点相对密集的套扎，为尽可能减少对肛垫的破坏，单次套扎治疗不建议超过7个位点。理想的状态是充分提拉、缩小目标痔核，并阻断部分血流，使便血和脱垂症状缓解，同时每个治疗后的痔核都能保留下一部分，从而使该部位的肛垫仍有协助关闭肛门的功能。

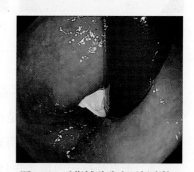

图6-25　手指辅助确定目标痔核

6. 如个别套扎后的黏膜球较小，可再次吸引套扎（图6-26）。套扎结束前，可退镜观察肛管内较大痔核及肛门外仍有脱垂的痔核，判断是否需要、能否实施补充套扎。套扎完成后，可取下套扎器再次进镜，观察肛管内套扎环与齿状线的距离（图6-27）、套扎点是否有活动性出血及脱环，冲洗术中渗血，拍照留图（图6-28）。

7. 如初次套扎后再次出现出血、脱垂等症状，可再次行套扎治疗，但再次套扎时间应在初次套扎至少

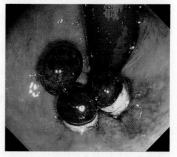

图6-26　对套扎后的较小黏膜球再次套扎

1个月之后，此时原套扎创面已经愈合，形成红色或白色瘢痕。评估瘢痕与齿状线之间的距离，是否有再次套扎空间，如超过1.5cm，可行补充套扎（图6-29）。另外，需注意观察其他有无未治疗的、有出血风险或脱垂的痔核。套扎后症状缓解者，不推荐进行内镜复查。

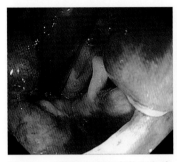

图6-27 反转镜身观察套扎环与齿状线距离

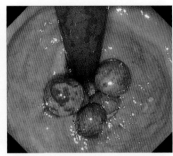

图6-28 去掉套扎器后拍照留图

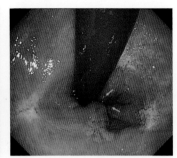

图6-29 对需要再次套扎者先评估瘢痕与齿状线之间的距离

黄色箭头显示肛直线位置。

五、术后处理

（一）术后注意事项

1. 术后注意休息，24小时内避免久坐、站，尽量避免用力排便，1周内避免重体力劳动。

2. 术后3天进食少渣饮食，避免辛辣刺激饮食，避免饮酒等。

3. 保持大便通畅，便秘患者或大便坚硬患者适当服用缓泻剂软化大便。

4. 保持肛门清洁，勤清洗，健康人群无须预防性应用抗菌药物。

5. 年老体弱、免疫功能低下及肛周有慢性炎症患者，术后酌情应用抗菌药物。

6. 使用抗凝或抗血小板药物的患者，建议至少在术后5天再恢复服用。

7. 术后疼痛明显时可考虑使用镇痛药，非甾体抗炎药是常用的镇痛药。

（二）术后并发症处理

1. **术后出血** 少量出血者，局部应用消炎止血软膏；胶圈滑脱导致的大出血，需要急诊内镜止血，严重者需要外科缝扎。

2. **外痔血栓形成** 局部用消炎镇痛膏和坐浴，疼痛严重者可于痔局部涂抹含有麻醉镇痛成分的药物，如丁卡因及利多卡因等；伴血栓嵌顿且经保守治疗无效者需要外科手术。

3. **肛门不适** 肛门坠胀、疼痛、肛门水肿等症状可温水坐浴，症状严重者可使用外用治疗痔疮药物或镇痛药。

4．尿潴留　短暂尿潴留者，给予局部热敷；严重尿潴留者酌情导尿处理。

套扎结束后如仍有便血或痔核脱垂，可1个月后评估是否需要补充套扎，此时原套扎创面已经愈合，形成红色或白色瘢痕。

（丁　辉）

第七节　内痔的硬化治疗

一、历史与背景

痔是一种很常见的疾病，对其进行仔细的临床评估也非常必要，以确保没有漏诊更严重的肠道疾病。治疗方案的选择主要取决于痔的类型、严重程度、患者选择以及医生的专业知识。大多数痔的患者可以通过非手术手段进行治疗，但对于症状严重的患者，传统的痔切除术是最佳选择，如有急性血栓形成或绞窄性内痔则需紧急痔切除术切除坏死组织，并通过尽量保留黏膜和肛周以防止术后肛门狭窄。非手术治疗包括硬化疗法、胶圈套扎、冷冻疗法、激光疗法、其他疗法（如红外线凝固治疗）。其中硬化疗法作为最古老的非手术治疗形式之一，在1869年被提出，通过注射硬化剂，使血管血栓形成、结缔组织硬化以及覆盖黏膜收缩和固定达到治疗的目的。注射硬化剂疗法也是治疗药物难治性低度痔出血的首选治疗方法。同样对于免疫功能低下而需要治疗的患者而言，相对于胶圈套扎和手术切除，注射硬化疗法似乎是治疗痔出血的一种更好、更安全的选择。其基本原理是将硬化剂注射到痔核黏膜下或痔核组织中，通过渗透作用，硬化剂与痔核组织中的微小血管密切接触，导致痔血管闭塞、痔核组织纤维化或萎缩，从而达到止血和改善痔脱出等效果。目前，在中国内镜下对于内痔的微创治疗主要是硬化治疗和套扎治疗。由于软式内镜较硬式内镜具有操作灵活、角度广、视野佳的优点，近年来广泛应用于内痔的治疗，尤其是硬化注射治疗，具有创伤小、副作用小、痛苦小、恢复快、住院时间短、费用少等优势，随着治疗技术的成熟，逐步在各级医院普及。

二、适应证与禁忌证

根据《中国消化内镜内痔诊疗指南及操作共识（2021）》的建议，内痔内镜下治疗遵循无症状无须治疗的原则，目的是消除或减轻痔的症状，针对患者有内痔出血、疼痛、脱垂、肿胀、分泌物、瘙痒、排便困难等症状选择进行内镜下治疗。

治疗要严格把握适应证及禁忌证：内痔硬化治疗主要针对Ⅰ～Ⅲ度内痔伴有内痔相关症状的患者；对于Ⅳ度内痔、混合痔、外痔及Ⅰ～Ⅲ度内痔伴有嵌顿、血栓、溃烂、感染等并发症，或有严重心、脑、肺、肝、肾功能衰竭不能耐受内镜治疗，或伴有肛周感染性疾病、肛瘘、放疗史及炎症性肠病活动期等，均为内镜下硬化治疗禁忌。治疗前要让患者充分知情，了解治疗的获益及潜在的风险。

治疗前肠道准备对治疗效果及预后有重要影响，建议治疗前按照结肠镜检查口服常规剂量的泻药进行肠道准备，如为治疗后复查患者可口服缓泻药，检查前清洁灌肠，增加患者依从性，提高复诊率。另外，还需完善血常规、凝血功能、心电图检查。

三、器械及附件准备

器械选用建议使用胃镜安装短透明帽，25G针头5mm的短注射针。

硬化剂：聚桂醇注射液为国产的硬化剂，目前主要用于肝硬化食管胃静脉曲张的内镜下治疗，研究表明聚桂醇可有效治疗出血性内痔。

国产硬化剂聚桂醇注射液主要化学成分为聚氧乙烯月桂醇醚（药物规格100mg/10ml，浓度为1%），是目前国内唯一获得国家食品药品监督管理局批准用于静脉腔内注射的专业硬化剂，具有硬化和止血的双重作用，是一种对血管、组织刺激反应较小的硬化剂，国内外罕有不良反应报道。聚桂醇注射液注入内痔黏膜下基底部或痔核内，可对内痔黏膜下层及痔核内的静脉及小动脉产生刺激，迅速破坏血管内皮细胞，使作用部位的纤维蛋白、血小板、红细胞聚集沉积。同时，药品的化学作用可使内痔静脉团块及周围黏膜组织产生无菌性炎症，引起内痔静脉团块及黏膜损伤、纤维细胞增生，达到使内痔静脉团块萎缩的效果。由于组织纤维化的形成，将松弛的黏膜重新固定在直肠下方的肌壁上，可防止黏膜再次脱垂。治疗时可在原液加入少量亚甲蓝进行示踪。

四、操作方法与技巧

进行内痔内镜下硬化治疗前，需常规为患者进行直肠指检并行全结肠检查，便于筛查出肿瘤等病变。患者取左侧卧位，进镜入直肠充气，对肛管分别进行正镜及倒镜观察。Ⅰ～Ⅱ度内痔，由于痔核体积相对较小，当内镜在直肠反转倒镜时视野广阔，能够看清痔核全貌，注射角度可调范围大，黏膜下或痔核内注射率高，选择1～2点注射。

Ⅲ度内痔的痔核体积相对较大，多脱垂明显，进镜前先用手指还纳痔核，因为仅倒镜注射硬化剂难以全面渗透到痔核全部，应先在倒镜下进行1~2点注射，再正镜观察是否注射完整，必要时正镜进行补充注射达完整均匀。

整个过程需熟练内镜护士两人：一人负责双手持内镜，力求镜下视野清晰、稳定、注射部位充分暴露，必要时旋镜配合注射；另一人负责用10ml注射器抽取聚桂醇，50ml注射器抽取生理盐水及去甲肾上腺素备用，操作时把握好注射出针、收针的速度，出针、收针指令必须准确、迅速，推注力度适中，关注药液推注是否顺畅是否有阻力，随时报告注射量。

选择齿状线上0.5cm处进针，于痔核顶部注射，针鞘不要伸出太长，尽量做到近距离注射，注射出针角度30°~40°，刺入痔核内，针入痔核内有明显落空感。每个位点注射聚桂醇原液剂量0.5~1.5ml，需缓慢推注，推注时观察痔核抬举，抬举不明显提示注射过深，需缓慢回退针鞘，对痔核较大且伴有活动性出血的内痔，可适当增加聚桂醇用量。注射后缓慢将针回收，用透明帽对针孔压迫10~20秒止血，创面无出血后，可进行下一痔核的硬化注射，至所有注射点处理完毕。聚桂醇总量不宜超过20ml。泡沫硬化剂注射量视注射部位黏膜颜色呈灰白色隆起即可，每点3~4ml。针眼出血可以用针鞘按压、透明帽按压、附近补充注射、去甲肾上腺素生理盐水喷洒止血。倒镜打完后，一定要在正镜透明帽下观察有没有未注射到的痔核，尤其是Ⅲ度内痔，可进行补充注射。退镜前尽量抽吸肠腔内容物（气体和肠液）以减少术后腹胀、腹痛。硬化剂注射后行手指按摩可增加硬化剂对痔核的渗透，以期提高疗效（图6-30~图6-33）。

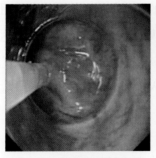 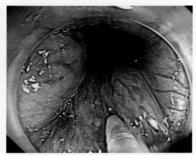

图6-30　透明帽下倒镜注射　　　　图6-31　透明帽下正镜注射

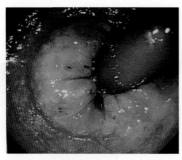 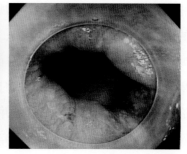

图6-32 聚桂醇原液注射后倒镜观察　　图6-33 聚桂醇原液注射后正镜观察

五、术后处理

1. **术后护理注意事项**　内痔内镜下微创治疗后患者会出现肛门坠胀或疼痛，一般会持续数小时，部分患者可能持续到术后2~3天才能逐步缓解，属于正常现象。术后嘱患者卧床休息，腹胀明显患者可进行肛管排气，禁饮食24小时，24小时后口服短肽营养粉，3天后过渡到少渣饮食，避免辛辣刺激饮食，禁饮酒，保持良好生活习惯，多休息。保持大便通畅，3天后可适量口服缓泻剂协助排便。肛门口要温水擦洗，保持清洁。肛门坠胀、疼痛等不适症状可外用痔疮膏，必要时给予镇痛药治疗，非甾体抗炎药是常用的镇痛药。健康人群无须预防性应用抗生素，年老体弱、免疫力低下及肛周有慢性炎症患者，术后酌情应用抗生素。使用抗凝或抗血小板药物的患者，建议至少在术后5天恢复服用。有高血压、糖尿病等慢性疾病患者，术后肛门出血概率增加，治疗创面愈合时间延长，应监测血压、血糖等并控制在正常范围，减少术后并发症的产生。

2. **术后并发症处理**

（1）出血：少量出血者，局部应用消炎止血软膏；如肛门发生严重大出血，立即急诊就诊行急诊内镜下治疗。

（2）尿潴留：少部分患者术后因麻醉影响、手术刺激、伤口疼痛等原因引起术后排尿困难，可用局部热敷、按摩、改变体位等方法刺激膀胱，增强尿意以促使排尿，必要时给予导尿处理。

（3）外痔血栓形成：局部应用消炎镇痛膏和坐浴，疼痛严重者可于痔局部涂抹含有麻醉镇痛成分的药物，如丁卡因及利多卡因等；伴血栓嵌顿且经保守治疗无效者需要外科手术。

（4）肛管溃疡：较轻的患者可口服抗生素，保持大便细软；较重者可静脉滴注抗生素加康复新液局部保留灌肠。

3. 术后随访 痔是一种很容易复发的疾病，部分患者可能因为复发需要多次反复治疗。健康的生活方式、良好的饮食习惯、保持大便通畅等是减少痔复发的关键。术后随访很重要，可以成立内痔患者随访群，便于与患者随时沟通交流，术后复诊是及时发现疾病复发和避免并发症的重要途径，同时便于总结经验及做临床研究。患者应该在规定时间内到医院复诊，复诊时间建议术后3个月、半年、1年、3年。如不能来医院复诊，请接听医生的随访电话并听从诊疗建议，将对患者今后疾病的持续康复有重要的指导意义（图6-34）。

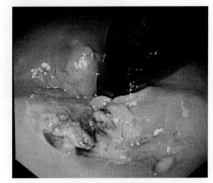

图6-34 术后并发肛管溃疡

（宋 瑛）

第八节 内痔的泡沫硬化治疗

一、历史与背景

硬化剂包括有3种类型，包括渗透性硬化剂、化学性硬化剂和清洁剂类硬化剂。其中，只有具有表面活性的清洁剂类硬化剂才具有良好的起泡性能，可用于泡沫硬化剂的制备。内痔的泡沫硬化治疗无从追溯其具体起源时间，但泡沫硬化剂用于血管静脉曲张治疗由来已久。1944年，Orbach最先提出泡沫硬化剂的治疗概念，并将这种技术称为"空气阻滞技术"（air-block），并使用这种方法治疗较大的曲张静脉以及用于大隐静脉的主干。1950年，Orbach第一次比较了泡沫硬化剂与液体硬化剂的疗效，与同等量的"常规液体"相比，发现泡沫的效力增加了3.5~4倍，同时注射泡沫后会出现"显著的血管痉挛"。1957年，Mayer和Brucker提出的一种制作微泡沫的特殊装置，这是关于泡沫硬化剂制作和标准化的里程碑。2000年，Tessari第一次介绍了著名的"涡流技术"，不需要特殊器材，仅使用普通医疗器材。几个抽吸动作就可以制备出泡沫。并于2001年发表了有关抽吸过程的详细说明，这也成为目前泡沫硬化剂制备的最常用方法。2003年4月，在德国召开的"泡沫硬化法欧洲共识会议"上，专家一致认为泡沫硬化剂疗法是静脉曲张治疗的有效方法之一，在2006年召开的第二届协调会上再次达成一致共识：泡沫硬化剂疗法成为静脉曲张治疗的有效微创术式之一。

内痔硬化治疗的主要作用机制是通过产生无菌性炎症反应，促进黏膜下软组织纤维化，使血管栓塞，痔核萎缩，纤维化组织还可将松弛的黏膜固定在肛管肌壁上，从而缓解脱垂症状。泡沫硬化剂不易被血液稀释和被血流冲走，因此与血管内皮接触面积增大且接触时间延长，提高了疗效，同时减少硬化剂的用量。此外，泡沫硬化剂还可以迅速诱发血管痉挛，进一步增强了硬化的效率。多项荟萃分析表明 Ⅰ～Ⅲ 度内痔均适合硬化治疗，但是少数文献提示硬化治疗对 Ⅰ～Ⅱ 度内痔疗效更优。

二、器械及附件准备

1．**内镜** 推荐在泡沫硬化剂治疗内痔时使用胃镜，有条件的可以使用带附送水的治疗胃镜，因为胃镜弯曲前端较短，操作灵活，方便反转倒镜治疗及各种治疗附件的安装和使用，减少相应的并发症。同时，在治疗过程中，每次注射后会有泡沫硬化剂或血迹从注射点渗出，从而影响观察，附送水冲洗可提高治疗效率和再次注射的准确性。

2．**硬化剂** 目前用于内痔硬化治疗常见的硬化剂包括聚桂醇、聚多卡醇等。聚桂醇化学名称为聚氧乙烯月桂醇醚，为国产的硬化剂，2008年国内上市，目前主要用于肝硬化食管胃静脉曲张的内镜下治疗，研究表明聚桂醇可有效治疗出血性内痔。聚多卡醇，化学名称为α-异十三烷基-ω-羟基-聚（氧-1，2-亚乙基），多用于蜘蛛网样的中心静脉、网状静脉及小静脉曲张的硬化治疗，为欧洲常用硬化剂。

3．**泡沫制备装置** 目前泡沫硬化剂的制备常用的方法是Tessari法。制备装置需要10ml或者20ml注射器2支，三通阀1个（图6-35）。

4．**透明帽** 内镜下硬化治疗应用透明帽，具有更好的肛管区内的视野，便于操作。文献报道透明帽辅助内镜下硬化治疗内痔，具有安全性和疗效高，并发症少的优点。

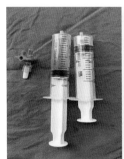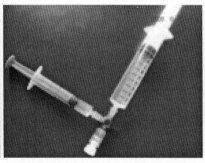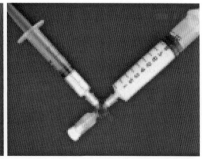

图6-35 泡沫制备装置

5．注射针　学者在注射针长度方面有诸多讨论，根据2021年发布的《中国消化内镜内痔诊疗指南及操作共识（2021）》建议选用出针长度4～6mm的黏膜注射针。依据在于硬化治疗最主要的并发症是医源性的，包括错位注射、过深或异位注射所导致的直肠肛周感染、脓肿和肛管深溃疡等。长针发生错位注射的风险可能增大，且硬化剂的注射目标是痔核黏膜下，普通黏膜注射针即可满足治疗需求。

三、适应证与禁忌证

1．**适应证**　①Ⅰ～Ⅲ度内痔伴有内痔相关症状（见内痔的分类及临床表现）；②Ⅰ～Ⅲ度内痔经饮食及药物等保守治疗无效；③内痔手术后复发，肛门反复手术后不能再次手术；④高龄、高血压、糖尿病和严重的系统性疾病，不能耐受外科手术；⑤不愿接受外科手术。

2．**禁忌证**

（1）绝对禁忌证：①Ⅳ度内痔、混合痔及外痔；②Ⅰ～Ⅲ度内痔伴有嵌顿、血栓、溃烂、感染等并发症；③严重心、脑、肺、肝、肾功能衰竭不能耐受内镜治疗；④伴有肛周感染性疾病、肛瘘、放疗史及炎症性肠病活动期等；⑤硬化剂过敏者；⑥妊娠期妇女。

（2）相对禁忌证：①精神障碍患者；②产褥期患者；③伴有结直肠肿瘤患者。

四、操作方法与技巧

1．**泡沫硬化剂的制备**　在第一届欧洲泡沫硬化疗法共识会议上曾推荐了Monfreux法、Tessari法和Tessari/双注射器套装技术（DSS）制作泡沫硬化剂。到了2013年，欧洲慢性静脉疾病硬化疗法指南上推荐采用Tessari法或Tessari/DSS法以1∶4液-气比制作泡沫硬化剂。目前，我们国内的制备方法采用的就是Tessari法，即用10ml或者20ml注射器抽取一定量的硬化剂注射液，用另一个同规格注射器抽取4倍于液体体积的空气，将两者用三通阀连接，将两个注射器活塞来回推动20次以上，直至形成大小均匀的液气比为1∶4的泡沫硬化剂，制成的泡沫硬化剂可稳定存在约2分钟，因此，泡沫制剂应现用现配。在液气比例研究方面，2008年Wollmann实验研究显示，当临时配制的泡沫硬化剂的液气比例为1∶4时，泡沫硬化剂的液气稳定性最好。但作为国内常用的聚桂醇（国产），2015年李龙、陈勇关于制作1%聚桂醇泡沫硬化剂的最佳液-气比研究在综合了泡沫半衰期（FHT）、泡沫析水时间（FDT）和泡沫融合时间（FCT）后，显示采用室内空气，液-气比为1:2制作的最佳，但该比例下FDT仅为17.8秒，这就要求临床实践中尽可能快速地制备1%聚桂醇泡沫，并尽快注射，以发挥其最大硬化效能。

2.操作方法　①治疗时患者取左侧卧位。②进镜前充分润滑肛门，如有内痔脱垂，先将脱垂部位还纳，避免进镜时擦伤内痔导致出血、疼痛等，术前进行仔细的直肠指检。③带有透明帽的胃镜进镜后，采用倒镜加顺镜进行观察和治疗。Ⅰ~Ⅱ度内痔，痔核体积相对较小，当内镜在直肠反转倒镜时视野广阔，能够看清痔核全貌，注射角度可调范围大，黏膜下或痔核内注射率高，尤其是红色征（血疱征）部位，对于Ⅲ度内痔，痔核体积相对较大，脱垂明显，仅倒镜注射硬化剂难以全面渗透到痔核全部，倒镜治疗后结合顺镜在痔核脱垂部位注射，能够一次性将硬化剂均匀注射到痔核全部。④在注射剂量方面，因痔核组织含有众多微小动静脉呈蜂窝状的软组织垫，不像曲张的静脉能容纳较多液体，且硬化注射的目标是痔核黏膜下或痔核内，因此单点硬化剂注射量应根据痔核直径和硬化剂弥散范围来决定；每点硬化剂注射总量为0.5~1.0ml，一次治疗总量一般不超过10ml，泡沫硬化剂由于被空气稀释，具有安全性好的特点，注射过程中因泡沫受压，注射剂量一般以注射至黏膜发白，轻度隆起为止。⑤注射点数方面，具体注射点数根据痔核大小、部位、注射后泡沫硬化剂弥散范围和患者能耐受的程度决定。⑥注射后观察注射点有无渗血，必要时应用透明帽压迫止血。

3.技巧及注意事项　①在内痔治疗前建议先行全结肠镜检查，排除结直肠其他相关疾病；②有条件者建议在二氧化碳供气条件下行泡沫硬化治疗，可以减少患者术中及术后的腹胀、腹痛情况；③进针角度尽可能采用30°~40°，垂直黏膜面进针可能增加进针过深的风险；④硬化注射时，在齿状线上方进针，避开齿状线是减少注射时和术后肛门疼痛的技巧；⑤清醒状态治疗时要注意患者疼痛反应和耐受情况，防止过量注射或错位注射；⑥硬化剂注射后，行肛指按摩注射部位可增加硬化剂对痔核的渗透，以期提高疗效。

五、术后处理

1. 术后注意休息，24小时内避免久坐、久站，尽量避免用力排便，1周内避免重体力劳动。

2. 术后3天少渣饮食，避免辛辣刺激食物及饮酒。

3. 保持排便通畅，便秘或大便干结患者，适当服用缓泻剂软化大便。

4. 保持肛门清洁，勤清洗，健康人群无须预防性应用抗生素。

5. 年老体弱，免疫功能低下及肛周有慢性炎症患者，术后酌情应用抗生素。

6. 使用抗凝或抗血小板药物的患者，建议至少在术后5天再恢复服用。

7. 术后疼痛明显时可考虑使用镇痛药，非甾体抗炎药是常用的镇痛药。

（张　毅　徐雷鸣）

第九节　内痔的其他微创治疗

一、双极或单极电凝治疗

电凝作为一种手术治疗方法自1867年开始被使用，1987年Griffith应用双极电凝技术治疗Ⅰ～Ⅱ度痔。双极或单极电凝疗法是一种电灼治疗法，这两种技术都通过利用高频电的热效应，造成黏膜和黏膜下层的局部炎症和瘢痕形成，从而使流向痔神经丛的血流减少，同时可以使组织发生凝固而最终导致痔块根部血管硬化，继而将痔块固定于治疗处。

（一）操作方法

患者取左侧卧位，不需要麻醉或在有意识的镇静作用下进行。先对直肠进行充气，以确保其充分扩张；然后缓慢退出结肠镜，直到肛垫刚好从周围可见，这表明结肠镜的前端大约在齿状线处，随后翻转内镜，观察肛门周围及肛垫，应首先处理最大的肛垫层。经内镜工作孔道送入热活检钳，小心抓住齿状线上方的肛垫，使肛垫的黏膜被包裹起来，以尽量减少周围黏膜损伤。选用不同的单极或双极电凝设备灸烧痔块底部，直至组织凝固。然后重复这个过程，包括其余肛柱，退镜前检查有无出血。

（二）特点

1. **优势**　双极电凝治疗对Ⅰ～Ⅲ度内痔可起到充分治疗的效果。单级电凝治疗Ⅱ～Ⅲ度内痔有效率高达94%，随访36个月后复发率低，仅为6%。有些痔核较大而不适合胶圈套扎（RBL）治疗者，可以使用双极电凝一次性治疗较大面积的内痔静脉丛。电凝治疗通过抓住黏膜表面进行短暂凝固，穿透深度为2.2mm，可避免对内括约肌的深层组织损伤，降低肛门狭窄风险。由于手术时间短，对肛门造成的创伤较小，保留了正常的组织结构，术后并发症少，患者耐受性高。

2. **不足**　研究发现Ⅰ～Ⅱ度内痔患者中约44%在单一使用双极电凝治疗后，出现复发性难治性出血。对于复杂性痔患者，可能需要联合多种治疗以进一步降低症状复发率。电凝治疗中产生的烟雾可一定程度影响手术视野。电凝治疗不能消除脱垂痔组织，有20%的患者需要进一步作痔切除术。

（三）临床应用

1．适应证与禁忌证　国内外指南均未有明确关于单极或双极电凝治疗适应证与禁忌证的推荐意见，双极电凝治疗对Ⅰ~Ⅲ度出血性内痔缓解率高达88%~100%。目前临床多应用于症状性Ⅰ~Ⅲ度内痔，以及痔核较大或接近齿状线不易行RBL治疗的内痔患者。

2．手术注意事项　①扩肛要充分，肛门暴露良好；②电凝电极夹住痔核基底部时，不能太深，以免夹住肌肉，使肛管肌肉电凝变性，导致肛门狭窄；③电凝时，电极不要接触肛周皮肤和金属器；④切除2个痔块时，其间须保留宽约1cm的正常黏膜和皮肤，以免发生肛门狭窄。

3．术后并发症　单极电凝治疗研究中发现约5%的患者发生术后出血，2%患者出现肛门疼痛，不需要任何干预可缓解。双极电凝治疗Ⅱ~Ⅲ度出血性内痔的1年复发率15%，其安全性与并发症发生率与RBL相似。单一使用双极电凝治疗Ⅰ~Ⅱ度内痔患者术后难治性出血较多。小样本研究曾报道双极电凝治疗术后形成血栓性外痔，但机制不明，术后疼痛少，严重并发症（如大便失禁、肛门狭窄等）少。

目前，关于内痔单极或双极电凝治疗的临床研究多为小样本研究，尽管手术时间短，术后并发症少，但不能消除脱垂痔组织，需要联合其他内痔微创手术治疗复杂性痔，且术后有难治性出血及血栓性外痔的报道，近10年来在临床上的应用受到一定的限制。因此，对其疗效、并发症的评估及是否可作为痔核较大或接近齿状线不易行RBL治疗内痔患者的替代疗法等适应证研究，需进一步验证。

二、红外线凝固治疗

1979年，Neiger首次报道应用红外线凝固（infrared coagulation，IRC）治疗内痔，其原理是利用红外线作为热源，通过一种聚合物探头，将内痔暴露于红外线下进行红外照射，作用于内痔肛垫组织，红外线瞬间产生高温，转化为热能，使局部组织脱水，进一步导致组织蛋白质凝固和坏死，并能使血管内细胞变性、血管闭塞，从而阻断痔上动脉对痔区的血液供应，使痔核萎缩、干结，组织坏死，继而自然脱落，同时红外线所产生的能量使肛垫组织产生无菌性炎性粘连，消除或减轻了肛垫的脱出。

（一）操作方法

患者取左侧卧位，不需要麻醉，翻转内镜后充分暴露内痔，将凝固器探头通过内镜与内痔组织接触，并稍加压力，勿刺伤组织。作用点应位于齿状线上方至少1cm处，凝固内痔基底部，根据内痔大小决定凝固次数与凝固时间。红外线击中处黏膜表面呈现白色烙印，则一次凝固完成，可产生直径3mm，深3mm的坏死区。另一种国外已研发并获得美国食品药品监督管理局批准的精密内镜红外凝固仪使用一次性柔性光纤探头经内镜通道，通过踩下脚踏板传递1~5秒的红外辐射，对内痔组织起到凝固治疗作用。

（二）特点

1. **优势**　红外线照射区域在直肠下端齿状线上的黏膜或黏膜下组织，不在感觉神经丰富的肛管，因此术后疼痛轻，且操作方法简便，侵入性较小，治疗时间短，术后恢复快，并发症少，不需要换药，患者易于接受。多个RCT研究结果显示，IRC治疗1年有效率为75%~80%。另一项对IRC治疗与胶圈套扎术（RBL）治疗Ⅰ~Ⅱ度内痔的早期疗效比较的前瞻性随机交叉试验发现，IRC组术后0.5小时与6小时疼痛评分及术后6小时、24小时出血率均显著低于RBL组。

2. **不足**　IRC治疗有限，仅对Ⅰ度、Ⅱ度内痔疗效良好，一项前瞻性RCT研究报道Ⅰ度、Ⅱ度、Ⅲ度内痔患者的IRC手术有效率分别为78%、52%和22%。IRC对Ⅲ~Ⅳ度内痔治疗后复发率较高，多个案例研究和随机试验表明IRC的长期疗效并不令人满意，其复发率明显高于RBL。

（三）临床应用

1. **适应证**　国内指南并未有明确推荐意见，主要应用于Ⅰ~Ⅱ度内痔，美国、意大利痔病管理指南均推荐IRC用于保守治疗失败的Ⅰ度、Ⅱ度及Ⅲ度内痔；欧洲结肠直肠学会推荐IRC可作为Ⅰ度出血性内痔治疗的首选。

2. **禁忌证**　①肛门周围急慢性炎症或急性腹泻；②伴有严重心肺功能不全、肝肾功能不全或血液疾病患者；③因腹腔肿瘤引起的内痔；④妊娠期妇女。

3. **理想凝固次数**　如果在一次治疗阶段凝固次数太多易增加穿孔、疼痛、出血等风险，凝固次数少则达不到治疗效果，疗效差。目前理想凝固次数仍未达成共识，比利时专家推荐在齿状线上方至少1cm以上，痔顶部热凝4~6个凝固点，可重复治疗直至症状缓解，最多3次，间隔4周。国内经验较少，建议主要根据内痔大小、内镜医生治疗经验等选择合适的凝固次数。

4. **凝固时间**　红外凝固技术利用1~5秒能量脉冲的红外辐射通过光导作用于内痔

组织上，Staumont等建议在凝固时间内获得直径6mm，深度3mm的"标准化"白色凝结物。比利时痔指南推荐凝固时间1~1.5秒，精密内镜红外凝固仪的研究推荐凝固3~5秒后再以重叠类似"W"形状的方式移动到痔组织相邻的位置，整体症状改善率87.6%。国内指南并未对凝固时间有明确推荐意见，亦有对Ⅰ~Ⅲ度内痔的每个痔核凝固3~5秒的研究报道，治疗总有效率达80.9%。

5.术后并发症　较少，常见的并发症是术后疼痛，发生在16%~100%患者中，当探针尖端接触部位离齿状线过近时容易发生。因此，治疗时注意选择照射部位应距齿状线1cm以上，规范操作，是减少术后疼痛的有效手段。术后出血的发生率为15%~44%，多发生在术后10天内，一般为轻度出血。尚无脓毒症等严重并发症的报道。

综上所述，红外线凝固治疗推荐应用于Ⅰ~Ⅱ度内痔，主要根据内痔大小、内镜医生治疗经验等选择合适的凝固次数与时间，可重复治疗，建议间隔4周，不超过3次。短期内术后并发症少，无严重并发症报道，但长期疗效并不让人满意，Ⅲ~Ⅳ度内痔治疗后复发率较高。

三、冷冻治疗

1969年，冷冻治疗被报道应用于痔的临床治疗。痔核的冷冻治疗多使用液氮和液化二氧化碳为冷却剂。其原理是利用液氮的超低温（–196℃）液相变气相时大量吸收热的效应，使痔核迅速冷冻，如反复地发生迅速冻结和融解，会造成毛细血管血流障碍，血管栓塞使组织发生凝固性坏死及缺血性坏死，继而痔核机化、萎缩。

（一）操作方法

术前肠道准备，取左侧卧位，内镜检查并暴露痔核，用冷冻器的治疗头接触痔核，持续冷冻至痔核呈白色冰球状，冷冻范围不可超过痔核，不超过齿状线，自然融化后重复冷冻，可根据痔核大小重复2~3个冻融周期。

（二）特点

1.优势　术前无须特殊准备，无特殊禁忌证，不需住院，不改变肛门结构。国内一项纳入1523例Ⅰ~Ⅲ度内痔、混合痔的回顾性研究发现，冷冻疗法对出血、肛门坠胀感的治疗有效率100%，对Ⅰ~Ⅲ度痔治愈率分别为100%、93.1%，73.2%，是一种疗效确切的痔微创治疗方法。

2.不足　曾有冷冻治疗后并发脓毒症导致死亡的报道。操作耗时，可能引起术后疼痛、感染等并发症，该技术并未获得大范围的推广应用，缺乏明确验证。法国团队曾尝试将冷冻疗法与胶圈套扎（RBL）相结合，但舒适性或有效性并无获益。国内研究建议冷冻范围不能超过齿状线，只能冷冻内痔部分，对较大和有活动性出血的痔核需要多次重复治疗。

（三）临床应用

1. **适应证与禁忌证** 国内外指南均未对冷冻治疗的适应证及禁忌证有明确推荐，临床多用于内痔，外痔及混合痔外痔部分因术后疼痛明显而不推荐。

2. **冷冻器的选择** 国内报道冷冻器有多种，如使用简便手提式液氮冷冻器，或使用与痔核大小相似、浸渍液氮的棉球，也有使用冷冻痔疮栓，只需要储藏冰箱冷冻柜5小时以上，温度达到-18℃以下即可用于冷冻治疗。建议无论哪种冷冻器，选择冷冻头比痔大1~2mm者最佳。

3. **冷冻技巧** 国内外关于冷冻时间长短尚无明确结论，通常根据病变部位、大小决定。国内小样本研究发现痔区局部形成冰球扩展到痔的根部，其冰球表面凹陷提示冷冻剂量适宜，"冷冻-复温-冷冻"的重复冷冻方法较单次冷冻效果更好。冷冻治疗时，需注意将冷冻组织保持在肛管内，术后水肿性痔组织脱垂是引起肛门疼痛、不适和分泌过多等症状的原因之一。

4. **术后并发症** Ⅰ~Ⅱ度内痔术后一般无明显不良反应，可能有肛门下坠感，多在3~5天后自行缓解。术后排便不畅或治疗范围超出齿状线，可出现肛管或外痔部分水肿、脱垂，甚至痔核外翻嵌顿、疼痛等，术后疼痛可口服镇痛药物缓解。术后再出血的患者需要再次检查出血点，必要时再次冷冻治疗。

冷冻治疗对Ⅰ~Ⅱ度内痔疗效确切，具备术前无须特殊准备，无须住院，不破坏肛门结构等显著优势，技术的关键似乎在于预防冷冻后水肿组织的脱垂。随着其他内镜微创手术治疗的飞速发展并展现了良好的疗效与安全性，内痔冷冻治疗因其操作耗时，术后疼痛、并发脓毒症等并发症报道，在近20年国内开展日趋减少，技术缺乏明确的验证。

四、多普勒引导下痔动脉结扎术

1995年，日本学者Morinaga等报道了多普勒超声引导下行痔动脉结扎术（doppler guided hemorrhoid artery ligation，DG-HAL），其原理是通过多普勒超声探头探测供应痔血流的痔动脉并进行缝合结扎，阻断痔动脉血流，使痔核萎缩，达到治疗的目的。

（一）操作方法

患者取侧卧位，麻醉后在肛管直肠中放置痔动脉超声多普勒诊疗仪探头，沿着直肠纵轴旋转，探查整个肛门一周的动脉血管超声信号，当探头位于动脉位置时，仪器会发出清晰的信号，从而确定痔动脉位置。选取"8"字法与3号可吸收缝线对痔动脉进行缝合处理，根据超声多普勒测量的痔动脉深度确定进针深度，对血管进行结扎缝合处理。痔动脉结扎后使用超声多普勒探头检测该区域血流信号，不满意位置下移缝扎点0.5cm处再次进行缝扎处理。

（二）特点

1. **优势**　与常规的痔切除术相比，具备创伤性小，安全性高，侵袭性低的优势，且操作简单，直接缝合直肠黏膜、痔上动脉于肌层固定，对肛垫有一定的悬吊作用，有助于肛垫上移到正常解剖位置，缓解出血、疼痛等症状。由于没有切除痔组织，术后止痛药需求减少，复发率低，住院时间短，恢复快，并发症少。

2. **不足**　无法切除痔组织，治疗范围较局限（主要适用于以内痔出血为主的患者），尤其是对于混合痔的外痔部分处理不足。美国一项纳入2904例Ⅰ~Ⅳ度痔患者的系统综述评估DG-HAL术后复发率17.5%（3%~60%），其中Ⅳ度痔复发率最高。国内大多数多普勒装置只能确定痔动脉的大致位置，单一使用DG-HAL治疗的远期疗效不够理想，需要配合其他手术方法，如直肠肛管修复术（DGHAL-RAR）、吻合器痔上黏膜环切术（PPH）、黏膜固定术等，也有报道显示DG-HAL联合黏膜固定术与单独黏膜固定术相比，有更多的并发症与术后意外事件。

（三）临床应用

1. **适应证与禁忌证**　国外指南多推荐痔动脉结扎术是Ⅱ度和Ⅲ度痔的治疗选择，经验丰富的术者可扩大到Ⅳ度痔。国内痔相关指南中尚未明确DG-HAL的适应证与禁忌证。国内研究多用于以出血为主要症状的Ⅱ~Ⅲ度内痔，亦有用于中、重度混合痔。两项小样本研究发现DG-HAL联合吻合器痔上黏膜环切术（PPH）治疗重度（Ⅲ~Ⅳ度）痔的有效率高于单一PPH治疗，术后并发症发生率低。另一项荟萃分析显示，Ⅱ~Ⅲ度混合痔患者接受DG-HAL治疗组术后6周复发率低于胶圈套扎术组，但长期疗效还需进一步评价。

2. **最佳结扎位置**　若结扎位置过高，痔动脉不能完全阻断，影响手术的效果；若结扎位置过低，由于局部血管分支密集，淋巴管丰富，不仅容易出血，而且因为阻断了淋巴和静脉回流，术后创面明显水肿会影响手术疗效。Ratto等研究发现绝大多数痔出血动脉位于直肠黏膜下层，齿状线上方2cm处，也是进行痔动脉结扎的最佳位置。国内一项接受DG-HAL治疗的103例回顾性研究获得了相似的结果：在治疗以出血为主要症状的Ⅱ～Ⅳ度痔时，最佳结扎位置在齿状线以上（2.0±0.5）cm处。但也有学者在DG-HAL联合PPH治疗时选取齿状线上3～4cm进行痔动脉结扎。王竟等则提出了低位、中位和高位结扎点的概念，认为中位结扎可获得显著的疗效和较少的并发症。目前，在最佳结扎位置方面国内仍未达成共识，在结扎位置选择及是否需结合不同的适应证等方面均有待进一步研究。

3．结扎缝合深度　　大部分学者选取"8"字法与3号可吸收缝线对痔动脉进行缝合处理，缝合针距不应过大，避免引起黏膜成角感染。结扎痔动脉深度过深与术后里急后重、疼痛有关，过浅可能导致结扎不全形成黏膜下血肿。操作中可以根据超声多普勒测量的痔动脉深度为标准。新开发的COMEPA多普勒仪配备Angiodin-Procto系统可以筛选出深度在6～12mm的痔动脉。若结扎缝合的痔动脉深度超过12mm，术后里急后重与疼痛的发生率更高。也有学者推荐结扎深度为4.5～5.5mm，可以达到封闭、阻断进入痔核区域的有效血流，胡婕等建议进针时保持＞3mm的深度以起到更好的结扎效果，减少术中及术后出血的风险。国内对缝合结扎深度并未有统一推荐。

4．术后并发症　　DG-HAL术后总并发症发生率低，常见里急后重的发生率在10.0%～85.7%，尤其是结扎缝合的痔动脉深度超过12mm时发生率更高，使用非甾体抗炎药可缓解里急后重与术后疼痛的症状。Ⅳ度痔患者治疗后复发率高，结合黏膜固定术能够降低术后复发率。DG-HAL术后出血发生率在2%～29%。若结扎深度较浅，可能导致结扎不全形成黏膜下血肿。结扎过深可能损伤括约肌引起痉挛性疼痛，甚至损伤大血管，引起出血。高位结扎是预测DG-HAL治疗失败的独立影响因素。因此，规范多普勒超声引导下痔动脉结扎术操作，选择最优治疗方案是减少术后并发症的有效手段。

尽管多普勒超声引导下痔动脉结扎术在国内开展了十余年，但研究以单中心、回顾性研究为主，DG-HAL无法切除痔组织，治疗范围较局限，短期内复发率低，但长期疗效还需进一步评价。对于重度Ⅳ度内痔或混合痔的患者，DG-HAL单一治疗效果差，联合直肠肛管修复术等其他手术方式可能是降低术后复发率、提高治疗效果的更优选择。未来需结合前瞻性、大样本、多中心的临床研究及长期随访后，提供更严谨的科学依据，促进DG-HAL临床应用的规范化。

（陈　颖）

第十节 内痔微创治疗并发症的预防和处理

一、内痔微创治疗的并发症

内痔内镜下微创术中和术后可能出现多种并发症，包括术中还可能出现出血、疼痛，术后并发症可有出血、溃疡、感染、发热、疼痛、肛门坠胀、肛门水肿、尿潴留及血栓外痔等。

二、内痔微创治疗并发症的预防

（一）术前

服用抗凝或抗血小板药物的患者，建议术前5天停用或用肝素代替。

（二）术中

治疗时推荐使用胃镜，胃镜弯曲前端较短，操作灵活，能减少使用肠镜反转倒镜时的并发症。进镜前应充分润滑肛门，如有内痔脱垂，先将脱垂部位还纳，避免进镜时擦伤内痔导致出血、疼痛等，术前进行仔细的直肠指检。识别齿状线，内镜注射及套扎治疗均应在齿状线上方进行。

【硬化治疗】

1. 应选用4～6mm的黏膜注射针，有助于减少错位注射。

2. 在齿状线上方进针，可减少术后疼痛和不适。

3. 避免过量注射硬化剂，否则容易导致直肠或肛门深溃疡、术后疼痛等并发症。

4. 使用泡沫硬化剂，透明帽辅助内镜下硬化治疗内痔，安全性和疗效高，并发症少。

5. 硬化剂中加入显色剂，可减少重复注射及过量注射。

【套扎治疗】

1. 反转内镜进行倒镜套扎，套扎治疗应尽量避开齿状线，在其上方套扎以减少术后疼痛反应。

2. 套扎时充分吸引至"满堂红"后释放套扎环并适当维持，防止早期脱环。

3. 避免过度治疗，可重复治疗，减少并发症。

（三）术后

1. 术后注意休息，24小时内避免久坐、站，尽量避免用力排便，1周内避免重体力劳动。

2. 术后3天进食少渣饮食，避免辛辣刺激饮食，避免饮酒等。

3. 保持大便通畅，便秘患者或大便坚硬患者适当服用缓泻剂软化大便。

4. 保持肛门清洁，勤清洗，健康人群无须预防性应用抗生素；年老体弱、免疫力低下及肛周有慢性炎症患者，术后酌情应用抗生素。

5. 使用抗凝或抗血小板药物的患者，建议至少在术后5天再恢复服用。

6. 定期门诊随访，观察患者排便情况及便血、脱出等症状的改善情况，并予对症处理。

三、内痔微创治疗并发症的处理

1. **术后出血** 少量出血者，局部应用消炎止血软膏；胶圈滑脱导致的大出血，需要急诊内镜止血，严重者需要外科缝扎。

2. **溃疡形成** 可先予以局部药物外用、坐浴理疗以及镇痛药等，若并发肛裂经久未愈，可按肛裂予以手术治疗。

3. **感染** 硬化剂注射过深可引起肛周感染，早期发现是关键，给予经验性抗生素治疗，必要时外科手术治疗。

4. **术后低热** 一般在术后口服或静脉滴注3～5天抗生素治疗后消失；低热持续不退或严重高热者，应做血培养及药敏试验，并检查患者是否发生黏膜下脓肿或肛周脓肿，确诊后及时予以对症治疗。

5. **肛门部不适** 肛门坠胀、疼痛、肛门水肿等症状可温水坐浴，症状严重者可使用外用治疗痔的药物或非甾体抗炎药等镇痛药。

6. **尿潴留** 短暂尿潴留者，给予局部热敷；严重尿潴留者酌情导尿处理。

7. **外痔血栓形成** 局部使用消炎镇痛膏和坐浴，疼痛严重者可于痔局部涂抹含有麻醉镇痛成分的药物，如丁卡因及利多卡因等；伴血栓嵌顿且经保守治疗无效时需要外科手术。

（晏　维）

第十一节　内痔微创治疗的随访

一、随访内容

1. **发热**　监测术后体温变化。

2. **肛周**　肛周外观（是否出现血栓性外痔、水肿情况、内痔及直肠黏膜再次脱垂有无）、肛周坠胀不适、疼痛评分（VAS评分）。

3. **排尿**　是否排尿、排尿情况（难易程度、排尿量）。

4. **排便**　是否排便、排便性状（性质和软硬度、是否血便、粪便内容物）。

5. **腹部**　腹痛、腹胀、腹部不适。

6. **心理状态**　生活质量量表（SF-12）（图6-38）。

二、随访间期

1. **近期随访**　主要针对术后不良反应，通常在术后当天、1天、3天、7天进行，随访重点包括术后是否发热、出血量及持续时间、肛门疼痛或坠胀感程度、腹胀情况、术后排尿情况、肛周外观情况等。

2. **远期随访**　主要针对疗效评估，通常在术后1个月、3个月进行，随访重点包括术前术后出血、内痔与直肠黏膜脱垂、疼痛程度对比、术后肛门狭窄情况及肛门功能评估（肛门对大便、肠液、肠气控制，是否污染内裤，肛门对成形大便不能控制）等。

注：如病情有变化随时就医观察，必要时行补充治疗（图6-36～图6-38）。

三、随访手段

1. **住院患者随访**

（1）查房：查视患者、肛诊。

（2）电话、微信、术后患教视频。

（3）出院后门诊复诊：直肠指诊、结肠镜复查。

2. **门诊患者随访**

（1）电话、微信、术后患教视频。

（2）门诊复诊：直肠指诊、结肠镜复查。

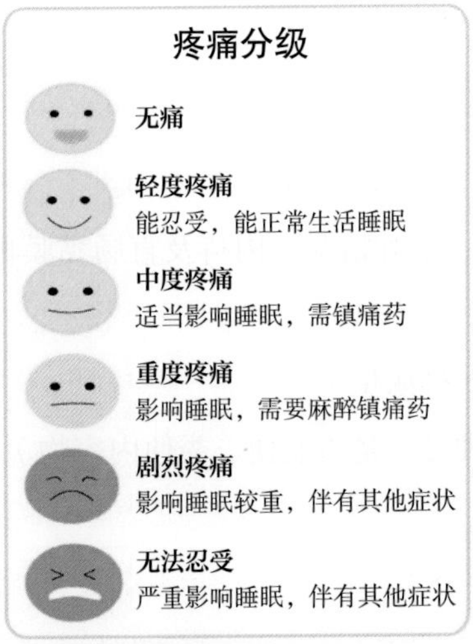

疼痛分级

- 无痛
- 轻度疼痛
  能忍受，能正常生活睡眠
- 中度疼痛
  适当影响睡眠，需镇痛药
- 重度疼痛
  影响睡眠，需要麻醉镇痛药
- 剧烈疼痛
  影响睡眠较重，伴有其他症状
- 无法忍受
  严重影响睡眠，伴有其他症状

图6-36　疼痛评分量表（VAS）

近期随访表

随访时间	出血	肛门外观	肛周不适	尿潴留	发热	腹胀
当天	是○ 否○	是○ 否○	是○ 否○	是○ 否○	是○ 否○	是○ 否○
1天	是○ 否○	是○ 否○	是○ 否○	是○ 否○	是○ 否○	是○ 否○
3天	是○ 否○	是○ 否○	是○ 否○	是○ 否○	是○ 否○	是○ 否○
7天	是○ 否○	是○ 否○	是○ 否○	是○ 否○	是○ 否○	是○ 否○

远期随访表

随访时间	出血	疼痛	脱垂	肛门狭窄	肛门功能
1个月	是○ 否○	是○ 否○	是○ 否○	是○ 否○	是○ 否○
3个月	是○ 否○	是○ 否○	是○ 否○	是○ 否○	是○ 否○

图6-37　随访表

	没有	有一点	较多	很多
1. 您在做一些费力的活动(如搬运重的购物袋或行李箱)时是否感到困难?	1	2	3	4
2. 长途步行时，您是否感到困难?	1	2	3	4
3. 在屋外短途散步时，您是否感到困难?	1	2	3	4
4. 您一天中是否大部分时间要躺在床上或坐在椅子上?	1	2	3	4
5. 您吃饭、穿衣、洗澡或者上厕所时是否需要别人帮助?	1	2	3	4

在过去的一星期内：

	没有	有一点	较多	很多
6. 您是否觉得您的工作和日常活动因疾病受到了限制?	1	2	3	4
7. 您是否觉得您的业余爱好或其他消遣活动因疾病受到了限制?	1	2	3	4
8. 您有过气促吗?	1	2	3	4
9. 您有过疼痛吗?	1	2	3	4
10. 您曾因病需要休息吗?	1	2	3	4
11. 您睡眠困难吗?	1	2	3	4
12. 您曾感到虚弱吗?	1	2	3	4
13. 您曾感到没有胃口吗?	1	2	3	4
14. 您曾感到恶心吗?	1	2	3	4
15. 您曾呕吐过吗?	1	2	3	4
16. 您曾有过便秘吗?	1	2	3	4
17. 您曾有过腹泻吗?	1	2	3	4
18. 您感到过疲乏吗?	1	2	3	4
19. 疼痛妨碍您的日常活动吗?	1	2	3	4
20. 您难以集中精力做事吗，如读报纸或看电视?	1	2	3	4
21. 您曾感到紧张吗?	1	2	3	4
22. 您对您的疾病感到担心吗?	1	2	3	4
23. 您曾感到容易动怒吗?	1	2	3	4
24. 您曾感到压抑吗?	1	2	3	4
25. 您感到记忆困难吗?	1	2	3	4
26. 您的身体情况或医疗干扰了您的家庭生活吗?	1	2	3	4
27. 您的身体情况或医疗干扰了您的社交活动吗?	1	2	3	4
28. 您的身体情况或医疗引起您经济困难吗?	1	2	3	4

对下面的问题按最适合您的情况圈出1~7之间的一个数字：

29. 您怎样评价您过去一周内的总体健康情况?

　　1 2 3 4 5 6 7
非常差　　　　　非常好

30. 您怎样评价您过去一周内的总生命质量?

　　1 2 3 4 5 6 7
非常差　　　　　非常好

图6-38　生活质量评分表（SF-12）

（朱　颖）

第十二节　内痔的其他治疗

一、生活习惯及饮食治疗

近年来内痔发病率显著上升，与现代不良生活方式和饮食习惯密不可分。如久坐和如厕时间过长，可造成下肢静脉回流不畅，痔静脉压力增高，造成内痔加重。因此建议患者避免久坐，并定期进行提肛锻炼和体育运动。低纤维素饮食、高脂饮食、进食辛辣食物和饮酒等饮食习惯对内痔进展具有重要作用。改善生活及饮食习惯，有助于预防内痔的发生及延缓内痔进展。

（一）排便习惯的调节

建立良好的排便习惯是重要的防治措施，患者应尽量保持定时排便，有便意时及时排便，避免经常抑制排便感。排便时应放松情绪，避免过度紧张导致排便困难。应控制排便时间，在相对短时间内完成，避免长时间坐便导致肛周血流长时间瘀滞。排便时应避免过度用力，造成粪团挤压肛周血管。排便时应专心，避免排便时读书、看报、使用手机等导致排便时间延长的习惯。排便后应避免过度用力擦拭，避免损伤肛门黏膜造成出血。

患有慢性便秘或腹泻的患者尤其要注重排便习惯的训练。如厕时应注意避免过度用力排便，可使用缓泻剂或灌肠剂辅助排便。腹泻的患者也应积极治疗原发病，避免频繁排便造成肛周黏膜过度充血。

（二）保持肛周清洁

患者平时应保持肛门处的清洁干燥，避免肛周感染。便秘或排便存在不尽感的患者易在肛门处残留粪渣，除采用缓泻剂等方式促进粪便排空外，在排便后还可使用温水擦浴清洗肛门。女性患者在月经期和围生期应尤其重视肛门部位的清洁。

（三）饮食习惯的调节

饮食方面，推荐患者多饮水以提高粪便含水量和软化大便。在饮食结构上，应增加膳食纤维的摄入。高纤维素饮食有助于软化大便，提高肠道蠕动和排便速度，并改善内痔出血症状。内痔患者应限制饮酒，避免高脂饮食和进食过多辛辣刺激食物。此外，患者应保持每天规律饮食，每次进食不宜过饱，并注意食物清洁卫生，避免引发胃肠道炎症。

（四）运动习惯的调节

现代工作和生活中，许多人长时间保持久坐和久站的单一姿势，导致盆底压力持续升高，肛周血管回流不畅。因此，应注意定时改变体位，动静结合，避免长时间久坐或久站。患者平时应保持适度和规律的全身性体育锻炼习惯（如慢跑、游泳等），有助于促进肛周血液循环，加强血管张力。此外，还应主动进行规律的肛门收缩和舒张运动（提肛运动），以加强肛门括约肌的功能。

（五）温水坐浴

温水坐浴是重要的辅助治疗手段，可促进肛周血液循环。必要时可在医生指导下，使用浴盐或药物（如三七、芒硝、黄柏等中药等）坐浴。坐浴可用于改善急性内痔的症状和预防内痔脱垂加重。但坐浴时间不宜过长，以免诱发皮肤病。

（六）治疗导致内痔发生的原发病

便秘可造成腹内压力升高、大便干结和排便时间延长，应积极寻找病因，控制症状。肥胖患者由于腹内压升高易患内痔，应适当减轻体重。妊娠期女性由于腹压增高，肠道受挤压，肛周静脉回流不畅，更易发生排便困难和痔核脱垂，应予以饮食调节或缓泻剂改善症状。

（七）心理因素调节

焦虑、抑郁状态患者较正常人群，出现肠道运动功能紊乱的比例显著升高。部分焦虑、抑郁患者并发有肛门直肠感觉异常，排便时肛管矛盾运动，导致排便习惯改变和排便障碍，进而导致内痔发生。因此，应积极进行心理干预，以减轻内痔症状。

（八）避免频繁性生活

性生活时，盆腔肌肉持续收缩将升高盆腔压力，导致肛周血液循环阻力增加。同时，会阴局部组织充血水肿，痔核被挤压碰撞。过于频繁的性生活可造成肛周静脉淤血和曲张，痔核肿胀脱垂。

二、药物治疗

内痔患者推荐的药物主要分为以下5种类型。

1. 缓泻剂　目前临床上应用的缓解剂主要分为4种。

（1）口服纤维素类缓解剂：如小麦纤维素、车前草等。

（2）渗透性缓泻剂：如乳果糖、山梨醇等。

（3）刺激性缓泻剂：如番泻叶、比沙可得等。

（4）油性泻剂：如液体石蜡等。

一般推荐使用渗透性泻剂和纤维素类泻剂。纤维素类泻剂有助于软化大便，可有效缓解内痔症状和减少出血风险。渗透性泻剂可提高大便含水量，并促进肠道蠕动，尤其适用于便秘或大便干结的患者。而刺激性缓泻剂可造成肠黏膜充血，停用后可导致便秘加重，长期使用可造成肛周黏膜水肿，可能加重内痔症状。油类泻剂有助于润滑大便，但可能造成排便不受控制，肛门口有油性粪渣渗漏，对患者日常工作和生活造成负面影响。因此，一般不推荐使用刺激性和油性泻剂。

2．**静脉活性药物**　常用的有黄酮类药物、草木犀流浸液片、银杏叶萃取物、七叶皂苷提取物等。目前确切作用机制尚不清楚，但已被证实可维持毛细血管通透性，增加静脉张力，促进血液回流。其中，临床上以黄酮类药物（如地奥司明）的应用最为广泛，主要用于内痔的急性发作治疗和慢性维持治疗。用药时应关注少量的不良反应（头痛、嗜睡等）。近年来微粒化纯化黄酮类药物（micronized purified flavonoid fraction，MPFF）的疗效得到重视。经证实吸收率显著高于传统的非微粒化黄酮类制剂，对急性内痔发作的疗效更好。MPFF与纤维素缓泻剂联合服用可显著缓解出血症状。与胶圈套扎法、痔切除术联合应用，可改善术后出血，减轻疼痛并发症。

3．**局部外用药物**　包括含有麻醉镇痛、糖皮质激素成分或血管活性药物的栓剂、软膏、洗剂等。软膏和洗剂主要应用于脱垂至齿状线以下的病灶，而栓剂可作用于齿状线以上。含麻醉成分（如丁卡因）的软膏局部应用可暂时缓解血栓性外痔的疼痛感，糖皮质激素成分（如可的松）的药物可改善患者的脱垂和肛周肿胀，血管活性药物局部使用可在吸收后促进肛周局部的血液回流，缓解出血症状。

4．**传统中药**　多种传统中药（如地榆、当归、黄芩等）均被证实可部分缓解内痔症状，中药可采取内服、灌肠、熏洗、坐浴等多种方式用药，也可用于内镜下治疗、外科手术的辅助治疗，对于缓解内痔症状和术后并发症具有显著的疗效。

5．**镇痛药**　最常用的是非甾体抗炎镇痛药（如双氯芬酸钠），常用于内痔内镜下治疗、血栓性外痔并发症和外科手术治疗后的短期镇痛。使用中应当关注其潜在的胃肠道和心血管不良反应。

三、手术治疗

内痔外科手术治疗的适应证为：保守治疗或内镜下治疗效果不佳，脱垂明显的Ⅲ～Ⅳ度内痔，或出血症状明显的Ⅱ度内痔患者。内镜治疗后并发血栓性外痔的患者，也可采用手术治疗。手术治疗通常能更加彻底地消除痔核脱垂，缓解症状，且复发率较低。但相对于内镜下治疗创伤较大，术后恢复期长，成本高。因此应谨慎考虑手术适应证，治疗手段主要分为以下几种。

（一）痔切除术

痔切除术原则上将痔核及其周边脱垂黏膜完全或部分切除，可用于以脱垂为主的Ⅲ~Ⅳ度内痔，以及内镜下反复治疗无效或不能耐受的痔核脱垂。已有研究显示，痔切除术治疗Ⅲ度内痔疗效优于套扎，但术后疼痛等并发症显著升高。目前，常见的痔切除术式包括以下几种。

1. 外剥内扎手术（Milligan-Morgan 痔切除术） 又称为开放性痔切除术，其操作原理为剥离外痔。并贯穿缝扎痔蒂部血管，开放创面经引流换药恢复。该法治疗效果明确，且复发率低，被认为是Ⅲ~Ⅳ度内痔患者的首选手术疗法和金标准术式。但由于其剥离的范围较大，齿状线下存在切口，故术后疼痛较严重。此外，术后可能出现出血、尿潴留、括约肌损伤所致大便失禁、肛门狭窄等并发症，恢复期长。

2. 创面闭合性手术（Ferguson 痔切除术） 在开放性痔切除术的基础上，间断放射状缝合所有创面。与开放式痔切除术相比，本法由于创口完全闭合，能够有效减轻术后疼痛、术后出血并缩短愈合时间的结果。但手术时间长于后者，两者疗效和术后疼痛无明显差异。

3. 黏膜下切除术（Parks术） 又被称为黏膜下剥离的半封闭式痔切除术。此术式在切除所有痔组织的基础上，保留黏膜及组织。故其具有术后疼痛出血少、伤口愈合时间短、避免术后瘢痕愈合和肛管狭窄的优点，但此法手术难度大，手术时间长，且复发率较高。

4. 痔环形切除术（Saresola-Klose法） 适用于环形脱出的内痔或环形混合痔，此术式环形切除宽2~3cm的直肠下端黏膜、黏膜下组织及痔组织，并将直肠黏膜与肛管缝合。此术式的优点是环形脱出的内痔清除彻底，术后复发率低；缺点是手术时间长、出血多，易出现肛门狭窄、黏膜外翻、感觉性大便失禁等严重并发症。

5. 其他术式 包括肛垫/肛门上皮保存术式（高野术式）、外剥内扎保留齿线术式、分段齿形结扎术，改良分段结扎联合消痔灵注射术等。

近年来如高频电刀、超声刀、Ligasure等新型手术器械也广泛应用于痔切除术。相比于传统使用手术刀和缝线操作，该技术更能精确切割组织和止血。术中术后出血更少，术后疼痛发生率降低，对周围组织损伤小，创面恢复更快。而疗效和远期复发率无明显差异。采用环形吻合器行痔切除术可同时完成切除痔核和创面钉合，可显著减少手术操作时间和术后恢复时间，从而缩短住院周期。同时创面恢复速度快，疼痛并发症少。但吻合器痔切除术的复发率和再次手术的比例较高，且成本高于传统手术。

（二）肛垫悬吊术及其改良术式

肛垫悬吊术基于肛垫下移学说，并结合中医"结扎""枯痔"疗法发展而来。该术式通过结扎齿状线上方基底部黏膜血管，将肥大脱垂的肛垫悬吊并复位。该术式操作简便，对组织损伤较小，在恢复肛垫功能的同时保留了完整的齿线区，降低了术后疼痛，保护了肛门的正常排便功能，有助于术后尽快恢复。肛垫悬吊术还可结合外剥内扎术、多普勒超声引导下痔动脉结扎术，进一步达到更好的治疗效果。

（三）多普勒超声引导下的痔动脉结扎术（THD）

多普勒超声引导下的痔动脉结扎术，是在多普勒超声引导下探测痔核的动脉，并进行缝合结扎，促使痔组织萎缩，从而改善痔出血和脱垂症状。适用于内镜下治疗无效的Ⅱ～Ⅲ度内痔。由于能精确定位血管，不切除部分组织，术后出血疼痛等不良反应的发生率较少。而且由于保留肛垫结构，术后对肛门排便功能的影响小，安全性高，但相比于痔切除术，远期复发率较高，尤其是Ⅳ度内痔患者。

（四）吻合器痔固定术

1. 吻合器痔上黏膜环切术（PPH）　本术式基于肛垫学说，通过使用环形吻合器，环形切除痔上方多余黏膜组织以悬吊固定肛垫从而将脱垂的痔核收回肛门口内。同时切断痔动脉血供使内痔萎缩，适用于脱垂症状明显的Ⅲ～Ⅳ度内痔。由于手术部位远离齿状线，因而能够减轻术后疼痛，缩短术后恢复的时间。PPH尽可能地保护并修复了肛垫的结构，减少了术后肛门狭窄、排便失禁等并发症的可能。但术后复发的比例较传统痔核切除术显著升高。

2. 选择性痔上黏膜切除钉合术（TST）　是在PPH基础上，同时结合传统中医"分段齿状结扎"理论发展产生的一种新型痔微创手术治疗方式。TST在切除痔上黏膜及黏膜下组织的同时，可根据痔核分布选择特制肛门镜形成窗口，只暴露有痔区的黏膜。相较于PPH，TST尽可能多地保留了正常黏膜组织及黏膜桥，同时减少了植入钛钉的数量。因此，TST进一步减少钛钉引起的肛门不适感，最大限度地保护了肛门精细控便及感觉功能；并减少术后吻合口狭窄、肛门失禁等并发症出现的可能。

3. 弧形直肠黏膜切除术+痔动脉结扎术（星月术）　是基于PPH和TST术式的一种新型微创术式。其在PPH的基础上采用特制的肛门镜形成弧形窗口，切除脱垂为主的痔区黏膜，同时将对侧痔核动脉进行结扎。星月术与PPH、TST相比，一方面尽可能多地保留了正常黏膜组织，另一方面完成痔动脉的结扎和阻断，最大限度地连续性保留直肠壶腹部神经功能反射区。可在减轻术后疼痛，缩短术后恢复时间，保留肛门功能的同时进一步降低复发率。目前星月术作为一种新型的吻合器痔固定术，其疗效和并发症需要更多的临床试验进行评估。

四、内痔治疗的多学科合作模式

近年来多种针对内痔的新药陆续研发，软式消化内镜也在内痔治疗中得到更加广泛的应用，外科内痔手术的方式不断推陈出新。内痔的治疗逐渐多学科化，临床医生可选择的治疗方法选择更为多样。而在内痔的治疗过程中，由于单一专科的局限性，易出现指征不严、方法选择失当、过度消灭痔结构等问题。因此在治疗中既要严格把握各种治疗方法的指征，又需要结合患者特点，注意治疗的个体化，即所谓的"不同痔，不同治"或"不同痔，不统治"。内痔治疗的方法具有各自不同的优缺点，应该多学科通力合作，结合优点的同时克服不足，针对不同患者不同阶段的病情，采用更合理的单一或组合方式进行治疗，从而在保证疗效的前提下实现患者利益最大化，并尽量减少并发症的发生。

（一）消化内科、胃肠或肛肠外科为主的诊治模式

内痔的治疗应首先遵循消化内科、胃肠或肛肠外科为主的合作模式。在接诊患者时，应充分询问患者的症状，并充分体检和进行内镜检查，确定内痔的分度，从而评估手术适应证。同时应充分征求患者的治疗意愿，为其推荐保守或药物治疗、内镜下治疗或外科手术治疗的方案。例如保守治疗无效并有手术意愿的Ⅰ～Ⅲ度内痔患者，在内镜下评估后可为其推荐内镜下治疗方案。消化内科、胃肠或肛肠科在收治患者后，也应当充分告知患者本专科治疗方案的优缺点、术后可能出现的并发症和风险，并提供备选的治疗方案。内镜医生在治疗前，可告知患者若内镜术后内痔症状复发，可选择再次内镜下治疗或外科手术治疗，使患者对治疗预后有充分的认知，提高患者依从性。

（二）中西医结合的辨证治疗模式

中医学对于内痔的发病机制有系统科学的认知。中医学辨证中将痔病分为4型。

（1）风伤肠络证：证候为便血色鲜红，或有肛门瘙痒；舌质红，苔薄白或薄黄，脉浮数。

（2）湿热下注证：证候为便血色鲜红，量多，肛内肿物外脱，可自主还纳，肛门灼热；舌质红，苔黄腻，脉弦数。

（3）气滞血瘀证：证候为肛内肿物脱出，甚或嵌顿，肛管紧缩，坠胀疼痛；肛缘水肿、血栓形成，触痛明显；舌质红或暗红，苔白或黄，脉弦细涩。

（4）脾虚气陷证：证候为肛门松弛，痔核脱出须手法复位，便血色鲜红或淡；面白少华，神疲乏力，少气懒言，纳少便溏；舌质淡，边有齿印，苔薄白，脉弱。

在实际临床实践中，中医辨证治疗可显著改善内痔的出血和脱垂症状，与静脉活性药物、内镜下治疗、外科手术等手段联合应用，可提高疗效并减少术后并发症。因此，应积极对内痔患者进行中西医辨证施治，提高诊疗效果和患者满意度。

（三）多学科会诊的治疗管理模式

特殊类型的内痔患者，如孕妇、凝血功能障碍者、免疫缺陷者、炎症性肠病患者等，在内痔治疗后出现并发症的概率大大提升，甚至可能加重原有病情。如服用抗凝或抗血小板药物的患者在内镜治疗术后出血的风险增加；炎症性肠病活动期患者行内镜下或外科手术，术后创面造成的延迟修复和并发症可能产生比内痔更加严重的风险。因此，在诊治时应当特殊考虑，选择合适的治疗方案。

一般认为特殊类型患者应当选择更加保守的治疗方案（生活方式、药物等）或进行严格围手术期管理（停用抗凝药物、预防性使用抗生素等），以尽可能规避风险。必要时，应及时请相关科室（产科、心血管内科、感染科等）联合会诊，由专科评估治疗手段的风险和收益，联合确定治疗方案，并对围手术期内特殊疾病的维持治疗提供诊治建议。

（姜煜东）

第十三节　内痔微创治疗的问题与展望

痔是最常见的肛肠疾病痔病，常伴有出血、脱垂等症状，影响患者的正常生活和工作，中国民间有"十男九痔""十女十痔"之说，充分说明了痔发病率之高。既往痔的传统治疗方式以外科手术为主（如痔核切除术、痔上黏膜环切术等），其治疗对象为严重的内痔、外痔和混合痔。轻中度内痔的治疗方法主要有饮食调理、生活习惯改变和药物治疗等保守治疗，以及非手术微创治疗。部分患者经保守治疗往往得不到长期的缓解，但又非常害怕外科手术的创伤和痛苦，由此相关学科相继开展了内痔的硬化剂注射和胶圈套扎等微创治疗。

我国消化内镜内痔微创治疗的快速发展始于2019年10月中华医学会消化内镜学分会

内痔诊疗协作组的成立。协作组的成立既确立了消化内镜在内痔微创治疗领域的学术地位，肯定了消化内镜在内痔微创治疗中的作用，也为广大消化内镜医师应用消化内镜开展内痔的微创治疗开启了一扇门。1年后内痔协作组制定了第一版的《中国消化内镜内痔诊疗指南及操作共识（2021）》，这部指南和共识就内痔的解剖结构、起病原因、发病机制、程度分型、临床诊断、适应证和禁忌证、治疗原则、治疗方法、术后处理的方面给出了科学合理的推荐和指导，为广大内镜医师从事内痔治疗提供了全面的理论基础，为开展实践操作提供了详尽的指导意见，而且规范了消化内镜微创治疗的方法，避免了不规范治疗带来的不良后果，维护了广大患者的利益。

从事内痔微创治疗，首先要学习和了解内痔的概念、结构和发病机制。内痔是具有重要生理功能的人体必备结构（又称肛垫），当内痔发生病理性肥大并导致脱垂和出血等相关症状时又会形成痔。目前，全球公认的理论是肛垫滑动学说，即认为肛垫在肛管内的异常滑动是内痔发病的主要的病理生理机制。因此，内痔的微创治疗的目的是消除内痔肥大和肛垫滑动下移导致的出血和脱垂，同时也要保护肛垫，不能消灭内痔。全面了解内痔患者的病史是明确诊断、制订正确治疗方案、把握微创治疗时机和排除手术禁忌证的重要前提。术前行全结肠镜检查、基本的生化检查、直肠指诊和肛门区的视诊，是确定痔类型以及排除结直肠疾病、肛周疾病和其他引起痔病症状疾病的重要手段。在治疗前要把握内痔微创治疗的原则：无症状的内痔无须治疗，治疗的目的是消除或减轻痔的症状，不以痔体大小的变化为标准；内痔的微创治疗方法选择和治疗程度，应该根据内痔的严重程度分度、症状特点和患者的耐受性等因素来决定。

消化内镜目前的主要微创治疗方法是硬化注射和套扎治疗，这两种方法适合的人群有些不同，很多医生都有着困惑。总体而言，两种方法都适合伴有症状的Ⅰ～Ⅲ度内痔，但疗效稍有差别。内痔的硬化治疗在我国应用比较普及，对设备要求不高，操作简便，术中及术后疼痛少，可重复治疗好，适合Ⅰ～Ⅱ度以出血为主的内痔，特别是有出血风险的患者，受到广大基层医院医生的欢迎。内痔的套扎治疗近年来受到更多的关注，具有疗效好、维持时间长、操作难度相对大、术后疼痛发生率高、不适合有出血倾向患者等特点，套扎治疗对脱垂严重的Ⅲ度内痔，尤其是肛垫下移明显者的疗效优于硬化治疗。

要做好内痔的微创治疗，除要学习内痔的基本知识、掌握操作技巧和治疗策略外，更要关注内痔微创治疗的围手术期的管理，包括诊断和鉴别诊断、患者宣教、术前准备、术后处理、定期随访等。只有这样才能充分发挥内痔微创治疗操作灵活、患者痛苦小、恢复期短、并发症少和费用低等优势，保障治疗安全和患者利益，使内痔微创治疗健康顺利地发展。内痔的微创治疗目前的临床研究还不是很多，临床实践中存在着一些问题需要我们去研究解决，如硬化治疗和套扎治疗的疗效最适合的患者，倒镜硬化注射和顺镜注射的疗效和并发症的对比，痔核套扎、痔上套扎及联合套扎的疗效差异，微创治疗后的复发，并发症处理措施选择，如何避免严重的并发症，内痔微创治疗的适应证的修订，治疗疗效评估标准，随访间隔和方式，微创治疗的宣教策略，内痔微创治疗技术的推广等。相信随着内痔微创治疗逐步的临床应用和深入的临床研究，内痔微创治疗将不断完善和规范并充分发挥出微创治疗的优势，成为内镜微创治疗的新领域，为我国广大的患者服务。

（刘　俊）

参考文献

［1］ Corman ML, Corman ML. Colon and rectal surgery[M]. Philadelphia: Lippincott Williams & Wilkins, 2005.

［2］ Milligan ETC, Morgan CN. Surgical anatomy of the anal canal: with special reference to anorectal fistulae[J]. The Lancet, 1934, 224(5804): 1150-1156.

［3］ 陈孝平，汪建平，赵继宗 . 外科学［M］. 9版 . 北京：人民卫生出版社，2018.

［4］ Wolff BG, Fleshman JW, Beck DE, et al. The ASCRS textbook of colon and rectal surgery[M]. Berlin: Springer, 2016.

［5］ Goligher JC, Leacock AG, Brossy JJ. The surgical anatomy of the anal canal[J]. British Journal of Surgery, 1955, 43(177): 51-61.

［6］ Michels NA. The variant blood supply to the small and large intestines: its import in regional resections[J]. J Int Coll Surg, 1963, 39: 127-170.

［7］ Parnaud E, Guntz M, Bernard A, et al. Anatomie normale macroscopique et microscopique du réseau vasculaire hémorroïdal [Normal macroscopic and microscopic anatomy of the hemorrhoidal vascular system][J]. Arch Fr Mal App Dig, 1976 , 65(7): 501-514.

［8］ Bernstein WC. What are hemorrhoids and what is their relationship to the portal venous system? [J]. Dis Colon Rectum, 1983, 26(12): 829-834.

［9］ Miscusi G, Masoni L, Dell'Anna A, et al. Normal lymphatic drainage of the rectum and the anal canal revealed by lymphoscintigraphy[J]. Coloproctology, 1987, 9: 171-174.

［10］ Thomson WHF. The nature of haemorrhoids[J]. Br J Surg, 1975, 62(7): 542-552.

［11］ Thulesius O, Gjöres JE. Arterio-venous anastomoses in the anal region with reference to the pathogenesis and treatment of haemorrhoids[J]. Acta chirurgica Scandinavica, 1973, 139(5): 476-478.

［12］ Shafik A. A new concept of the anatomy of the anal sphincter mechanism and the physiology of defecation. The external anal sphincter: a triple-loop system[J]. Invest Urol, 1975, 12(5): 412-419.

［13］ Duthie HL, Gairns FW. Sensory nerve-endings and sensation in the anal region of man[J]. Br J Surg, 1960, 47(206): 585-595.

［14］ Margetis N. Pathophysiology of internal hemorrhoids[J]. Ann Gastroenterol, 2019, 32(3): 264-272.

［15］ Schepper HD, Coremans G, Denis MA, et al. Belgian consensus guideline on the management of hemorrhoidal disease[J]. Acta Gastroenterol Belg, 2021, 84(1): 101-120.

［16］ Michele R, Simona A. Classification and guidelines of hemorrhoidal disease: Present and future[J]. World J Gastrointest Surg, 2019, 11(3): 117-121.

［17］ 中华医学会消化内镜学分会内痔协作组. 中国消化内镜内痔诊疗指南及操作共识（2021）［J］. 中华消化内镜杂志，2021，38（9）：676-687.

［18］ 王振军，汤秀英，王东，等. 内痔的病理形态改变特征及其意义［J］. 中华外科杂志，2006，44（3）：177-180.

［19］ Madigan MR. Surgery of the anus, rectum and colon: 5th ed[J]. J R Soc Med, 1984, 77(9): 808.

［20］ Akihisa F, Toru K, Hiroyuki K, et al. Colonoscopic classification of internal hemorrhoids: Usefulness in endoscopic band ligation[J]. J Gastroenterol Hepatol, 2005, 20(1), 46-50.

［21］ Aimaiti A, A Ba Bai Ke Re MMTJ, Ibrahim J, et al. Sonographic appearance of anal cushions of hemorrhoids[J]. World J Gastroenterol, 2017, 23(20): 3664-3674.

［22］ 章立，杨斌，张育超，等. 痔核上方直肠壁组织形态学研究［J］. 中华外科杂志，2009，47（12）：912-915.

［23］ Lambert L, Jahoda J, Grusova G, et al. CT colonography has low sensitivity but high specificity in the detection of internal hemorrhoids[J]. Diagn Interv Radiol, 2020, 26(2): 82-86.

［24］中国中西医结合大肠肛门病专业委员会痔套扎治疗专家组. 痔套扎治疗中国专家共识
（2015版）［J］. 中华胃肠外科杂志, 2015, 18（12）: 1183-1185.

［25］Davis BR, Lee-Kong SA, Migaly J, et al. The American Society of Colon and Rectal
Surgeons clinical practice guidelines for the management of hemorrhoids[J]. Dis Colon
Rectum, 2018, 61(3): 284-292.

［26］中国医师协会"中国微创硬化治疗技术"临床推广项目委员会. 微创硬化治疗技术指
南（2012版）［J］. 微创医学, 2012, 7（6）: 573-581.

［27］Polglase AL. Haemorrhoids: a clinical update[J]. The Medical J Australia, 1997, 167(2): 85-88.

［28］Pattana-Arun J, Wesarachawit W, Tantiphlachiva K, et al. A comparison of early
postoperative results between urgent closed hemorrhoidectomy for prolapsed thrombosed
hemorrhoids and elective closed hemorrhoidectomy[J]. J Med Association of Thailand
(Chotmaihet thangphaet), 2009, 92(12): 1610-1615.

［29］Walker AJ, Leicester RJ, Nicholls RJ, et al. A prospective study of infrared coagulation,
injection and rubber band ligation in the treatment of haemorrhoids[J]. Coloreactal Disease,
1990, 5(2): 113-116.

［30］Scaglia M, Delaini GG, Destefano I, et al. Injection treatment of hemorrhoids in patients
with acquired immunodeficiency syndrome[J]. 2001, 44(3): 401-404.

［31］Buchmann P, Seefeld U. Rubber band ligation for piles can be disastrous in HIV-positive
patients[J]. Int J Colorectal Dis, 1989, 4(1): 57-58.

［32］雷庆军, 张毅强, 贺向东. 聚桂醇硬化剂注射术治疗出血性内痔疗效观察［J］. 现代
中西医结合杂志, 2017, 26（10）: 1116-1117.

［33］沈峰, 霍春莹, 张毅, 等. 肠镜下泡沫硬化剂治疗出血性内痔的疗效评估［J］. 中华
消化内镜杂志, 2019, 36（12）: 917-922.

［34］陈新龙. PPH术配合聚桂醇硬化注射术治疗内痔疗效观察［J］. 实用中医药杂志,
2013, 29（10）: 1.

［35］徐庆. 2种硬化剂在内痔注射治疗中的疗效观察［C］. 中国肛肠病诊疗集萃, 2014: 78-80.

［36］刘先秒, 侯延平, 张艳华. 经结肠镜聚桂醇硬化剂注射治疗Ⅱ、Ⅲ期内痔的临床观察
［J］. 现代消化及介入诊疗, 2015, 20（3）: 250-252.

［37］Gupta PJ, Heda PS, Kalaskar S, et al. Topical sucralfatedecreases pain after hemorrhoidectomy and improves healing: arandomized, blinded, controlled study[J]. Dis Colon Rectum, 2008, 51(2): 231-234.

［38］ Ala S, Saeedi M, Eshghi F, et al. Efficacy of 10% sucralfateointment in the reduction of acute postoperative pain after openhemorrhoidectomy: a prospective, double-blind, randomized, placebo-controlled trial[J]. World J Surg, 2013, 37 (1): 233-238.

［39］ Hsu KF, Chia JS, Jao SW, et al. Comparison of clinical effectsbetween warm water spray and sitz bath in post-hemorrhoidectomyperiod[J]. J Gastrointest Surg, 2009, 13(7): 1274-1278.

［40］ Perrotti P, Antropoli C, Molino D, et al. Conservative treatmentof acute thrombosed external hemorrhoids with topical nifedipine[J]. Dis Colon Rectum, 2001, 44 (3): 405-409.

［41］ 中华医学会外科学分会血管外科学组．硬化剂治疗下肢静脉曲张（中国）专家指导意见（2016）［J］．中华血管外科杂志，2016，1（3）：149-153.

［42］ Wollmann JC. The history of sclerosing foams[J]. Dermatol Surg, 2004, 30(5): 694-703.

［43］ Orbach EJ. Contributions to the therapy of the varicose complex[J]. Am J Surg(USA), 1950, 13: 765-771.

［44］ Tessari L, Cavezzi A, Frullini A. Preliminary Experience with a new sclerosing foam in the treatment of varicose veins[J]. Dermatol Surg, 2001, 27(1): 58-60.

［45］ Zimmet SE. Sclerotherapy treatment of telangiectasias and varicose veins[J]. Tech Vasc Interv Radiol, 2003, 6(3): 116-120.

［46］ Tokunaga Y, Sasaki H, Saito T. Evaluation of sclerotherapy with a new sclerosing agent and stapled hemorrhoidopexy for prolapsing internal hemorrhoids: retrospective comparison with hemorrhoidectomy[J]. Dig Surg, 2010, 27(6): 469-472.

［47］ Yano T, Nogaki T, Asano M, et al. Outcomes of case-matched injection sclerotherapy with a new agent for hemorrhoids in patients treated with or without blood thinners[J]. Surg Today, 2013, 43(8): 854-858.

［48］ Mishra S, Sahoo AK, Elamurμgan TP, et al. Polidocanol versus phenol in oil injection sclerotherapy in treatment of internal hemorrhoids: A randomized controlled trial[J]. Turk J Gastroenterol, 2020, 31(5): 378-383.

［49］ 顾建华，周海峰．聚桂醇硬化注射治疗各期内痔120例［J］．中国肛肠病杂志，2014，34（9）：43-44.

［50］ Fernandes V, Fonseca J. Polidocanol Foam Injected at High Doses with Intravenous Needle: The (Almost)Perfect Treatment of Symptomatic Internal Hemorrhoids[J]. GE Port J Gastroenterol, 2019, 26(3): 169-175.

［51］ Moser KH, Mosch C, Walgenbach M, et al. Efficacy and safety of sclerotherapy with polidocanol foam in comparison with fluid sclerosant in the treatment of first-grade haemorrhoidal disease: a randomised, controlled, single-blind, multicentre trial[J]. Int J Colorectal Dis, 2013, 28(10): 1439-1447.

［52］ Lobascio P, Laforgia R, Novelli E, et al. Short-Term Results of Sclerotherapy with 3% Polidocanol Foam for Symptomatic Second-and Third-Degree Hemorrhoidal Disease[J]. J Invest Surg, 2020, 34(10): 1-7.

［53］ Frieling T. Cap-assisted endoscopy: Do we have enoμgh evidence?[J]. Endosc Int Open, 2018, 6(10): E1224-E1226.

［54］ Nutalapati V, Kanakadandi V, Desai M, et al. Cap-assisted colonoscopy: a meta-analysis of high-quality randomized controlled trials[J]. Endosc Int Open, 2018, 6(10): E1214-E1223.

［55］ Zhang T, Xu LJ, Xiang J, et al. Cap-assisted endoscopic sclerotherapy for hemorrhoids: Methods, feasibility and efficacy[J]. World J Gastrointest Endosc, 2015, 7(19): 1334-1340.

［56］ Ray S, Mandal S, Khamrui S. Rectovaginal fistula: an extremely rare complication after injection sclerotherapy for hemorrhoids[J]. Am Surg, 2013, 79(4): E143-E144.

［57］ Palit V, Biyani CS, Kay CL, et al. Prostato-cutaneous fistula following injection of internal haemorrhoids with oily phenol[J]. Int Urol Nephrol, 2001, 33(3): 509-510.

［58］ Lattuneddu A, Farneti F, Lucci E, et al. A pulmonary allergic reaction after injection sclerotherapy for hemorrhoids[J]. Int J Colorectal Dis, 2003, 18(5): 459-460.

［59］ Breu FX, Gμggenbichler S. European Consensus Meeting on Foam Sclerotherapy, April, 4-6, 2003，Tegernsee, Germany[J]. Dermatol Surg, 2004, 30: 709-717.

［60］ Breu FX, Gμggenbichler S, Wollmann JC. 2nd European Consensus Meeting on Foam Sclerotherapy 2006，Tegernsee, Germany[J]. Vasa, 2008, 37 (Suppl 71): 1-29.

［61］ Rabe E, Breu F, Cavezzi A, et al. European guidelines for sclerotherapy in chronic venous disorders [J]. Phlebology, 2013, 29: 338-354.

［62］ Rabe E, Pannier F. Sclerotherapy in venous malformation[J]. Phlebology, 2013, 28(1): 188-191.

［63］ Griffith CD, Morris DL, Ellis I, et al. Out-patient treatment of haemorrhoids with bipolar diathermy coagulation[J]. Br J Surg, 1987, 74(9): 827.

［64］ 徐蓉蓉，余红兰，石汉平. 美国有症状痔的治疗现状［J］. 中华普通外科学文献（电子版），2011，5（2）：93-95.

［65］ Loh WL, Tan S, Ngooi MS, et al. Endoscopic monopolar coagulation of internal haemorrhoids a surgeon's experience of the first 100 cases[J]. Colorectal Dis, 2017, 19(1): 86-89.

［66］ Crawshaw BP, Russ AJ, Ermlich BO, et al. Prospective Case Series of a Novel Minimally Invasive Bipolar Coagulation System in the Treatment of Grade Ⅰ and Ⅱ Internal Hemorrhoids[J]. Surg Innov, 2016, 23(6): 581-585.

［67］ Dennison A, Whiston RJ, Rooney S, et al. A randomized comparison of infrared photocoagulation with bipolar diathermy for the outpatient treatment of hemorrhoids[J]. Dis Colon Rectum, 1990, 33(1): 32-34.

［68］ Jutabha R, Jensen DM, Chavalitdhamrong D. Randomized prospective study of endoscopic rubber band ligation compared with bipolar coagulation for chronically bleeding internal hemorrhoids[J]. Am J Gastroenterol, 2009, 104(8): 2057-2064.

［69］ Studniarek A, Eftaiha SM, Warner C, et al. Evaluation of a minimally invasive bipolar coagulation system for the treatment of Grade Ⅰ and Ⅱ internal hemorrhoids[J]. Dis Colon Rectum, 2021, 64(5): 592-600.

［70］ Madoff RD, Fleshman JW. American Gastroenterological Association technical review on the diagnosis and treatment of hemorrhoids[J]. Gastroenterology, 2004, 126(5): 1463-1473.

［71］ 张纪伟，杨宝仁，全志伟. 双极电凝切除治疗重度痔的临床应用价值［J］. 外科理论与实践，2003，8（1）：76-77.

［72］ Salvati EP. Nonoperative management of hemorrhoids: evolution of the office management of hemorrhoids[J]. Dis Colon Rectum, 1999, 42(8): 989-993.

［73］ 任江涛，任德玉. 红外线光固化治疗内痔320例疗效观察［J］. 山西医科大学学报，2005，36（2）：207-208.

［74］ 韩宝，张燕生. 中国肛肠病诊疗学［M］. 北京：人民军医出版社，2011.

［75］ McLemore EC, Rai R, Siddiqui J, et al. Novel endoscopic delivery modality of infrared coagulation therapy for internal hemorrhoids[J]. Surg Endosc, 2012, 26(11): 3082-3087.

［76］ Marques CF, Nahas SC, Nahas CS, et al. Early results of the treatment of internal hemorrhoid disease by infrared coagulation and elastic banding: a prospective randomized cross-over trial[J]. Tech Coloproctol, 2006, 10(4): 312-317.

［77］ Dimitroulopoulos D, Tsamakidis K, Xinopoulos D, et al. Prospective, randomized, controlled, observer-blinded trial of combined infrared photocoagulation and micronized purified flavonoid fraction versus each alone for the treatment of hemorrhoidal disease[J]. Clin Ther, 2005, 27(6): 746-754.

［78］ 王明辉，李文波，刘晓峰，等．内痔的内镜治疗进展［J］．中华消化内镜杂志，2021，38（9）：757-761.

［79］ Gallo G, Martellucci J, Sturiale A, Clerico G, et al. Consensus statement of the Italian society of colorectal surgery (SICCR): management and treatment of hemorrhoidal disease[J]. Tech Coloproctol, 2020, 24(2): 145-164.

［80］ Van Tol RR, Kleijnen J, Watson AJM, et al. European Society of Colo Proctology: guideline for haemorrhoidal disease[J]. Colorectal Dis, 2020, 22(6): 650-662.

［81］ Staumont G, Gorez E, Suduca JM. Outpatient treatments of haemorrhoidal disease[J]. Presse Med, 2011, 40(10): 931-940.

［82］ Higuero T, Abramowitz L, Castinel A, et al. Guidelines for the treatment of hemorrhoids (short report)[J]. J Visc Surg, 2016, 153(3): 213-218.

［83］ Lewis MI, De la Cruz T, Gazzaniga DA, et al. Cryosurgical hemorrhoidectomy: preliminary report[J]. Dis Colon Rectum, 1969, 12(5): 371-378.

［84］ 山本康久．痔核冷冻手术的新观念［J］．日本医学介绍，2003，24（2）：57.

［85］ 张波，李先顺，柳俊等．内痔、混合痔1523例冷冻治疗效果分析［J］．西南军医，2007，9（2）：46-47.

［86］ McCloud JM, Jameson JS, Scott AN. Life-threatening sepsis following treatment for haemorrhoids: a systematic review[J]. Colorectal Dis, 2006, 8(9): 748-755.

［87］ 班西元，液氮冷冻治疗痔［J］．中华外科杂志，1986，24（7）：401-402.

［88］ 张湘杰，柯玮．冷冻痔疮栓治疗痔45例［J］．中国肛肠病杂志，2017，37（3）：78.

［89］ Morinaga K, Hasuda K, Ikeda T. A novel therapy for internal hemorrhoids: ligation of the hemorrhoidal artery with a newly devised instrument (Moricorn)in conjunction with a Doppler flowmeter[J]. Am J Gastroenterol, 1995, 90(4): 610-613.

［90］Palumbo VD, Palumbo VD, Damiano G, et al. Colour doppler-guided haemorrhoidal artery ligation: apossible evolution of transanal haemorrhoidal dearterialisation[J]. Clin Ter, 2021, 172(4): 329-335.

［91］Zenger S, Gurbuz B, Can U, et al. A new technique of doppler dearterialization for hemorrhoidal disease: arterial detection ligation (ADL)[J]. Surg Today, 2021, 51(4): 612-618.

［92］郭志伟，唐迎春，翁霞惠，等．经多普勒痔动脉结扎及直肠肛管修复术治疗直肠黏膜内脱垂并发Ⅱ～Ⅲ度混合痔及对促炎因子的影响［J］．中华实验外科杂志，2020，37（9）：1739-1741．

［93］熊聪，叶能红，陈永胜，等．超声多普勒引导下痔动脉结扎术联合微创手术治疗重症痔疮的临床疗效观察［J］．中国内镜杂志，2019，25（12）：26-31．

［94］信学礼，宋德余，赵斌，等．吻合器痔上黏膜环切术联合多普勒超声引导下痔动脉结扎术治疗重度混合痔临床效果观察［J］．临床军医杂志，2020，48（4）：386-389．

［95］韦英林，富林，洪宇，等．超声引导下痔动脉结扎术对比橡皮圈套扎术治疗Ⅱ～Ⅲ度混合痔的Meta分析［J］．中华临床医师杂志（电子版），2019，13（1）：74-78．

［96］Ratto C, Parello A, Veronese E, et al. Doppler-guided transanal haemorrhoidal dearterialization for haemorrhoids: results from a multicentre trial[J]. Colorectal Dis, 2015, 17(1): 10-19.

［97］龚建安，吴跃锐，梁盛枝，等．多普勒超声引导下痔动脉结扎术治疗痔病结扎位置的选择［J］．深圳中西医结合杂志，2018，28（3），130-131．

［98］王竟，苏航，王丽，等．超声引导下痔动脉结扎术的最佳结扎点位分析［J］．基础医学与临床，2013，33（10）：1319-1321．

［99］胡婕，周大成．胶圈套扎联合痔动脉结扎术治疗出血性内痔伴出血倾向患者的疗效观察［J］．结直肠肛门外科，2019，25（1）：83-86．

［100］中国中西医结合学会大肠肛门病专业委员会．中国痔病诊疗指南（2020）［J］．结直肠肛门外科，2020，26（5）：519-533．

［101］王军民，马欢，赵文娟，等．内镜下套扎术治疗内痔54例前瞻性研究［J］．中国内镜杂志，2020，（4）：50-54．

［102］Albuquerque A. Rubber band ligation of hemorrhoids: a guide for complications[J]. World J Gastrointest Surg, 2016, 8(9): 614-620.

［103］MacRae HM, McLeod RS. Comparison of hemorrhoidal treatments: a meta-analysis[J]. Can J Surg, 1997, 40(1): 14-17.

［104］Coughlin OP, Wright ME, Thorson AG, et al. Hemorrhoid banding: a cost-effectiveness analysis[J]. Dis Colon Rectum, 2019, 62(9): 1085-1094.

［105］Yamana T. Japanese Practice Guidelines for Anal Disorders I. Hemorrhoids[J]. J Anus Rectum Colon, 2017, 1(3): 89-99.

［106］Xu S, Qiu J, Zhang H, et al. Influences of Hiao's double-C nursing model combined with pain care on postoperative satisfaction with pain control and complications in patients with mixed hemorrhoids[J]. Am J Transl Res, 2021, 13(9): 10676-10684.

［107］Pullen RL Jr. Hemorrhoidal disease: What nurses need to know[J]. Nursing, 2022, 52(5): 19-24.

［108］Johannsson HO, Graf W, Pahlman L. Bowel habits in hemorrhoid patients and normal subjects[J]. Am J Gastroenterol, 2005, 100: 401-406.

［109］Altomare DF, Giuratrabocchetta S. Conservative and surgical treatment of haemorrhoids[J]. Nat Rev Gastroenterol Hepatol, 2013, 10: 513-521.

［110］Shirah BH, Shirah HA, Fallata AH, et al. Hemorrhoids during pregnancy: Sitz bath vs. ano-rectal cream: A comparative prospective study of two conservative treatment protocols[J]. Women Birth, 2018, 31: 272-277.

［111］Rivadeneira DE, Steele SR, Ternent C, et al. Practice parameters for the management of hemorrhoids (revised 2010)[J]. Dis Colon Rectum, 2011, 54: 1059-1064.

［112］Alonso-Coello P, Mills E, Heels-Ansdell D, et al. Fiber for the treatment of hemorrhoids complications: a systematic review and meta-analysis[J]. Am J Gastroenterol, 2006, 101: 181-188.

［113］Tejirian T, Abbas MA. Sitz bath: where is the evidence? Scientific basis of a common practice[J]. Dis Colon Rectum, 2005, 48: 2336-2340.

［114］Longo SA, Moore RC, Canzoneri BJ, et al. Gastrointestinal Conditions during Pregnancy[J]. Clin Colon Rectal Surg, 2010, 23(2): 80-89.

［115］黄钢丁，姜海行，唐少波，等．排便障碍的功能性便秘患者精神心理因素的研究［J］. 临床消化病杂志［J］，2019，31（5）：308-311.

［116］Alonso-Coello P, Guyatt G, Heels-Ansdell D, et al. Laxatives for the treatment of hemorrhoids[J]. Cochrane Database Syst Rev, 2005(4): D4649.

［117］Alonso-Coello P, Zhou Q, Martinez-Zapata MJ, et al. Meta-analysis of flavonoids for the treatment of haemorrhoids[J]. Br J Surg, 2006, 93(8): 909-920.

［118］Garner RC, Garner JV, Gregory S, et al. Comparison of the absorption of micronized (Daflon 500mg) and nonmicronized 14C-diosmin tablets after oral administration to healthy volunteers by accelerator mass spectrometry and liquid scintillation counting[J]. J Pharm Sci, 2002, 91(1): 32-40.

［119］Meshikhes AW. Daflon for haemorrhoids: a prospective, multi-centre observational study[J]. Surgeon, 2004, 2(6): 335-338, 361-367.

［120］ZagriadskⅡ EA, Bogomazov AM, Golovko EB. Conservative Treatment of Hemorrhoids: Results of an Observational Multicenter Study[J]. Adv Ther, 2018, 35(1): 1979-1992.

［121］Gan T, Liu YD, Wang Y, et al. Traditional Chinese Medicine herbs for stopping bleeding from haemorrhoids[J]. Cochrane Database Syst Rev, 2010(10): 6791.

［122］徐永强，邓兵，刘宁. 中药熏洗对TST手术治疗Ⅲ-Ⅳ度环状脱垂性内痔术后疼痛及恢复进程的影响［J］. 四川中医，2016，34（2）：96-98.

［123］龙长涛. 中药熏洗治疗内痔95例［J］. 中国肛肠病杂志，2008，28（11）：48.

［124］Bhatti MI, Sajid MS, Baig MK. Milligan-Morgan (Open)Versus Ferguson Haemorrhoidectomy (Closed): A Systematic Review and Meta-Analysis of Published Randomized, Controlled Trials[J]. World J Surg, 2016, 40(6): 1509-1519.

［125］Shanmμgam V, Thaha MA, Rabindranath KS, et al. Systematic review of randomized trials comparing rubber band ligation with excisional haemorrhoidectomy[J]. Br J Surg, 2005, 92(12): 1481-1487.

［126］Gençosmanoğlu R, Sad O, Koç D, et al. Hemorrhoidectomy: open or closed technique? A prospective, randomized clinical trial[J]. Dis Colon Rectum, 2002, 45(1): 70-75.

［127］王华军. 保留齿线外剥内扎加小剂量消痔灵注射法治疗混合痔疗效观察［J］. 中国社区医师，2016，32(34)：52-53.

［128］余肖，陆宏，张巍，等. 内套外剥齿状线保留术治疗Ⅲ度混合痔的临床效果观察［J］. 结直肠肛门外科，2020，26（2）：202-207.

［129］刘利华，彭澎. 分段齿形结扎术治疗环状混合痔60例［J］. 江苏医药，2016，42（18）：2066-2067.

［130］徐欣强. 改良分段结扎联合消痔灵注射治疗环状混合痔94例疗效观察［J］. 中国肛肠病杂志，2019，39（6）：18-19.

［131］Mushaya CD, Caleo PJ, Bartlett L, et al. Harmonic scalpel compared with conventional excisional haemorrhoidectomy: a meta-analysis of randomized controlled trials[J]. Tech Coloproctol, 2014, 18(11): 1009-1016.

［132］Tsunoda A, Sada H, Sugimoto T, et al. Randomized controlled trial of bipolar diathermy vs ultrasonic scalpel for closed hemorrhoidectomy[J]. World J Gastrointest Surg, 2011，3(10): 147-152.

［133］季利江，蒋干超，闻亚平，等. 高频电刀对混合痔外剥内扎切口愈合的影响［J］. 中国现代手术学杂志，2018，22（1）：26-28.

［134］Saunders SM, Abood A. Randomized clinical trial of Ligasure versus open haemorrhoidectomy[J]. Br J Surg, 2002, 89(8): 1068.

［135］Jayaraman S, Colquhoun PH, Malthaner RA. Stapled hemorrhoidopexy is associated with a higher long-term recurrence rate of internal hemorrhoids compared with conventional excisional hemorrhoid surgery[J]. Dis Colon Rectum, 2007, 50(9): 1297-1305.

［136］李安云，苏芹芹，王洪波，等. 外剥内扎加肛垫悬吊固定术与PPH术治疗重度痔远期疗效比较［J］. 中国现代普通外科进展，2014，17（8）：648-649.

［137］Zhai M, Zhang YA, Wang ZY, et al. A Randomized Controlled Trial Comparing Suture-Fixation Mucopexy and Doppler-Guided Hemorrhoidal Artery Ligation in Patients with Grade Ⅲ Hemorrhoids[J]. Gastroenterol Res Pract, 2016, 2016: 8143703.

［138］Lee XL, Hsu KF, Jin YD, et al. Doppler-guided hemorrhoidal artery ligation with suture mucopexy compared with LigaSure-assisted pile excision for the treatment of grade Ⅲ hemorrhoids: a prospective randomized controlled trial[J]. Minerva Surg, 2021, 76(3): 264-270.

［139］Pucher PH, Sodergren MH, Lord AC, et al. Clinical outcome following Doppler-guided haemorrhoidal artery ligation: a systematic review[J]. Colorectal Dis, 2013, 15(6): e284-e294.

［140］冯利，金鑫，邓森田. TST术与PPH术治疗痔病的临床对比研究［J］. 结直肠肛门外科，2015，21（51）：76-77.

［141］陈红风. 中医外科学［M］. 北京：中国中医药出版社，2021.

［142］Nelson RS, Ewing BM, Ternent C, et al. Risk of late bleeding following hemorrhoidal banding in patients on antithrombotic prophylaxis[J]. Am J Surg, 2008, 196(6): 994-999.

［143］Cracco N, Zinicola R. Is haemorrhoidectomy in inflammatory bowel disease harmful? An old dogma re-examined[J]. Colorectal Dis, 2014, 16(7): 516-519.

［144］Wollmann JC. The history of sclerosant foam: persons, techniques, patents and medical improvements. In: John Bergan, Van Chen. Foam Sclerotherapy: a Textbook[M]. London: Royal Society of Medicine Pree Ltd, 2008.

［145］李龙，张迪．制作1%聚桂醇泡沫硬化剂的最佳液-气比［J］．介入放射学杂志，2015，24（5）：418-421.

07

多学科合作模式

第一节 门静脉高压食管胃静脉曲张采取 MDT 诊治模式的必要性

多学科诊疗（multi-disciplinary treatment，MDT）模式，即由多学科专家针对某一种或某一系统疾病的病例进行讨论，在综合各学科意见的基础上，为患者制订出最佳的治疗方案的治疗模式。通常，MDT诊疗模式是在相对固定的会诊时间内，由相对固定的多学科资深专家进行病情诊治的过程。因此，多位学科专家可以在第一时间综合分析患者病情，确保能考虑到所有的治疗方案，为患者制定个性化诊疗方案，能够最大限度减少患者的误诊误治，缩短患者诊断和治疗时间、增加治疗方案的可选择性，提高医疗效率和医疗质量。

MDT模式最早于20世纪60年代梅奥诊所提出，后经MD安德森等医疗中心正规化后迅速在全球范围内发展，主要用于肿瘤疾病的综合诊治，近年来也广泛用于临床各个领域。关于门静脉高压/肝硬化的MDT诊疗，近年有至少两项研究报道：在食管胃静脉曲张二级预防患者中，接受MDT诊治模式的患者食管胃静脉曲张再出血率显著降低；而另一项纳入307例失代偿肝硬化患者的回顾性研究结果亦显示，肝硬化MDT诊治模式可显著改善肝硬化患者的疗效和预后，提高患者的依从性；更为重要的是，接受MDT模式诊疗患者病死率明显降低。然而，在当前尽管各种原因引起的门静脉高压采用MDT诊疗模式治疗已获相关指南推荐，但在肝硬化门静脉高压患者中的应用尚未形成完整体系，各个中心门静脉高压症/肝硬化的诊治模式亦存在差异。

MDT诊疗的主要优势在于降低疾病死亡风险、提高患者生存率。根据相关研究显示，经过MDT模式治疗，不同癌症患者的手术病死率降低，5年生存率明显增高15%～40%。显然，MDT诊疗适用于病死率高、治疗难度大的临床领域。门静脉高压症是不同原因引起的门静脉血流受阻或血流异常增多导致门静脉系统压力持续升高、广泛侧支循环开放的临床综合征，包括肝性脑病、腹水、自发性细菌性腹膜炎、食管胃静脉曲张和肝肾综合征等一系列临床表现，临床治疗需求多、难度大。临床研究显示，MDT诊疗可以改善门静脉高压症/肝硬化患者的临床预后。门静脉高压行MDT诊疗模式治疗必要性主要表现如下。

据统计，2017年全球因肝硬化所致死亡人数高达1322.9万，2007—2017年，全球因肝硬化死亡人数增加了15%。食管胃静脉曲张破裂出血是门静脉高压的标志，也是门静脉高压最严重的并发症之一，患者6周内病死率可高达10%～20%。尽管近30年来门静脉高压治疗各种治疗手段，如药物、内镜、介入及肝移植等治疗方式的兴起、发展和普及；很多高质量的临床研究也为各种方法的选择给出循证依据，国内外门静脉高压指南更新较快，然而，门静脉高压相关临床问题的临床疗效仍需提高。究其原因，一方面是门静脉高压食管胃静脉曲张破裂出血病情危急，出血速度快，治疗时间窗短，对医患双方的反应高要求；另一方面，该类患者发病多在夜晚和基层医院，各医疗中心的救治能力有差异，这些因素共同导致了该类患者较高的病死率。

门静脉高压的机制复杂，病因众多，包括各种原因引起的肝硬化（约80%）、肝前性门静脉高压（如肝门区肿瘤、胰源性门静脉高压、各种原因诱发的门静脉血栓/癌栓、动静脉瘘等）、部分肝内性（如特发性门静脉高压、肝小静脉闭塞综合征、肝窦阻塞综合征等）、肝后性（如Budd-Chiari综合征、心源性等）。病因不同，可能处理原则及处理决策有所差异。

从门静脉高压食管胃静脉曲张临床诊治方案出发看其必要性。目前，治疗方案主要包括：药物，包括制酸剂等在内的临床对症治疗相关药物，以及包括血管活性药物和非选择性β受体阻断剂等在内的降低门静脉压力药物；消化内镜下相关诊治，包括常规治疗方法（如套扎、硬化治疗、组织胶栓塞治疗等）非传统治疗方法（如钛夹/尼龙绳辅助常规方法治疗等，近年来超声内镜引导下的门静脉高压相关治疗等，三腔二囊管或覆膜支架）；介入治疗，主要包括肝静脉压力梯度的检测以评估病情对患者分层治疗，经颈静脉肝内门体分流术（TIPS），球囊闭塞逆行经静脉栓塞术（BRTO），经皮经肝冠状静脉栓塞术（PTVE），脾动脉栓塞/部分脾动脉栓塞等；外科手术，包括各种脾切除联合的分流术和断流术治疗，肝移植等。显然，这些方法涉及多学科，而多学科专家行MDT诊疗可以使诊疗更佳优化。

此外，门静脉高压症/肝硬化是一种慢性疾病，从肝纤维化到代偿期肝硬化、失代偿期肝硬化、慢性或急性肝衰竭等，病程长，而病情发展的不同阶段，治疗所聚焦的主要矛盾不同，利用各种分层工具对门静脉高压患者分层，个体化护理是当前门静脉高压相关指南推荐的主要治疗原则。采取MDT诊治模式可以更好地避免专业不同带来的治疗决策偏移，更好地为患者提供更佳的治疗方案。

目前，多学科协作诊疗模式已成为门静脉高压治疗的重要趋势和方向。鉴于门静脉高压症患者的病情的复杂性和严重性，以及在病因学、肝功能分级、门静脉血流动力学、静脉曲张严重程度方面存在明显差异，其诊断和治疗涉及多个学科，非常适合开展多学科合作实施个体化的精准治疗。

（陈明锴）

第二节　门静脉高压食管胃静脉曲张 MDT 诊疗模式及诊疗内容

从制度上建立一支规范的门静脉高压症MDT诊疗团队对于提高门静脉高压临床疗效十分必要，各医疗中心可根据自身特点建设，以对患者开展病情评估，了解近期是否出现危及生命的重大风险，并为此讨论和制订最佳诊疗计划。一般而言，团队通常包括消化及消化内镜专家、肝病学专家、外科专家（肝胆外科、胃肠外科、移植外科专家）、放射介入学专家、麻醉专家、重症医学专家等，而且这些专家通常都是从事门静脉高压的专家，且成员应固定。

从MDT诊疗模式开展形式上讲，通常均固定地点、固定时间每周1~2次。近年来受到新型冠状病毒肺炎疫情的影响，有中心建议这种MDT讨论可以更加灵活，亦可借网络相关平台开展，并可按固定MDT成员对基层医院行远程MDT讨论。目前，大多开展门静脉高压食管胃静脉曲张MDT诊疗模式的中心主要针对高危人群，如门静脉高压病因复杂者、多并发症者（包括脑梗死、急性冠脉综合征等）、食管胃静脉曲张破裂出血、治疗高异位栓塞风险者等，为这类患者提供更佳治疗方案。

然而，门静脉高压食管胃静脉曲张MDT诊疗模式及诊疗目标人群仍缺乏标准。肝硬化是临床慢性疾病之一，分代偿期肝硬化和失代偿期肝硬化，而二者之间涵盖代偿期晚期肝硬化（compensated advanced chronic liver disease，cACLD）和临床显著的门静脉高压（clinically significant portal hypertension，CSPH）两个时期。一般认为，腹水、食管胃静脉曲张破裂出血、明显的肝性脑病等并发症的发生为肝硬化进展到失代偿期的标志。显然，不同阶段的肝硬化患者值得关注的诊治内容和治疗需求有所不同，因此门静脉高压的个性化管理值得推崇。

一般而言，门静脉高压并发食管胃静脉曲张出血患者起始多就诊于急诊科，或收治于重症医学科。在疾病初始处置中，急诊评估处置和液体复苏十分重要。急诊处置包括评估患者生命状态和外周静脉通道开放，进而行早期液体复苏。需要注意的是，在评估过程中，患者生命体征不平稳，在有成熟团队、介入手术室、急诊胃镜等条件支持下，可考虑在检查过程中同步胃镜或介入止血治疗。出血患者在紧急评估、液体复苏和初始经验治疗开始后，需行二次评估，主要内容包括病史、全面查体和实验室检查等，从而判断患者病情严重程度、可能的疾病诊断、有无活动性出血和出血预后。此类患者启动MDT的时间多由初诊医生提出，启动时机也是一个重要问题。

肝病学专家、消化及消化内镜专家、介入/放射学专家参与MDT诊疗可使患者进一步的治疗更加规范、合理。进一步是否进行急诊内镜/内镜下治疗干预，或者是否采用血管介入下治疗是MDT诊疗过程中治疗决策中重要一环。急诊胃镜检查可以明确出血部位，同时可以在内镜下干预止血，止血成功率高；同时可于ICU内全麻插管下进行，极大提高操作时的安全系数，是当前国内外门静脉高压相关临床指南推荐的一线治疗方法。血管介入治疗，不受出血时视野差的影响，临床疗效佳，亦是部分患者的重要治疗方法，尤其是对于肝静脉压力梯度（HVPG）>20mmHg患者。

外科治疗也在门静脉高压症的治疗中发挥了重要作用，推动了现代外科的发展与进步。近年来，腹腔镜下贲门周围血管离断术在国内大型医院得到较快推广应用，使部分手术耐受性相对较差的患者也能获得手术机会。一般而言，食管胃底静脉曲张破裂出血不能控制者或24小时内再出血内科治疗无效者可考虑外科治疗。此外，肝移植治疗是门静脉高压患者重要的治疗手段，胃镜、介入等治疗可作为肝移植治疗的"桥梁"阶段。

门静脉高压MDT诊疗一般主要针对危重症、高危因素多、治疗抉择两难的患者。然而也存在诸多问题，如MDT诊疗的启动条件、启动时机、干预治疗后的后续管理等问题，仍缺乏标准。亦有学者认为，肝硬化门静脉高压患者的全病程慢性疾病管理，可提高该类患者的生活质量和生存期，这种涵盖门静脉高压不同时期的MDT诊治模式可能是门静脉高压MDT诊治模式的可能方向，值得探讨。当前，国内一些较大规模的医疗中心正在探索门静脉高压的MDT诊疗模式，取得了不错疗效。

第三节　门静脉高压食管胃静脉曲张MDT诊疗模式案例展示

固定成员、固定地点、固定时间对某一器官或系统进行MDT诊疗是当前MDT诊疗的主要模式。案例1即以此种方式展开的门静脉高压食管胃静脉曲张破裂出血MDT诊治案例，该案例来自上海复旦大学附属中山医院门静脉高压MDT团队。

然而，门静脉高压并发静脉曲张破裂出血具有起病急、进展迅速、处理不及时危及生命的特点，若必须固定地点、固定时间开展上面所述的MDT诊疗模式困难。因此，探讨针对门静脉高压并发食管胃静脉曲张破裂出血的MDT诊治模式十分必要。武汉大学人民医院门静脉高压MDT团队建立的诊疗流程值得参考（案例2）。

急诊食管胃静脉曲张破裂出血门静脉高压MDT诊疗流程（图7-1）。

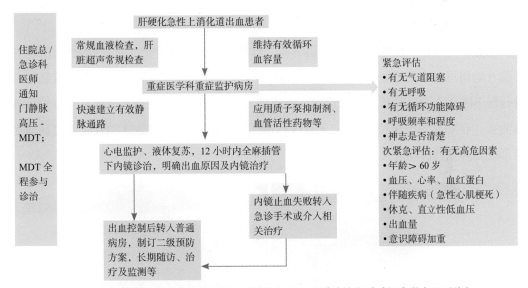

图7-1　急诊食管胃静脉曲张破裂出血门静脉高压MDT诊疗流程（武汉大学人民医院）

（1）首诊医生（通常是急诊科医生）接诊该类患者后评估患者病情是否危及生命，给予患者常规处理（如输血、开放通道、维持内环境稳定、血管活性药物等），同时决定是否启动MDT线上讨论流程。

（2）积极复苏的同时，先于重症监护室行气管插管全麻下给予急诊内镜干预，可根据内镜检查情况及时反馈在MDT线上讨论，下一步治疗方案选择内镜或介入治疗。

（3）MDT评估患者有内镜治疗适应证时，应与消化内镜中心、麻醉科、重症监护室协作制订内镜下诊疗方案；若患者有介入治疗适应证，应与介入科、重症监护室协作制订介入治疗方案；若评估患者有手术治疗适应证，应与外科、麻醉科、重症监护室协作制订外科手术方案。

（4）患者药物、急诊内镜或急诊介入止血成功后的后续治疗方案建议及全病程MDT随访管理。

下述内容通过具体案例，展示两家中心门静脉高压食管胃静脉曲张MDT诊疗模式，以资参考。需要注意的是，门静脉高压MDT诊疗模式尽管暂无标准方案，然而部分中心已对此进行探索，取得了不错的临床疗效，值得推荐。未来，基于远程医疗的门静脉高压MDT诊疗模式可能是该诊治模式的发展方向之一。

案例1：上海复旦大学附属中山医院门静脉高压 MDT 诊治案例

【病例摘要】

患者以"呕血、黑便2天"为主诉入院。诊断为慢性乙型肝炎20年，肝硬化10年。3年前开始用恩替卡韦进行抗病毒治疗。2017年4月患者反复出现黑粪、呕血，血红蛋白进行性下降。在急诊科接受保守治疗，血流动力学稳定。内镜检查发现严重的食管胃静脉曲张，有明显的红色征（图7-2）。HVPG测量为13mmHg。门静脉CTA显示门静脉血栓形成和多发性脾动脉瘤（图7-3）。

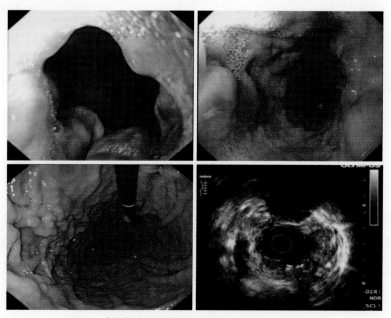

图7-2　内镜检查示食管胃静脉曲张严重，红色征（＋）

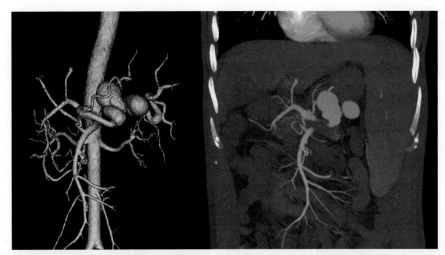

图7-3　门静脉CTA三维重建显示门静脉高压并发多发性脾动脉瘤

【MDT团队讨论】

1．**放射诊断专家**　患者影像学检查显示门静脉高压伴侧支循环形成。门静脉血栓形成见于门静脉主干和肠系膜上静脉分叉处。多发脾动脉瘤，最大直径3.3cm。

2．**消化及消化内镜专家**　患者患有慢性乙型肝炎相关的门静脉高压，最初因静脉曲张出血入院。电子胃镜显示胃静脉曲张弥漫性分布，这在技术上是氰基丙烯酸酯注射的困难。因此，应考虑手术或介入放射治疗。患者同时有门静脉血栓形成，需要在预防静脉曲张再出血的同时进行合理的抗凝治疗。

3．**普通外科专家**　考虑到患者的年龄和肝功能，符合脾切除术和断流术的条件。然而，患者有多发性脾动脉瘤，自发性破裂的风险很高。动脉瘤应在手术前进行栓塞（介入放射学）治疗。

4．**介入放射学专家**　患者符合接受经颈静脉肝门体分流术（TIPS）的条件，动脉瘤栓塞可以同时进行。

【MDT团队治疗建议】

1．TIPS治疗联合脾动脉瘤栓塞治疗（介入放射学专家）。

2．脾动脉瘤介入栓塞后行普外科行脾切除术及断流术。

【患者选择】

采用MDT团队治疗建议1方案，即TIPS治疗同时行脾动脉瘤栓塞治疗。

案例2：武汉大学人民医院门静脉高压MDT诊治案例

【病例摘要】

患者于2022年1月16日以"呕血2天"为主诉入院。诊断为慢性乙型肝炎十余年，肝硬化8年。4年前开始用恩替卡韦进行抗病毒治疗。呕血量大，在急诊科接受保守治疗，血流动力学稍恢复后转入ICU，并启动线上MDT诊治。内镜检查发现胃底大量新鲜血液及血凝块，清除血凝块后见严重的胃底静脉曲张，有明显的红色征，无明显活动性出血（图7-4）。

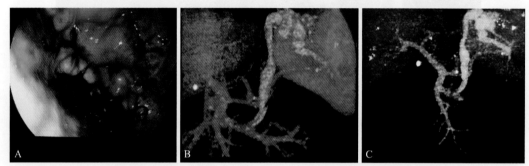

图7-4　急诊内镜检查提示胃底静脉曲张（A），门静脉CTA提示胃肾分流道形成（B、C）

【MDT团队线上讨论】

1．急诊/重症监护室专家　老年患者，有大量呕血，需及时止血，在维持内环境稳定药物止血的同时，建议给以内镜下干预或介入治疗以止血。

2．消化/消化内镜专家　患者患有慢性乙型肝炎相关的门静脉高压，根据胃镜检查结果提示胃底静脉曲张破裂出血可能性大。内镜下止血可以考虑，但是患者为孤立性胃底静脉曲张，内镜分型为IGV1型，无明显食管静脉曲张，需警惕存在胃肾分流道可能，内镜下行氰基丙烯酸酯注射止血异位栓塞风险高；而曲张静脉直径粗大，套扎处理困难。当前治疗建议急诊介入止血，或暂药物治疗；若发生活动性喷血等，充分沟通风险后可考虑氰基丙烯酸酯注射；若无活动性出血完善门脉CT造影后再讨论下一步方案。

3．介入放射专家　患者目前血压不稳，随时有再出血可能，可充分沟通后行介入治疗。

4．外科专家　患者目前行脾切除风险高，肝移植无肝源。建议先行内镜或介入治疗，稳定后在考虑肝移植事项。

【MDT团队治疗建议】

1. 可考虑TIPS或BRTO急诊止血治疗（介入放射学专家）。

2. 暂药物保守治疗，见活动性出血则内镜下给以干预；若无活动性出血，尽早完善门静脉CT造影确定下一步方案。

【患者选择】

采用MDT团队治疗建议2方案。患者无活动性出血，完善门静脉CT造影，见胃肾分流形成（图7-4）。

【MDT第二次讨论】

与患者沟通后建议行BRTO（图7-5）联合TIPS治疗（图7-6、图7-7），继而进入长期随访（图7-8），提供全病程管理。

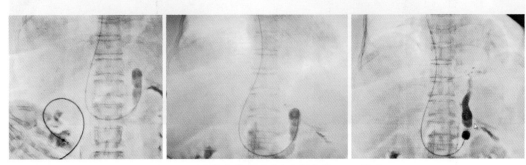

图7-5　胃底静脉曲张破裂出血行急诊BRTO治疗

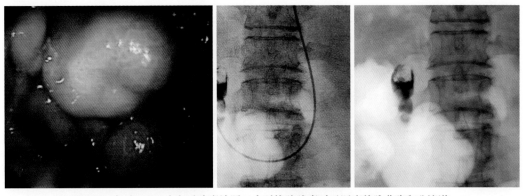

图7-6　急诊BRTO止血后球囊放置24小时拔除球囊时示胃底静脉曲张和分流道

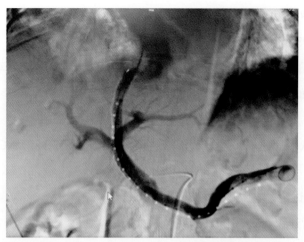

图7-7　BRTO止血后行TIPS治疗直接门静脉造影

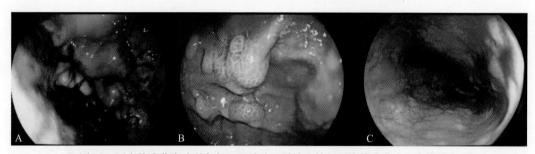

图7-8　胃底静脉曲张破裂出血MDT诊疗，随访胃镜下胃底静脉曲张及食管情况
A. 术前；B、C. 术后。

（陈明锴）

参考文献

［1］　中华医学会肝病学分会，中华医学会消化病学分会，中华医学会内镜学分会. 肝硬化
　　　门静脉高压食管胃静脉曲张出血的防治指南［J］. 临床肝胆病杂志，2016，32（2）：
　　　203-219.

［2］　中华医学会肝病学分会. 肝硬化诊治指南［J］. 中华肝脏病杂志，2019，27（11）：
　　　846-865.

［3］　中国医师协会介入医师分会. 中国门静脉高压经颈静脉肝内门体分流术临床实践指南［J］.
　　　中华肝脏病杂志，2019，27（8）：582-593.

［4］　肖勇，于红刚，陈明锴．肝硬化门静脉高压食管胃静脉曲张出血的内镜诊治策略［J］．中华消化内镜杂志，2018，35（2）：84-88.

［5］　杨连粤．门静脉高压症外科治疗的进展［J］．中华外科杂志，2020，58（3）：183-188.

［6］　中华医学会急诊分会，中国医师协会介入医师分会，中华医学会放射学分会介入学组，等．门静脉高压出血急救流程专家共识（2022）［J］．中华内科杂志，2022，61（5）：496-506.

［7］　Zhang YR, Wang H, Zhou N, et al. A Multidisciplinary Team Approach to the Treatment of Liver Cirrhosis[J]. J Inflamm Res, 2021, 14: 5443-5450.

［8］　Tseng Y, Ma L, Lv M, et al. The role of a multidisciplinary team in the management of portal hypertension[J]. BMC Gastroenterol, 2020, 20(1): 83.

［9］　De Franchis R, Bosch J, Garcia-Tsao G, et al. Baveno Ⅶ -Renewing consensus in portal hypertension[J]. J Hepatol, 2022, 76(4): 959-974.

［10］　De Franchis R, Baveno Ⅵ Faculty. Expanding consensus in portal hypertension: Report of the Baveno Ⅵ Consensus Workshop: Stratifying risk and individualizing care for portal hypertension[J]. J Hepatol, 2015, 63(3): 743-752.

［11］　Henry Z, Patel K, Patton H, et al. AGA Clinical Practice Update on Management of Bleeding Gastric Varices: Expert Review[J]. Clin Gastroenterol Hepatol, 2021, 19(6): 1098-1101.

08 第八章
问题与展望

静脉曲张的内镜下治疗作为一种成熟的治疗技术，至今已经在走过八十多年的历程，其间经历了静脉曲张的硬化治疗的尝试与普及、套扎治疗的改进与发展以及组织胶的注射治疗的临床广泛应用的多个阶段和发展，使得内镜治疗静脉曲张成为门脉高压食管胃静脉曲张治疗的最重要手段之一。随着对静脉曲张的认识逐渐深入及器材的更新，相关新技术也不断涌现。全消化道静脉曲张概念的提出，使得该领域又得到了长足的发展，其中超声引导下静脉曲张的硬化治疗，对伴胃肾分流道有异位栓塞风险的患者提供了治疗时间更短、风险更小的选择，痔静脉曲张的治疗已成为近年来全消化道静脉曲张治疗的一个亮点。同时，由于治疗要求的不断提高，临床上也遇到了诸多需要解决的问题，提供了专科发展的新机遇与挑战。

1. 门静脉压力测定对于内镜疗效具有重要的指导意义。经颈静脉的肝静脉压力梯度测定不能广泛地应用于临床，使得无创性门静脉压力测定成为亟待解决的难题。

2. 静脉曲张的内镜下治疗作为一种高风险的治疗技术，临床医生需要获得更为规范的培养与准入制度以及知识的更新，还有待于入职前、入职后的经验积累及定期的考核与评估。

3. 全消化道静脉曲张的概念的提出与普及，使得发生于食管胃以外的少见静脉曲张的诊治成为重要课题，需要临床医生的进一步研究与规范。

4. 静脉曲张多学科诊治还远未得到真正应用于普及，学科的进展与发展还需要更多的交流。更多的RCT研究还需要进一步进行。

5. 全消化道静脉曲张的概念的提出，为多中心RCT研究提供了前提，更好、更多地做好RCT研究才能在国际上发出更多的声音，作为肝病大国在此领域的引领作用才能发挥出来。

（令狐恩强）